当代儒师培养书系·儿童教育和发

主编 舒志定

PREVENTION AND TREATMENT OF
DENTAL FOR CHILDREN

儿童口腔疾病防治

主 编 ／陈 伟

副主编 ／段 劲 卢东民

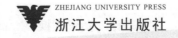

ZHEJIANG UNIVERSITY PRESS
浙江大学出版社

图书在版编目（CIP）数据

儿童口腔疾病防治 / 陈伟主编. — 杭州：浙江大学
出版社，2019.10
ISBN 978-7-308-19383-2

Ⅰ. ①儿… Ⅱ. ①陈… Ⅲ. ①小儿疾病—口腔疾
病—防治 Ⅳ. ①R788

中国版本图书馆CIP数据核字（2019）第157642号

儿童口腔疾病防治

陈伟　主编

策划编辑	朱　玲
责任编辑	秦　瑕
责任校对	周　群
封面设计	北京春天
出版发行	浙江大学出版社
	（杭州市天目山路148号　邮政编码310007）
	（网址：http://www.zjupress.com）
排　版	杭州林智广告有限公司
印　刷	杭州杭新印务有限公司
开　本	787mm×1092mm　1/16
印　张	15.25
字　数	276千
版 印 次	2019年10月第1版　2019年10月第1次印刷
书　号	ISBN 978-7-308-19383-2
定　价	45.00元

当代儒师培养书系

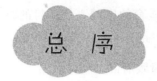

总　序

　　把优秀传统文化融入教师教育全过程，培育有鲜明中国烙印的优秀教师，是当前中国教师教育需要重视和解决的课题。湖州师范学院教师教育学院对此进行了探索与实践。以君子文化为引领，挖掘江南文化资源，提出培养当代儒师的教师教育目标，实践"育教师之四有素养、效圣贤之教育人生、展儒师之时代风范"的教师教育理念，体现教师培养中对传统文化的尊重，昭示教师教育中对文化立场的坚守。

　　能否坚持教师培养的中国立场，应是评价教师教育工作是否合理的重要依据，我们把它称作教师教育的"文化依据（文化合理性）"。事实上，在中国师范教育发轫之初就强调教师教育的文化立场，确认传承传统文化是决定师范教育正当性的基本依据。

　　19世纪末20世纪初，清政府决定兴办师范教育，一项重要工作是选派学生留学日本和派遣教育考察团考察日本师范教育。1902年，朝廷讨论学务政策，张之洞就对张百熙说："师范生宜赴东学习。师范生者不惟能晓普通学，必能晓为师范之法，训课方有进益。非派人赴日本考究观看学习不可。"[1]以1903年为例，该年4月至10月间，游日学生毕业生共有175人，其中读师范者71人，占40.6%。但关键问题是要明确清政府决定向日本师范教育学习的目的是什么。[2]无论是到日本学习师范教育的学生，还是派遣教育考察团，目标都是为清政府拟定教育方针、教育宗旨。事实也如此，派到日本的教育考察团就向清政府建议要推行"忠君、尊孔、尚公、尚武、尚实"的教育宗旨。这10个字的教育宗旨，有着鲜明的中国文化特征。尤其是把"忠君"与"尊孔"立于重要位置，

---

①② 田正平：《传统教育的现代转型》，浙江科学技术出版社2013年版，第376页。

这不仅要求把"修身伦理"作为教育工作的首要事务，而且要求教育坚守中国立场，是传统中国道统、政统、学统在现代学校教育的传承与继续。

当然，这一时期坚持师范教育的中国立场，目的是发挥教育的政治功能，为清政府巩固统治地位服务。只是，这些"学西方开风气"的"现代性"工作的开展，并没有改变国家进一步衰落的现实。清政府的"新学政策"，引起了一批有识之士的反思、否定与批判，把"新学"问题归结为重视科技知识教育，轻视社会义理教育。早在1896年梁启超在《学校总论》中就批评同文馆、水师学堂、武备学堂、自强学堂等新式教育的问题是"言艺之事多，言政与教之事少"，为此，他提出"改科举之制""办师范学堂"及"区分专门之业"等三点建议，尤其是他强调举办师范学堂的意义，否则"教习非人也"[①]。梁启超的观点得到军机大臣、总理衙门的认同与采纳，1898年5月，《筹议京师大学堂章程》中就明确要求各省所设学堂不能缺少义理之教。"夫中学体也，西学用也，两者相需，缺一不可，体用不备，安能成才。且既不讲义理，绝无根底，则浮慕西学，必无心得，只增习气。前者各学堂之不能成就人才，其弊皆由于此。"[②]很清楚，这里要求学校处理中学与西学、义理之学与技艺之学之间的关系，如果只重视其中一个方面，就难以实现使人成才的教育目标。

其实，要求学校处理中学与西学、义理之学与技艺之学之间的关系，实质是对学校性质与教育功能的一种新认识，它突出学校传承社会文明的使命，把维护公共利益、实现公共价值确立为学校的价值取向。这里简要举两位教育家的观点以说明之。曾任中华民国教育部第一社会教育工作团团长的董渭川认为国民学校是"文化中心"："在大多数民众是文盲的社会里，文化水准既如此其低，而文化事业又如此贫乏，如果不赶紧在全国每一城乡都建立起大大小小的文化中心来，我们理想中的新国家到哪里去培植基础？"而这样的文化中心不可能凭空产生，"其数量最多、比较最普遍且最具教育功能者，舍国民学校当然找不出第二种设施。这便是非以国民学校为文化中心不可的理由"。[③]类似的认识，也是陶行知推行乡村教育思想与实践的出发点，他希望乡村教育对个人和乡村产生深刻的变革，使村民自食其力，村政工作自有、自治、自享[④]，实现乡村学校是"中国改造乡村生活之唯一可能的中心"的目标。[⑤]

---

① 梁启超：《饮冰室合集·文集之一》，中华书局1989年版，第19—20页。
② 朱有瓛：《中国近代学制史料》第一辑（上册），华东师范大学出版社1983年版，第602页。
③ 董渭川：《董渭川教育文存》，人民教育出版社2007年版，第127页。
④⑤　顾明远、边守正：《陶行知选集》（第一卷），教育科学出版社2011年版，第230页。

可见，坚守学校的文化立场，是中国教师教育的一项传统。要推进当前教师教育改革，依然需要坚持和传承这一教育传统。就如习近平总书记所说，"办好中国的世界一流大学，必须有中国特色"，"世界上不会有第二个哈佛、牛津、斯坦福、麻省理工、剑桥，但会有第一个北大、清华、浙大、复旦、南大等中国著名学府。我们要认真吸收世界上先进的办学治学经验，更要遵循教育规律，扎根中国大地办大学"。扎根中国大地办大学，在人才培养中融入中国传统文化资源，培育具有家国情怀的优秀人才。

基于这样的考虑，我们提出把师范生培养成当代儒师，这符合中国国情与社会历史文化的发展要求。因为在中国百姓看来，"鸿儒""儒师"是对有文化、有德性的知识分子的尊称。当然，我们提出把师范生培养成当代"儒师"，不是要求师范生做一名类似"孔乙己"那样的"学究"（当然孔乙己可否称得上"儒师"也是一个问题，我们在此只是做一个不怎么恰当的比喻），而是着力挖掘历代鸿儒大师的优秀品质，作为师范生的学习资源与成长动力。

的确，传统中国社会"鸿儒""儒师"身上蕴含的可贵品质，依然闪耀着光芒，对当前教师品质的塑造具有指导价值。正如董渭川对民国初年当时广大乡村区域学校不能替代私塾原因的分析，其认为私塾的"教师"不只是教育进私塾学习的儿童，而应成为"社会的"教师，教师地位特别高，"在大家心目中是一个应该极端崇敬的了不起的人物。家中遇有解决不了的问题，凡需要以学问、以文字、以道德人望解决的问题，一概请教于老师，于是乎这位老师真正成了全家的老师"[1]。这就是说，"教师"的作用不只是影响受教育的学生，而是影响一县一城的风气。所以，我们对师范生提出学习儒师的要求，目标就是要求师范生成长为师德高尚、人格健全、学养深厚的优秀教师，由此也明确了培育儒师的教育要求。

一是塑造师范生的师德和师品。要把师范生培养成为合格教师，面向师范生开展师德教育、学科知识教育、教育教学技能教育、实习实践教育等教育活动。其中，提高师范生的师德修养是第一要务。正如陶行知所说，教育真谛是"千教万教教人求真，千学万学学做真人"，因此他要求自己"捧着一颗心来，不带半根草去"。

当然，对师范生开展师德教育，关键是使师范生能够自觉地把高尚的师德目标内化成自己的思想意识和观念，内化成个体的素养，变成自身的自觉行为。一旦教师把师德要

---

① 董渭川：《董渭川教育文存》，人民教育出版社2007年版，第132页。

求在日常生活的为人处世中体现出来，就反映了教师的品质与品位，这是我们要倡导的师范生的人品要求。追求高尚的人格、涵养优秀的人品，是优秀教育人才的共同特征。这一点，不论是古代的圣哲孔子，还是后来的朱熹、王阳明等一代鸿儒，以及陶行知、晏阳初、陈鹤琴等现当代教育名人，在他们一生的教育实践中，始终保持崇高的人生信仰，恪守职责，爱生爱教，展示为师者的人格力量，是师范生学习与效仿的榜样。倡导师范生向着儒师目标努力，旨在要求师范生学习历代教育前辈的教育精神，培育其从事教育事业的职业志向，提升其贡献教育事业的职业境界。

二是实现师范生的中国文化认同。历代教育圣贤，高度认同中国文化，坚守中国立场。在学校教育处于全球化、文化多元化的背景下，更要强调师范生的中国文化认同问题。强调这一点，不是反对吸收多元文化资源，而是强调教师要自觉成为优秀传统文化的传播者，这就要求把优秀传统文化融入教师培养过程中。这种融入，一方面是从中国优秀传统文化宝库中寻求教育资源，用中国传统文化资源教育师范生，使师范生接触和了解中国传统文化，领会中国社会倡导与坚守的核心价值观，增强文化自信；另一方面是使师范生掌握中国传统文化、社会发展历史的知识，具备和学生沟通、交流的意识和能力。

三是塑造师范生的实践情怀。从孔子到活跃在当代基础教育界的优秀教师，他们成为优秀教师的最基本特点，便是一生没有离开过三尺讲台、没有离开过学生，换言之，他们是在"教育实践"中获得成长的。这既是优秀教师成长规律的体现，又是优秀教师关怀实践、关怀学生的教育情怀的体现。而且优秀教师的这种教育情怀，出发点不是"精致利己"的，而是和教育报国、家国情怀密切联系在一起的。特别是国家处于兴亡关键时期，一批有识之士，虽手无寸铁、手无缚鸡之力，但是他们投身教育，或捐资办学，或开门授徒，以思想、观念、知识引领社会进步和国家强盛。比如浙江朴学大师孙诒让，作为清末参加科举考试的一介书生，看到日本侵略中国和清政府的无能，怀着"自强之愿，莫于兴学"的信念，回家乡捐资办学，他首先办的是瑞安算学馆，希望用现代科学拯救中国。

四是塑造师范生的教育性向。教育性向是师范生是否喜教、乐教、善教的个人特性的具体体现，喜教、乐教、善教是成为一名合格教师的最基本要求。教育工作是一项专业工作，这对教师的专业素养提出了严格要求。教师需要哪些专业素养，可以概括为很多条，说到底最基本的一条是教师能够和学生进行互动交流。因为教师课堂教学工作，实质上就是和学生互动的实践过程。教师能够和学生交流，既要求培养教师研究学生、认识学生、理解学生的能力，更要求培养教师对学生保持宽容的态度和人道的立场，成为纯净的、高尚的人，成为精神生活丰富的人，照亮学生心灵，促进学生的健康发展。

依据这四方面的要求，我们主张面向师范生开展培养"儒师"的教育实践，不是为了培养儒家意义上的"儒"师，而是要求师范生学习儒师的优秀品质，学习儒师的做人之德、育人之道、教人之方、成人之学，造就崇德、宽容、儒雅、端正、理智、进取的现代优秀教师。

做人之德。对德的认识、肯定与追求，在中国历代教育家中体现得淋漓尽致。舍生取义，追求立德、立言、立功三不朽，这是传统知识分子的基本信念和人生价值取向。对当前教师来说，最值得学习的德之要素，是以仁义之心待人，以仁义之爱弘扬生命之价值。所以，要求师范生学习儒师、成为儒师，既要求师范生具有高尚的政治觉悟、思想修养、道德立场，又要求师范生具有宽厚的人道情怀，爱生如子，公道正派，实事求是，扬善惩恶。正如艾思奇所说，要"天性淳厚，从来不见他刻薄过人，也从来不见他用坏心眼考虑过人，他总是拿好心对人，以厚道待人"[1]。

育人之道。历代教育贤哲都看重教育是一种"人文之道""教化之道"，也就是强调教育要重视塑造人的德性、品格，提升人的自我修养。孔子就告诫学习是"为己之学"，意思是强调学习与个体自我完善的关系，反对把学习第一目的确定为找到赚很多钱的工作，并且强调个体的完善，不仅要培育德性，而且要丰富和完善人的精神世界。所以，孔子相信礼、乐、射、御、书、数等六艺课程是必要的，因为不论是乐，还是射、御，其目标不是让人成为唱歌的人、射击的人、骑马的人，而是要从音乐节奏、韵律等中领悟人的生存秘密，这就是追求人的和谐，包括人与周围世界的和谐、人自身的身心和谐，成为"自觉的人"。这个观点类似康德所言教育的目的是使人成为人。但是，康德认为理性是教育基础，教育目标是培育人的实践理性。尼采说得更加清楚，他认为优秀教师是一位兼具艺术家、哲学家、救世圣贤等身份的文化建树者。[2]

教人之方。优秀教师不仅学有所长、学有所专，而且教人有方。这是说，教师既懂得教育教学的科学，又懂得教育教学的艺术，做到教育的科学性和艺术性的统一。古代中国圣贤推崇悟与体验，正如孔子所说"三人行必有吾师"，所谓成为吾师的前提，是"行"（"三人行"），也就是说，只有在人与人的相互交往关系中，才能有值得我们学习的资源。

---

① 董标：《杜国庠：左翼文化运动的一位导师——以艾思奇为中心的考察》，载刘正伟：《规训与书写：开放的教育史学》，浙江大学出版社2013年版，第209页。
② 李克寰：《尼采的教育哲学——论作为艺术的教育》，桂冠图书股份有限公司2011年版，第50页。

可见，这里强调人的"学"，依赖我们的参与、感悟与体验。这样的观点在后儒那里，变成格物致良知的功夫，以此达成转识成智的教育目标。不论怎样理解与阐释先贤圣哲的观点，都必须肯定这些思想家的教人之方的人文立场是清晰的，这对破解当下科技理性主导教育的思路是有启示的，也为解释互联网时代教师存在的意义找到理由。

成人之学。学习是促进人的成长的基本因素。互联网为学习者提供寻找、发现、传播信息的技术手段，但是，要指导学生成为一名成功的学习者，教师应该是一名学习者，这需要教师保持强劲的学习动力、提升持续学习的能力。而学习价值观是影响和支配教师持续学习、努力学习的深层次因素。对此，联合国教科文组织在《反思教育：向"全球共同利益"的理念转变？》报告中明确指出教师对待"学习"应坚持的价值取向：教师需要接受培训，学会促进学习、理解多样性，包容，培养与他人共存的能力以及保护和改善环境的能力。教师必须促成尊重他人和安全的课堂环境，鼓励自尊和自主，并且运用多种多样的教学和辅导策略。教师必须与家长和社区进行有效的沟通。教师应与其他教师开展团队合作，维护学校的整体利益。教师应了解自己的学生及其家庭，并能够根据学生的具体情况施教。教师应能够选择适当的教学内容，并有效地利用这些内容来培养学生的能力。教师应运用技术和其他材料，以此作为促进学习的工具。联合国教科文组织的报告强调教师应促进学习，加强与家长和社区、团队的沟通及合作。其实，称得上是中国儒师的学者，都十分重视学习以及学习的意义。《学记》中说"玉不琢，不成器；人不学，不知道"；孔子也说自己是"十五而志于学"，要求"学以载道"；孟子说得更明白，"得天下英才而教育之，是人生之乐"。可见，对古代贤者来说，"学习"不仅仅是掌握一些知识，获得某种职业，而是为了"寻道""传道""解惑"，明确人生方向。所以，倡导师范生学习儒师、成为儒师，目的是使师范生认真思考优秀学者关于学习与人生关系的态度和立场，唤醒心中的学习动机。

基于上述思考，我们把做人之德、育人之道、教人之方、成人之学确定为儒师教育的重点领域，为师范生成为合格乃至优秀教师标明方向。为此，我们积极推动优秀传统文化融入教师教育的实践，取得了阶段性成果。首先，我们开展"君子之风"教育和文明修身活动，提出了"育教师之四有素养、效圣贤之教育人生、展儒师之时代风范"的教师教育理念，为师范文化注入新的内涵。其次，我们立足湖州文脉精华，挖掘区域文化资源，推进校本课程开发，例如"君子礼仪和大学生形象塑造""跟孔子学做教师"等课程已建成校、院两级核心课程，成为优秀传统文化融入教师教育的有效载体。第三，我们把社区教育作为传统文化融入教师教育的重要渠道。建立"青柚空间""三点半学堂"等师范生服务社区平台,该平台成为师范生传播优秀传统文化和收获丰富、多样的社区教育资源的重要渠道。第四,我们重视推动有助于优秀传统文化融入教师教育的社团建设工作。比如建立胡瑗教育思想研究等社团,聘任教育史专业教师担任社团指导教师,使师范生在参加专业的社团活动中获得成长。这些工作的深入开展,对师范生开展优秀传统文化教育产生了积极作用,成为师范生认识国情、认识历史、认识社会的重要举措。而组织出版"当代儒师培养书系",正是学院教师对优秀教师培养实践理论探索的汇集,也是浙江省卓越教师培养协同创新中心浙北分中心、浙江省重点建设教师培养基地、浙江省"十三五"优势专业(小学教育)、湖州市重点学科(教育学)、湖州市人文社科研究基地(农村教育)、湖州师范学院重点学科(教育学)的研究成果。我们相信,"书系"的出版,将有助于促进学院全面深化教师教育改革,进一步提升教师教育质量。我们更相信,把优秀传统文化融入教师培养全过程,构建先进的、富有中国烙印的教师教育文化,是历史和时代赋予教师教育机构的艰巨任务和光荣使命,值得教师教育机构持续探索、创新有为。

舒志定

2018年1月30日于湖州师范学院

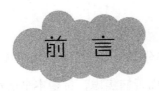

前　言

　　我的孩子是一名龋病敏感者，虽然从小我就很重视他的口腔卫生，但他的乳牙还是在不到一岁就开始龋坏了。他很小时就在我的牙椅上接受口腔治疗，经历过涂氟、补牙、窝沟封闭、拔滞留乳牙等多次口腔治疗，他的20颗乳牙因龋坏先后充填了18颗，所幸的是乳牙们仍全部坚守岗位，没有过急性疼痛，更没有早失。我常常想：如果我不是牙医，我的孩子是不是会因为牙病而承受很多的痛苦？如果其他孩子能和我的孩子一样得到合理的指导、及时的治疗，他们的牙齿一定会更健康吧！

　　作为一名口腔医生，我同时又是一名儿童的家长，深知儿童口腔疾病防治的重要性，因而常常为很多儿童口腔疾病未得到合理预防和及时治疗的现实情况而感到痛心。

　　为此，我在本书中对儿童在生长发育中常见的口腔疾病进行了阐述，介绍疾病的病因、临床表现、预防和治疗。我的初衷是希望专业兼顾科普，对学习口腔专业的医学生和非儿童口腔专业的口腔医生在儿童口腔疾病的防治、宣教和诊疗上有一定的帮助，唤起和提高家长们对孩子牙齿的保护意识，对孩子的口腔问题做到早预防、早发现、早治疗，使家长们学会如何让孩子养成良好的口腔卫生习惯，如何保护牙齿，以及如何对已经发现的口腔疾病进行治疗。

　　有很多家长甚至有一部分非儿童口腔专业的口腔医生认为乳牙不那么重要，或者想要给孩子看牙但是苦于孩子不配合而作罢，或者担心疗效不佳而放弃，从而错过了疾病防治的最佳时期。希望本书能提高这一部分人对儿童口腔疾病的防治意识，增强对疾病治疗的信心。

与此相反，有一部分家长又太过紧张和担忧，为乳牙能不能"抽神经""地图舌"等问题而苦恼焦虑，希望本书能消除这一部分家长不必要的忧虑，使其对疾病有正确的认识。

本书编写历经一年，我在医疗工作、教学工作之余常常加班到深夜，我深知书稿虽经编者反复推敲、修改，但仍有不足之处，还请读者朋友们谅解并指正！

本书在编写的过程中，得到了众多朋友的支持和帮助，感谢大家！也感谢我家人的理解和孩子的陪伴！

目 录

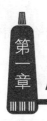

第一章 儿童口腔健康的重要性

人的一生有几副牙齿?

人的一生有两副牙齿,分别是乳牙和恒牙。婴儿出生后6~7个月,乳牙开始萌出,约2岁半的时候全部乳牙萌出,一共20颗。

6岁左右,第一恒磨牙开始在最后一颗乳磨牙的远中萌出,乳牙逐渐脱落被恒牙替换,到12岁时,乳牙全部被恒牙替换。恒牙有28~32颗,终身不换,若使用过程中恒牙龋坏脱落,脱落的位置将不再有牙齿萌出,所以要好好保护。

牙齿的结构是怎样的?

牙齿由牙冠、牙根组成。露在口腔的部分叫牙冠,埋藏在牙槽骨里的部分是牙根。牙冠和牙根交界的地方叫牙颈部。

从牙齿的剖面来看,牙冠表面被一层牙釉质覆盖,牙根表面被一层牙骨质覆盖,牙釉质和牙骨质里面较厚的硬组织是牙本质。牙齿的中央部分,是个空腔,称为髓腔,里面是牙髓。具体见图1-1。

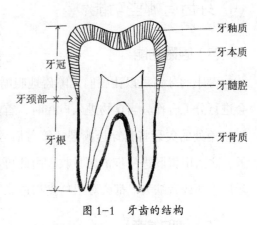

图 1-1 牙齿的结构

乳牙有哪些作用?

乳牙是儿童咀嚼器官的一部分,乳牙列起到了牙列的所有作用,同时对儿童的生长发

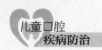

育、正常恒牙列的形成也有相当重要的作用。具体作用如下。

（1）有助于儿童的生长发育

健康的乳牙不仅能发挥良好的咀嚼作用，有助于消化，还能给颌面部适当的功能刺激，促进血液和淋巴循环，有助于颌面部正常发育。

（2）引导恒牙的萌出和恒牙列的形成

乳牙的存在为继承恒牙的萌出预留了空间。如果乳牙因龋坏而导致牙冠被破坏或者过早丧失，那么邻牙会向缺损区移位，使乳牙所占的空间缩小，继承恒牙萌出时会因间隙不足而异位或者萌出障碍。乳牙过早丧失会导致恒牙早萌或者迟萌，甚至引起恒牙排列不齐。

（3）辅助发音

正常的乳牙列有助于儿童正确发音，乳牙列尤其是上颌乳前牙大面积龋坏或者缺失时，发音会受到一定的影响。

（4）有利于颜面美观及心理健康

健康完整的乳牙列在儿童颜面美观方面也有重要作用，满口龋坏的牙齿或者乳牙过早脱落的儿童往往不愿意张口说笑，其心理健康也会受到一定的影响。

④ 牙齿有哪些功能？

（1）咀嚼功能

健康的牙齿可以让我们无障碍地咀嚼较硬的食物，享受到各种美味。牙齿在咀嚼时，会进行分工合作。当食物进入口腔时，首先由位于口腔前面的门牙将其切成小块，再由位于口角处的尖牙将其穿透撕裂，接着后牙把其捣碎磨细，与唾液混合形成食团，便于咽下，之后由胃肠进一步消化吸收。由此可见，每一组牙齿都发挥了重要的作用，任何一颗牙齿损坏或者缺失，都会对咀嚼食物造成一定的影响，加重肠胃的负担。

（2）辅助发音

牙齿同时也是发声和语言的重要工具。嘴唇、牙齿、舌和腭在发声中都有重要作用，没有牙齿或者牙齿缝隙过大会使说话透风，特别是门牙，如果前牙位置异常或者缺失，有时发音会含糊不清。

（3）保持面部形态，利于美观及心理健康

牙齿排列在牙槽骨上，长在上下颌的牙槽骨里的牙根能保持牙槽嵴的丰满及面部外形，形成牙弓，对保持面部正常形态作用极大。牙齿排列整齐，牙弓位置正常，嘴唇面颊丰满，面部协调自然。如果牙齿排列不整齐，牙弓异常，面部形态美观就会受到影响，尤其是牙齿缺失很多甚至全口缺失时，面部会显得苍老。完整健康的牙列对于颜面部的美观有重要的作用，牙列不完整或者不整齐的人往往不爱说笑，其心理健康也会受到影响。

⑤ 牙齿的形态、大小·为什么不一样？

牙齿按照在口腔内的位置不同分为前牙组和后牙组，前牙组又分为切牙和尖牙，后牙组分为前磨牙和磨牙。乳后牙没有前磨牙，只有乳磨牙，乳磨牙会被恒牙的前磨牙所替换。每一组牙齿发挥的作用不同，它们的形态和大小也是不一样的。

切牙：包括中切牙和侧切牙。在正中线两侧的第一和第二个牙位上，上下左右各2颗，一共8颗。形状像铲子，能把食物切开咬断。

尖牙：位于中线两旁第三个牙位。上下左右各1颗，一共4颗，俗称虎牙。尖牙的牙体粗壮，牙根最长，形态很像狗的牙齿，又叫犬齿。尖牙具有撕裂食物的作用，有些食物用切牙很难咬断，这时用尖牙就可以撕碎食物。尖牙位于口角处，对面部外形的支持有重要作用。

前磨牙：位于中线两旁第四和第五个牙位。前磨牙上有两个牙尖，所以也叫双尖牙。上下左右各2颗，一共8颗。它有把食物捣碎磨烂的作用。

磨牙：位于中线两旁第六、七、八个牙位上。上下左右各2～3颗，一共8～12颗。第三磨牙也叫智齿，在18岁左右萌出，现代人的智齿有逐渐退化的趋势，有人先天缺失，萌出数量0～4颗不等。磨牙的牙体形态大而复杂，牙合面上有4～5个牙尖，大多数磨牙有2～3个牙根。磨牙可以把食物进一步捣碎磨细。

⑥ 乳牙的形态特点

①乳牙的牙冠呈青白色或瓷白色。

②乳牙的形态比同名恒牙小。乳牙的近远中径大，高度较短，所以乳牙的外形显得粗短；乳磨牙的近远中径大于其继承恒前磨牙，这有利于乳、恒牙的替换。乳牙的牙根与牙

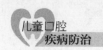

冠的长度比例比恒牙大，故乳牙牙根显得长，乳前牙尤为明显。乳磨牙的𬌗面牙尖和发育沟较为复杂，不如恒牙规则。

③乳牙的髓腔与牙体外形的比例较恒牙大，其髓角相对于恒牙明显处于高位。

乳牙和恒牙的区别

儿童在换牙期间，口腔内既有没脱落的乳牙，又有新长出的恒牙。有些家长不能正确区分乳牙和恒牙，错误地把恒牙当乳牙，不加以保护。怎么样区分乳牙和恒牙呢?

(1)颜色上

乳牙钙化度低，透明度不如恒牙，所以乳牙显得比较白，而恒牙比较黄。

(2)磨耗程度上

乳牙容易磨耗，萌出较恒牙早，故切嵴、牙尖磨耗明显。恒牙新萌出不久，磨耗少，可见明显的切嵴。

(3)外形上

乳牙的牙冠比新替换的恒牙牙冠小。乳牙的牙冠高度短，牙颈部有明显的收缩。

另外，在完整牙列中，还可参考牙齿的排列次序加以区别。

保护好第一恒磨牙

第一恒磨牙是最早萌出的恒牙，有重要的咬合功能，在咀嚼中起非常重要的作用，在牙列中具有特殊的意义。它对儿童颌面部的生长有定位、定高的作用，是确定恒牙列咬合关系的关键牙齿，对其他恒牙的萌出、排列整齐与否都有影响。

胚胎3～4个月时，第一恒磨牙的牙胚开始形成，出生时开始钙化，到2～3岁时牙冠钙化完成，6～7岁牙齿开始萌出，9～10岁牙根发育完成，这是一个漫长的发育阶段。第一恒磨牙萌出所需要的时间比较长，从开始萌出到建𬌗需要6～12个月。刚萌出的第一恒磨牙表面结构粗糙，窝沟点隙形态复杂，牙齿自身的抗龋病能力较差，加上口腔内环境因素的影响，其对龋病的抵抗力很弱。该牙从萌出开始到表面结构发育成熟为止的1～2年时间，处于易患龋的状态。临床上经常见到第一恒磨牙在萌出过程中就遭受龋病侵袭且发展迅速，严重者不得不将尚未发育完成的牙齿拔除。所以，我们在第一恒磨牙刚开始萌出时，就应该进行预防龋齿的管理，进行局部涂氟和窝沟封闭。注意口腔卫生，早晚刷牙和饭后漱口是非常重要的。另外，控制儿童对含糖饮食的摄入也是必要的。第一恒磨牙被称为咬合的锁钥，对维持健全的牙列起着关键性作用。决定第一恒磨牙萌出时的咬合关系的因素主要有：第二乳磨牙的末端平面、灵长间隙，第一恒磨牙的位置、萌出方向、萌出速度以及上下颌骨的发育程度等。由于第一恒磨牙萌出受第二乳磨牙远中平面位置的影响，所以当颌骨发育不足或恒磨牙的牙冠较大时，第一恒磨牙向近中移动可以引起第二乳磨牙远中根的吸收，临床称这种现象为第一恒磨牙异位萌出。这样就会破坏正常的咬合关系，引起错𬌗畸形的发生。此时可用开展间隙的装置推第一恒磨牙向远中移位，诱导其成为正常咬合关系。第一恒磨牙由于萌出时间早，而且不替换任何乳牙，很多家长往往误认为是乳牙，不予重视，很容易造成第一恒磨牙的早失。第一恒磨牙的咀嚼功能约占全部咀嚼功能的30%，它的丧失首先引起咀嚼功能下降。此外，由于丧失牙侧没有对𬌗关系，使对𬌗牙伸长，破坏了咬合平衡，患儿习惯用健侧咀嚼，长期偏侧咀嚼可能引发颞颌关节症。牙齿缺失后牙槽骨组织吸收萎缩，相邻的下颌第二恒磨牙向近中倾斜移位，第二前磨牙向远中移位，进一步加重𬌗关系的紊乱。如果能使下颌第二恒磨牙完全移动到第一恒磨牙的位置上是最理想的结果。因此，第一恒磨牙早期拔除后的间隙必须适当处理，可采用矫正的方法关闭间隙或在间隙处做暂时性义齿修复。待将来咬合稳定后，再做永久修复。

第二恒磨牙的重要作用

第二恒磨牙在第一恒磨牙的后方萌出，它的萌出标志着恒牙列基本完成。下颌第二恒磨牙在12岁左右萌出，上颌第二恒磨牙在13岁左右萌出。第二恒磨牙在口腔中的作用如何呢？

首先，它和第一恒磨牙一样是负责咀嚼的重要牙齿。第二恒磨牙的出现使儿童的咀嚼功能大大增强。其次，第二恒磨牙是在前方牙齿完全萌出后才开始萌出，也就是说第二恒磨牙对于第一恒磨牙萌出、前牙和侧方牙群的替换，以及替换后咬合关系的确立和完成是有重要意义的，它如同磐石一样保持牙列的稳定。当牙列中其他牙齿缺失需要修复处理时，常常以它作为基牙，有利于修复体的固位和支撑。但是，由于第二恒磨牙处于牙列后方的位置，不容易进行口腔清洁，容易发生龋坏。它是口腔中患龋率仅次于第一恒磨牙的牙齿，也有人称之为"在口腔中存在时间最短的恒牙"，这说明该牙因龋病而丧失的情况比较多见。为了维护口腔的正常功能，要尽量保护好第二恒磨牙，延长其在口腔中的存在时间，发挥其在牙列最后方的磐石作用。

良好口腔卫生习惯的培养应该从小开始

婴儿出生后6个月左右，口腔内乳牙开始萌出。父母都不希望孩子患龋齿，但实际上应该怎样做，许多家长并不了解。我国对儿童牙齿龋病的流行病学的调查报告显示：我国儿童患龋率从1岁直线上升，7～8岁达到高峰，接近90%。

龋齿的发生和口腔卫生有着十分密切的关系，特别是幼儿期，每天刷1次牙是不够的。但这一时期的幼儿自己并不理解口腔卫生的意义，所以，幼儿的口腔卫生应该依靠家长来做。家长要了解刷牙的重要性及正确的刷牙方法，在早期对孩子进行口腔卫生启蒙教育和刷牙习惯的培养。

家长对幼儿进行口腔清洁时，可以让小儿仰卧，将其头部枕在家长的膝盖上，家长的两手扶住小儿头部来为小儿刷牙。进行小儿口腔清洁的同时可以较容易地对小儿口腔进行观察，对易患龋的部位要十分注意，上颌乳中切牙的近中邻面易患龋，邻面不易刷到的区域可以用牙线辅助清洁。家长每日2次对小儿进行口腔清洁，养成习惯。幼儿期口腔卫生习惯的培养，对人一生的口腔卫生状态的维护有重要作用。

儿童口腔健康检查多长时间进行一次？

乳牙和年轻恒牙是儿童时期的主要咀嚼器官，牙齿生病会影响进食，食物的消化吸收也会受到影响，对儿童身体健康的危害较大。乳牙钙化程度低，年轻恒牙的窝沟、点隙明显，都会导致牙齿容易龋坏。如果孩子再没有养成良好的口腔卫生习惯，更容易患口腔疾病。尤其是龋齿，一旦染上，进展很快，如不及时治疗还会发生严重的并发症。

一般情况下，最好每隔半年对孩子进行一次口腔健康检查。一些易患龋病、体质差的儿童可缩短检查间隔的时间。我们多年的工作经验证明，积极开展儿童牙病的防治，争取早发现早治疗，会收到满意的效果，有利于儿童的健康。

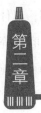

儿童颌面部的生长发育

🔍 影响儿童生长发育的因素有哪些?

儿童生长发育是连续不断的过程,随着机体的成熟,儿童颅、颌面部及牙列、咬合等也发生变化。生长发育受到各种因素的影响,影响儿童生长发育的因素主要包括遗传因素和环境因素。

(1)遗传因素

儿童生长发育的"轨迹"、特征、潜能和趋势,是由父母双方的遗传因素共同决定的。面型的特征、牙齿大小、牙弓形态、身高、对营养素的需要量等来自家族的遗传信息可影响到子代。

与遗传因素相关的代谢缺陷、内分泌障碍、染色体畸形等可严重影响生长发育。在口腔疾病中,比较明确的遗传性疾病有牙本质发育不全、无牙症、遗传性牙龈纤维瘤病等。一些遗传性疾病除了全身症状外,还会在口腔颌面部出现表征,如外胚叶发育不全综合征,患儿表现为部分牙齿先天缺失、锥形牙等一系列症状;儿童掌跖角化牙周病综合征,可出现牙龈肿胀、牙周组织明显破坏,乳、恒牙均可出现早期松动、脱落等症状;低碱性磷酸酯酶血症,可出现牙骨质的缺失,或牙槽骨吸收,造成乳、恒牙早失等。另外,还有一些遗传相关性疾病,如唇腭裂、过大牙、融合牙、多生牙等。

(2)环境因素

环境因素包括出生前环境和出生后环境。

出生前环境主要是指母体情况。胎儿在子宫内的发育受母体生活环境、营养、情绪、疾病等各种因素影响。孕妇严重营养不良,感染风疹、弓形虫、疱疹等微生物,服用某些

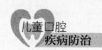

药物、X线照射或精神受创伤等因素都会对胎儿口腔发育产生影响。如钙、磷和维生素A、维生素D、维生素C的失调可造成乳牙的釉质发育不全；妊娠4个月以上的孕妇如服用四环素类药物，可引起儿童牙齿的着色，形成四环素牙。胚胎发育后期，母体的梅毒螺旋体感染致胎儿发生梅毒性炎症，小儿出生后牙齿可有半月形切牙、蕾状磨牙等表现。

出生后环境主要指家庭环境、经济状况和社会因素等，这些均可影响儿童的体格、智力、心理发育。家庭经济状况好，生活环境适宜，生长潜能就能得到最好的发挥。婴幼儿期的营养不良如钙、磷、维生素等微量元素的缺乏，可造成恒牙的釉质发育不全。监护人对口腔护理知识的了解程度及婴幼儿口腔卫生习惯，也与儿童口颌发育密切相关。不正确的喂养姿势和饮食习惯，可导致低龄儿童龋病高发，也可养成偏侧咀嚼、下颌前伸、吐舌等牙、颌面畸形。看护不当或疏忽大意等会使儿童牙齿外伤发病率上升，造成牙齿早失，甚至影响继承恒牙胚的生长发育。

疾病的发生对生长发育的影响也十分明显。先天性疾病，如先天性心脏病时常伴随生长发育迟缓；在胚胎4个月至出生后7岁左右，母亲或儿童服用四环素类药物可引起儿童牙齿变色，导致四环素牙，严重者可伴釉质发育不全。

地理气候对儿童生长发育有重要影响。我国北方地区青少年的身高、体重均值均大于南方地区。如果生长地水质含氟量过高，则可能造成机体慢性氟中毒，引起氟斑牙。

② 颅面骨骼是如何生长发育的?

儿童时期的咀嚼器官与全身其他器官一样，处在不断的生长发育变化之中。最明显的是颅面骨骼和颌骨内牙齿的生长发育。

婴儿出生时，颅骨与面骨之比约为8:1，这是胚胎时期咀嚼器官的发育落后于脑和感觉器官发育的结果。随着颌骨的发育和牙齿的萌出，面部快速发育，到成人时颅面比例约为1:1。颅骨的生长发育开始较早，其生长发育曲线符合神经系统的生长发育曲线。颌骨的生长发育曲线基本符合体格生长曲线（图2-1）。

(1) 颅骨的生长发育

颅面骨骼的生长过程中，快速期和平稳期交替出现。颅面骨骼的生长有四个快速期。

第一快速期：出现在乳牙开始萌出时，大约出生后7个月。

第二快速期：出现在乳牙列建𬌗完成，第一恒磨牙开始萌出时，在4～7岁。

第三快速期：出现在乳、恒牙列交替完成，第二恒磨牙萌出时，在11～13岁。

第四快速期：出现在恒牙列形成且恒牙 建立时，在16～19岁。

出生后，颅骨生长很快。儿童时期颅骨的大小便接近成人，到6岁时，脑颅的生长已达到成人的90%，之后速度渐缓。10岁以后生长变化较少。胎儿出生时，颅骨的骨缝是开放的，由致密的纤维结缔组织膜连结，在额骨和顶骨间形成一个菱形的间隙，对边中点连线1.5～2.0厘米称前囟。出生后，前囟在数月里随头围而变大，6个月后逐渐骨化而

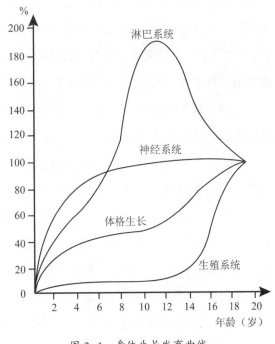

图 2-1　身体生长发育曲线

变小，在1岁至1岁半时完全闭合。枕骨和顶骨之间形成的三角形间隙，称为后囟，出生时有的闭合或很小，一般出生后6～8周闭合。颅骨缝早闭见于小头畸形，骨缝晚闭见于佝偻病、呆小症和脑积水，骨缝不闭合见于颅骨、锁骨发育不全患者。

（2）颌面部的生长发育

颜面形成是从胚胎第5周开始的，人胚第四周时，胚芽头部鳃弓开始发生，四对鳃弓明显形成，第五和第六鳃弓很小，仅留一点痕迹。第一对鳃弓最大，分为上下两部分，分别形成上颌隆突和下颌隆突。第二鳃弓又称舌骨弓，形成舌骨及其周围组织。胚胎第5周时，第一鳃弓形成的几个隆突、左右两侧开始互相联合，当联合得不完全时就会出现颜面部的裂畸形，如唇裂、腭裂等。就全身骨骼的发育而言，颌骨的发生是比较早的。胚胎第6～8周的时候，在相当于下颌骨部位的中胚叶结缔组织中就能看到成骨细胞出现。

面部骨骼包括上颌骨、下颌骨、犁骨、颧骨等，对颌面部外形影响最大的是上颌骨和下颌骨。

上颌骨与面部许多骨，如额骨、鼻骨、泪骨、筛骨、犁骨、腭骨、颧骨等直接连接，上颌骨的发育与面部的发育关系密切。

上颌骨是由固有上颌骨和前上颌骨两块骨组成的。它们分别来自胚芽期的上颌隆突、

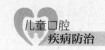

内侧鼻隆突和外侧鼻隆突。上颌隆突形成固有上颌骨，内侧鼻隆突和外侧鼻隆突形成前上颌骨。两块骨连接的骨缝约在出生后1周岁愈合，愈合线在幼儿的上颌骨上还可以看到。胚胎第6周末，上颌隆突、内外鼻隆突产生化骨中心开始膜内化骨。上颌隆突内侧面产生侧腭突，将来形成硬腭的后部和软腭。内侧鼻隆突产生前腭突，是未来的硬腭前部。

上颌骨体积的增长主要是骨的表面增生和骨缝间质增生的结果，可被描述为长、宽、高的生长。颅底和鼻中隔的生长，上颌窦的发育和牙齿的萌出，牙槽突的生长，使上颌骨高度增长。上颌骨唇侧增生新骨和舌侧骨吸收使其长度增长（长度增长最大的部位是上颌结节区和腭骨后缘的骨新生）从而使牙弓向后增长，新生儿磨牙区的长度仅有5毫米，到成人增长为25毫米。上颌骨与其他骨之间骨缝的间质增生增加了上颌骨的高度和长度。颊面和颧骨侧面新骨增生，颧颌缝生长，乳、恒牙在牙槽骨的生长，增加了上颌前部的宽度。腭中缝的新骨增生增加上颌骨后部的宽度。

颅面骨的实质骨内含有气窦，如上颌窦、额窦、筛窦和蝶窦。它们都开口于鼻腔，上颌窦在胎儿3个月时才发生，但一直未发育，到胎儿出生后才开始发育，1周岁后可见上颌窦。6～7岁时，可明显辨认，18岁时发育完成。

下颌骨是所有骨骼中仅次于锁骨的最早化骨的骨骼之一。它是由胚芽期的下颌突发育而来的。在胚胎第6周时，下颌突的中心形成索条状软骨，称麦克尔（Meckel's）软骨，此软骨弯曲呈弓形，借纤维结缔组织与对侧的Meckel's软骨连结，此软骨不参与下颌骨的组成，而是作为下颌骨形成的暂时支架，使软骨周围的中胚叶组织形成结缔组织膜，此膜才是下颌骨的始基。膜内化骨的中心在相当于颏孔的部位开始，沿内、外、下三个方向形成下颌骨体部。Meckel's软骨随着下颌骨的形成而退化消失。下颌升支部是由另外一个化骨中心，即相当于下颌孔部位，化骨而形成下颌升支、髁状突、喙状突。到胚胎第12周时，在已形成的髁状突表面和侧面出现髁状软骨，此软骨不仅存在于整个胎儿期，而且会保持到20～25岁。

下颌骨与上颌骨的生长不同之处在于它不依靠骨缝间质的增生，而主要是靠骨表面增生及髁突软骨的生长。

下颌骨体骨板外侧新骨沉积，内侧面骨吸收，使得下颌骨宽度增加；下牙槽骨内牙胚的发育和牙齿的萌出使牙槽突上缘向上增长，下颌骨下缘新骨形成，下颌骨体垂直向增长；下颌支后缘骨增生，前缘骨吸收，呈前后方向增长；下颌髁状突与喙突软骨不断增殖和骨化，使下颌支变长。另外，咀嚼肌的运动对下颌骨的发育，特别是对下颌骨形态的改变也起着重要作用。

在面骨中，髁状突是最后停止发育的，到20～25岁时，才完全骨化不再生长。儿童时期，如果因感染或外伤损坏髁状突，可造成小颌畸形。如果一侧髁状突受损停止发育，颌部将偏向患侧，出现面部明显不对称的现象。

③ 牙齿的发育是个什么样的过程？

牙齿是咀嚼器官的重要组成部分，人类是二生齿类，先发育的是乳牙，以后再替换为恒牙。从胚胎第6周乳牙胚开始发生，到第三恒磨牙牙根发育完成，整个发育需要约20年的时间。

牙齿的发育经过牙胚的发生、牙体组织的形成和牙齿萌出三个阶段，即生长期、钙化期和萌出期三个时期。每颗牙齿的发育时间不同，总的规律是按照一定的时间、一定的顺序、左右对称性发育。

从胚胎第6周起，乳牙胚开始发生，胚胎4个月时恒牙胚开始发生。

在牙槽骨内牙冠先生长发育，当牙冠发育即将完成时，牙根开始发生。在牙根形成前，牙冠组织钙化到一定程度，牙胚整体向合向移动，当牙根形成2/3时，牙齿破龈而出，刚萌出的牙齿，硬组织壁薄，髓腔宽大，牙根尚未发育完成，根尖孔呈喇叭口状，一般要经过2～3年，牙根才能到达应有的长度，萌出3～5年后才发育完成。

④ 婴幼儿为什么流口水？

不满一岁的婴幼儿常有流口水的现象，有的家长认为是孩子被挤压了唾液腺，导致流涎，其实不然。那到底是什么原因呢？

新生儿出生第一周昼夜唾液只分泌50～80毫升（成人平均1000～1500毫升），4个月时唾液量开始增加到200～400毫升，5～6个月后由于辅食的增加，唾液量变得更大。此时乳牙萌出，刺激三叉神经，引起唾液分泌量增多，加上孩子牙床低，口腔深度浅，而此时孩子吞咽功能差，尚不能自主地用吞咽反射调节口水的存量，所以此阶段的婴幼儿有流涎的现象。随着年龄的增加，流涎现象会好转直至消失。若少数孩子2岁以后仍流口水，就应该去医院检查，看看是否有肠道寄生虫、消化不良、神经或内分泌异常、口腔慢性炎症等疾病。

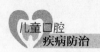

⑤ 婴幼儿为什么爱吃手?

很多家长担心吃手不卫生,宝宝一吃手就想方设法地阻止。那么,当宝宝们锲而不舍地吃手,甚至用哭闹来表达他们的不满时,到底要不要对吃手进行干预呢?

婴儿期的孩子是通过口腔来探知世界的,0～4个月的婴儿会吮吸口唇周围触碰到的任何东西,这是一种正常的生理反应。吃手多开始于3～4个月时,7～8个月时到达高峰,2岁后逐渐消退。这些复杂动作的完成是婴儿智力发展的一个信号,是婴儿进入手指功能分化和手眼协调准备阶段的标志之一。在乳牙萌出时,婴儿也会出现爱咬物和吃手。这些都是正常现象。如果父母在此阶段强行阻断宝宝吃手,宝宝的心理发育会受到影响。家长需要做的就是保持宝宝小手干净,以减少手口疾病传播的风险,保持其口唇周围清洁干燥以免发生湿疹。

如果4岁以后还有吃手的习惯,就必须进行干预了。因为这个阶段吃手指,会影响牙齿和颌面部的生长。

⑥ 宝宝什么时候开始出牙?

牙齿的萌出有一定的时间和顺序,左右对称萌出,同名牙下颌略早于上颌。

一般婴儿6～7个月开始长牙,也有早在4个月或晚到12个月长牙的,都在正常范围内。在幼儿24～30个月时,20颗乳牙全部萌出。

牙齿萌出时间存在着很大的个体差异,产生差异的原因很多,有遗传因素(如种族、性别),也有环境因素的影响(如营养、疾病等)。一般女孩比男孩出牙时间早;身材高和体重大的儿童比身材矮、体重小的儿童牙齿萌出早;生长在寒冷地区的儿童牙齿萌出比温热地区儿童迟缓。具体萌出时间见表2-1、表2-2。

表 2-1 乳牙萌出的时间表

	上颌	下颌
乳中切牙	7.5 个月	6 个月
乳侧切牙	9 个月	10 个月
乳尖牙	18 个月	16 个月
第一乳磨牙	14 个月	12 个月
第二乳磨牙	24 个月	20 个月

表 2-2　恒牙萌出时间表

	上颌	下颌
第一磨牙	6～7岁	6～7岁
中切牙	7～8岁	6～7岁
侧切牙	8～9岁	7～8岁
尖牙	11～12岁	9～10岁
第一前磨牙	10～11岁	10～12岁
第二前磨牙	10～12岁	11～12岁
第二磨牙	12～13岁	11～13岁

宝宝出牙为什么会哭闹？

在乳牙即将萌出时，婴儿喜欢咬物，如哺乳时咬奶头，或者将手放在口腔内咬，这是因为牙齿接近黏膜即将破龈而出时，会刺激牙龈使局部发痒，孩子为了解痒而咬物或者吃手。这个阶段家长可以给孩子一些清洁的软硬适中的玩具或者磨牙棒来咬，咀嚼的刺激可促进牙齿穿透牙龈黏膜尽快萌出，缓解出牙的不适感。

这个阶段应该特别注意宝宝的口腔卫生，奶嘴、玩具等要清洗干净，喂奶后用些温开水帮助宝宝清洁口腔。大多数婴儿出牙时无痛苦症状，少数婴儿出牙时有短期的睡眠不踏实，食欲减退，体温微升，吵闹及流口水的现象，极个别甚至可见牙床充血或出现紫红色水疱。这些都是暂时现象，一般不需要特殊处理，牙齿萌出后自行缓解。

一般恒牙萌出时，没有异常感，但可有萌出性龈炎发生。如发现牙龈感染或者形成溃疡，应该带孩子就诊治疗。

乳牙的缝隙为何越来越大？

有的家长常向医生咨询，为什么孩子的牙齿排列不紧密，进食时容易塞牙？其实，乳牙列间隙普遍存在。有些儿童在乳牙萌出时就有间隙，也有些幼儿乳牙列初建时没有间隙，以后逐渐出现间隙。随着年龄的增长，牙齿间的缝隙会越来越大，80%以上的乳牙列都有这种间隙。家长往往很疑惑，为何孩子的牙缝越来越大？其实，这副排列稀稀拉拉的乳牙对孩子以后的恒牙替换非常有好处。乳牙列存在以下间隙：

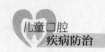
①灵长间隙。这是人类和猿猴等灵长类动物所特有的间隙，故称灵长间隙。此间隙是指上颌乳尖牙和乳侧切牙之间、下颌乳尖牙和第一乳磨牙之间存在的间隙。此间隙对乳、恒牙的替换是很重要的。第一恒磨牙萌出时，下颌灵长间隙关闭，使恒磨牙的咬合达到稳定的中性关系。在上颌乳前牙替换时，灵长间隙可以成为调整恒前牙萌出的余地。

②发育间隙。这是存在于灵长间隙以外的上下颌乳前牙之间，随着颌骨的发育而出现的散在的生理性间隙。这种间隙有的在乳牙萌出时可以出现，也有的随着年龄增长，在接近乳牙替换时出现。

牙齿萌出后，其大小是不会有变化的，但是随着生长发育，容纳牙齿的颌骨逐渐变长、变深、变宽，间隙的出现表明颌骨在增长。乳牙和恒牙在大小方面是有区别的，恒牙牙冠近远中径大于其要替换的乳牙，发育间隙的存在对容纳牙冠较大的恒牙有利，有利于未来恒牙的萌出和排列。儿童之间存在着个体差异，因此，这种乳牙列的牙间间隙类别和大小也有差别。有间隙的乳牙列称为有隙型牙列，反之，称为闭锁型牙列。闭锁型牙列的儿童发生恒牙牙列不齐与拥挤的机会明显多于有隙型牙列。有隙型牙列可以使乳、恒牙顺利替换，闭锁型牙列虽然不能完全说牙齿替换不顺利，但可以说闭锁型牙列比有隙型牙列发生拥挤的可能性大。

所以，乳牙列的缝隙越来越大是好事。

恒牙是怎样替换乳牙的?

婴儿从6个月左右开始萌出乳牙，到6岁左右乳牙陆续发生生理性脱落，到12岁左右全部被恒牙替换。乳、恒牙替换是一个复杂的生物学过程，伴随着乳牙根的生理性吸收，以及周围牙槽骨的改建和恒牙胚的生长发育并在颌骨内移动。在不同的年龄阶段，儿童乳、恒牙在颌骨中的位置不断地发生变化。

乳、恒牙胚在同一骨陷窝内生长，继承恒牙胚在乳牙胚舌（腭）侧形成，恒磨牙胚在乳磨牙远端发育。小儿出生时20个乳牙胚已经形成，第一恒磨牙牙胚硬组织少量钙化；出生后其他恒牙胚逐渐发育完成。

在乳牙根的牙槽骨内，有恒牙的牙胚不断发育。恒牙胚在牙冠形成后开始在颌骨内向殆方移动，在萌出前期位于乳前牙的舌、腭侧，乳磨牙的根分歧下方及乳牙列的远端。随着恒牙胚的移动，乳牙牙根开始出现生理性吸收，乳牙根牙骨质和周围牙槽骨吸收，吸收部位受继承恒牙位置的影响。乳前牙牙根的吸收常从根尖1/3的舌侧面开始，恒牙胚继续向拾面、向前移动，逐渐达到乳牙牙根的下方，使乳牙牙根横向吸收。乳磨牙的吸收多自根分叉内侧面开始，斜面状地吸收，各牙根并非同时、同样程度地吸收。随着乳牙牙根的不断吸收，乳牙开始松动脱落，恒牙在牙根形成2/3～3/4时开始萌出于口腔内。

🔍 孩子在牙齿萌出和替换期间要注意什么？

婴儿在6个月左右开始萌出乳牙，2.5～3岁乳牙列形成，6～12周岁恒牙开始萌出，乳牙依次进行替换。这一时期家长应该注意以下几点：

①孩子牙齿的生长发育在母体时就已开始，因此，为了让孩子有一副健康的牙齿，母亲在妊娠期间就应注意营养，多吃富含钙、磷的绿色蔬菜和豆制品，多吃钙片和鱼肝油。

②当孩子乳牙萌出时，应及时添加辅食，经常给予一定硬度的食物咀嚼，以锻炼咀嚼肌，促进颌骨和牙齿的发育；平时应让其多晒太阳，多吃富含钙、磷的食物，必要时注意钙片和维生素D的补充；吃糖后，注意漱口，睡觉前最好不要让其养成喝牛奶、吃糖的坏习惯。在乳牙萌出的过程中，孩子常喜欢咬玩具等硬物，这就需要家长小心看护，避免硬物对孩子造成伤害。不过，适当的硬食物（如面包干、烤馒头片等）或婴儿专用的磨牙器（如磨牙棒等）的使用，有利于刺激牙龈，使牙齿更容易穿透牙龈黏膜而顺利萌出，又可训练孩子牙齿的咀嚼功能。另外，有的家长喜欢在平时给孩子使用安慰奶嘴，建议最好不要给超过10月龄的孩子使用。

③家长还要关注孩子的出牙顺序和过程，如到3岁左右，乳牙是否够20颗，若发现异常，应及时带孩子到医院进行检查。

④为了预防龋齿，提高牙齿的抗病能力，日常生活中应注意饮食多样化及营养搭配，切不可偏食。要养成良好的口腔卫生习惯，当孩子乳牙萌出后，爸妈就应当开始引导幼儿使用正确的方法刷牙，养成良好的刷牙习惯，从而避免孩子发生蛀牙或产生其他缺憾。

⑤有些恒牙萌出后，乳牙还未脱落，这种现象称为乳牙滞留。乳牙逾期不落，会造成恒牙萌出障碍而从乳牙旁侧萌出，引起恒牙排列不齐。所以，一旦发现乳牙滞留，家长应带孩子去医院拔除滞留的乳牙，让恒牙移动到正常的位置。

⑥继承恒牙萌出的压力是导致乳牙牙根吸收的主要因素之一，乳牙牙根吸收部位受到继承恒牙位置的影响。另外，咬合力与牙根吸收也有密切的关系。在牙根稳定期间，适当的咬合力可促进牙周膜对乳牙根的保护，有正常咬合力的乳牙其牙根吸收慢于咬合力丧失

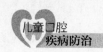

者；而在乳、恒牙替换期间，随着颌骨和肌肉的不断发育，咬合力不断增大，超出了乳牙根的承受能力，乳牙根的生理性吸收将会加快。所以适当地咀嚼硬物有助于牙齿的替换。

⑦第一磨牙萌出在第二乳磨牙的远中，它不替换任何乳牙。它的萌出不仅使咀嚼面大为增加，而且奠定了上下颌骨间的高度以及上下牙弓相互之间的咬合关系。第一恒磨牙是所有牙中咀嚼能力最大的牙齿。由于它最早萌出于口腔内，且形态与第二乳磨牙相近，容易被家长当成乳牙而不被重视。第一恒磨牙萌出早，钙化度低，且儿童口腔自洁作用差，易患龋。第一恒磨牙萌出后要予以重视，注意防龋。

⑧有些儿童在换牙时，出现吐舌、吮指、咬唇等不良习惯，这些因素均可直接或间接导致孩子的牙齿排列不整齐，面部发育不对称，从而留下容貌上的终身遗憾。因此，纠正不良习惯，定期咨询或接受专科医生的口腔指导，显得尤为重要。

⑨有些儿童可能会有多生牙出现，特别是在上颌中切牙之间，它占据了正常牙齿的位置，应该及早拔除。

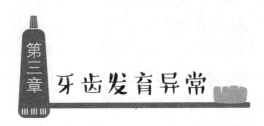

牙齿发育异常的表现有哪些？ 是由什么引起的？

牙齿发育异常是儿童牙齿疾病中的一个重要部分。常见的牙齿发育异常从临床表现上可分为：牙齿萌出与脱落异常、牙齿数目异常、牙齿形态异常及牙齿结构异常。

牙齿萌出与脱落异常包括牙齿萌出过早、牙齿萌出过迟、牙齿异位萌出、牙齿固连、乳牙滞留。

牙齿数目异常包括个别牙或多数牙先天缺失、先天性无牙症、多生牙、牙瘤。

牙齿形态异常包括畸形中央尖、畸形舌侧窝、畸形舌尖、过大牙、过小牙、融合牙、结合牙、双生牙、弯曲牙、牙髓腔异常。

牙齿结构异常包括釉质发育不全、牙本质发育不全、氟牙症、先天性梅毒牙等。

当母亲因为自己的孩子不长牙或长出的牙齿畸形找医生询问时，医生往往会详细询问母亲孕期是否接触过有害物质。因为乳牙的问题多发生在妊娠的初期阶段。此时正是妊娠反应期，如果孕妇很好地度过妊娠反应的不安定期，对胎儿乳牙胚形成的不良影响就会减少。对恒牙来说，其牙胚的形成主要在妊娠中期和后期。妊娠后期胎儿需要的营养增加，若母体的营养供应不足，也可以影响恒牙胚的发育。

目前对牙齿发育异常的原因、机理还不是十分清楚，但根据有关的临床报告和实验研究，可归纳为以下几方面原因：

①物理因素。如放射线、机械压力等。当胎儿在子宫内生长，其身体的某一部分受到外力的压迫时，该部位就可能发育不良。动物实验证明，颌骨受到挤压时可出现融合牙畸形。

②化学因素。如化学药物、环境污染。营养物质（如钙、铁、蛋白质等）缺乏以及内

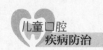

分泌的失调，孕妇缺铁性贫血等也可致胎儿乳牙釉质发育不良。

③致病微生物。如风疹病毒、梅毒螺旋体等。孕妇感染梅毒可使胎儿受梅毒螺旋体的侵犯形成"桑葚状磨牙"及"半月形切牙"。

④遗传基因。遗传因素在多种牙齿发育异常中起着重要的作用。具体到每一种发育异常，还有许多病因尚不明确，有待进一步研究。人体细胞核内存有成千上万的遗传基因物质，这些基因按一定的顺序组合排列在23对染色体上，如果细胞内的染色体数目或形态出现异常，或者基因的排列组合发生改变，就会表现出某种畸形或疾病，如遗传性乳光牙本质。

② 什么是诞生牙、新生牙？

一般婴儿在6个月左右才开始萌出牙齿，但有些婴儿出生时即长牙齿，这种牙齿称为诞生牙。出生后30天内长牙，此牙称为新生牙。这种牙齿一般出现在下颌中切牙的位置，常成对发生。这些都是早萌的乳牙，乳牙早萌的原因尚不清楚。可能是由于牙胚距离口腔黏膜很近，而过早萌出。或是由于正常包裹牙胚的牙囊过薄或缺失而早萌，或是由于牙胚周围的组织有炎症，而刺激乳牙胚过早萌出。也有人认为它们与种族特性有关。

早萌的乳牙多数是正常牙，少数是多生牙。早萌的乳牙牙冠形态基本正常，但是釉质、牙本质很薄，且矿化不良，牙根尚未发育或者发育得很少，只与黏骨膜连结而无牙槽骨支持，松动或者极度松动。松动者影响吮乳或者有自行脱落被吸入呼吸道的危险。为防不测，若发现松动，不论是正常牙还是多生牙，均应拔除。即使这种牙齿松动不明显，也会由于萌出过早影响婴儿吮吸造成不能哺乳，或者哺乳时牙齿摩擦舌系带及两侧舌黏膜，形成溃疡。此时应该停止哺乳，改用汤匙喂养，溃疡处可以涂以消炎防腐的药物，进食后要保持婴儿口腔清洁，几日后即可自愈，必要时也可以将牙拔除。

③ 什么是"马牙"？

"马牙"是婴儿口腔上腭中线两侧和牙槽黏膜上出现的白色或灰色米粒大小，类似牙齿的球状物，可出现一个、数个至数十个。看上去很像小牙，其实不是牙齿，是乳牙发育时留下来的暴露在牙床外的退化的牙板剩余产物。那么，什么是牙板呢？牙板是口腔上皮向下呈板状延伸的部分。这个上皮板就是牙齿外胚层部分的基础，称为牙板。在牙板形成后，其末端的细胞加速增生，在一定的位置上形成将来发生牙釉质的器官，所以它又被称为造釉器。这也是20个乳牙发生的开始。牙胚是形成牙体和牙周组织的器官。在牙胚早期，牙板和造釉器连接。其后，牙板逐渐退化，牙板剩余部分以上皮岛和角化上皮珠的形式存在于颌骨和牙龈内。婴儿出生2～3个月时，一些角化上皮珠会出现在牙龈上，但不久后会自行脱落，不会影响婴儿吃奶和乳牙的发育，对颌面部的发育和健康没有任何影响，不需要治疗。有些家长觉得"马牙"是异物，用针挑或者用布擦，婴儿口内的牙龈上皮薄，细菌很容易从破损的黏膜侵入而导致炎症，轻者局部牙龈黏膜红肿，重者会导致面部感染肿胀以及全身发热，甚至引起新生儿败血症，危及生命。

④ 宝宝长牙晚或乳牙长得慢是不是因为缺钙？

很多家长都会有这样的疑问：宝宝长牙晚或乳牙长得慢是不是因为缺钙？其实，大多数的出牙问题都不是缺钙导致的。宝宝出牙与遗传、营养、后天环境等都有关系。补钙应该在儿科医生的指导下进行，切忌盲目服用钙制剂。

小儿乳牙开始萌出的时间大部分在婴儿6～8个月时，最早可在4个月时，晚的则到1周岁，只要在1岁之前萌出第一颗牙都是正常的。就乳牙而言，出牙的时间差距在半年之内都算正常，所以一般无须过度担心，出牙的早晚并不会影响到牙齿的功能。不过若孩子12个月时还没有长出第1颗乳牙，则须查找原因，以排除其他全身性疾病或口腔疾病。

⑤ 为什么有些恒牙长不出来？

大家知道人生共有2副牙齿，一副是乳牙，一副是恒牙。它们的萌出都有一定的时间和顺序，但有些儿童个别牙却在该萌出的时候迟迟没有长出来。这可能是病理性因素造成的。那么，有哪些原因可能造成牙齿不能长出来呢？

①乳牙龋坏。当蛀牙很严重时，细菌通过牙髓到达乳牙的根尖部位造成牙根发炎。而这时，乳牙的根部正好有恒牙发育萌出，当炎症非常严重时，可影响到下面的牙齿。炎症向周围扩散时，可能改变了下面恒牙的萌出方向或阻止了恒牙的萌出，这时下面的牙齿就长不出来了。

②乳牙蛀坏成了残根或者早失，造成它旁边的牙齿向这个空隙的地方倾斜，导致空缺处的继承恒牙萌出时没有足够的位置，所以牙齿长不出来。

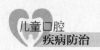

③乳牙的外伤，特别是乳牙被挫入牙槽骨内。

④多生牙、牙瘤或者囊肿也会造成牙齿长不出来。

⑤乳牙的过早拔除，进食长期摩擦，造成这个部位的牙龈过厚，也会使牙齿长不出来。

⑥有些孩子可能先天缺牙，出现这种情况的原因非常复杂，有可能是遗传或是先天发育异常。

多数牙齿萌出困难多与全身性疾病或遗传因素有关，临床较为少见，如颅骨锁骨发育不全、先天性外胚层发育不全以及发育迟缓、脱发、假性无牙症和神经萎缩（GAPO）综合征等疾病。

那么，怎么预防个别牙齿萌出障碍呢？首先，要治疗乳牙的龋病，防止蛀牙造成的牙根炎和乳牙的过早丧失。其次，早期发现多生牙、牙瘤、囊肿时，积极拔除多生牙，切除牙瘤和囊肿。

如果发生了牙齿但长不出来怎么办呢？

①首先要到医院做检查，拍一张牙齿的X线片，确定到底是什么原因造成的。如果单纯是因为牙龈过厚长不出来，可见局部牙龈苍白、坚韧、肥厚，可触及牙齿的切端，这时可在牙龈上切开一个"口子"，切除部分牙龈，帮助牙齿自然萌出。

②如果是多生牙、牙瘤、囊肿引起的恒牙阻生，应尽早手术去除影响因素。

③如果是萌出间隙丧失造成的，可以考虑通过间隙扩展和序列拔牙解决。

④如果是恒牙牙轴方向异常造成的萌出障碍，应及时拔除乳牙，待牙齿从颊舌侧萌出后再进行正畸治疗。或者视情况在口内放一个装置，用橡皮筋慢慢把它牵引出来。

⑤如果牙齿非常弯曲或牙根发育非常短，那就只有把它拔除了。碰到这种情况或孩子先天没有牙齿，这两者都要临时装一个假牙保持缺失牙留下的间隙，预防咬合关系紊乱，并为以后装永久性假牙创造条件。

孩子的长牙顺序跟别人家的孩子不一样，正常吗？

这里先说说乳牙的萌出顺序，一般来说，牙齿是按照下颌中切牙、上颌中切牙、上颌侧切牙、下颌侧切牙、下颌第一乳磨牙、上颌第一乳磨牙、下颌乳尖牙、上颌乳尖牙、下颌第二乳磨牙、上颌第二乳磨牙的顺序萌出的。

我们周围有时会遇到个别牙齿萌出顺序颠倒的孩子，这大多属于个体差异，但只要在个体差异的范围内，就属于正常，最终并不影响牙齿的排列，无须处理。若家长遇到个体差异的情况，可先咨询一下专科医生，请他们给予明确的诊断。

⑦ 换牙期需要补钙吗？

　　孩子一般从6岁左右开始替换下前牙，所有乳牙替换完成在10～12岁，换牙期间一般来说指的是6～12岁。这个阶段如果缺钙，补钙对牙齿的发育有一定的帮助。恒牙的发育钙化从母亲怀孕5个月时开始至孩子8岁左右，萌出时间是6～14岁，萌出时发育还未完成，这个阶段身体缺钙会影响牙齿的钙化，此阶段如果缺钙应该补钙。

⑧ 进食硬物有助于牙齿萌出吗？

　　咀嚼肌的运动能促进颌面部血管、淋巴的循环，促进颌骨的增长发育，对恒牙的萌出是一种功能刺激。咀嚼器官随着生活环境的改善而逐步退化。如今食物种类丰富，人们可以自由地获取各种各样的食物。食品丰富反而使得儿童的食欲下降，儿童对不容易咀嚼的硬物不愿意接受。现代人所吃的食品越来越精细，咀嚼的需要越来越小，造成颌骨的功能锻炼越来越少，不利于颌骨的发育和恒牙的萌出。许多家长给儿童选择食物时，喜欢挑选精美的软甜食物，如蛋糕和面包等，担心咬硬物造成孩子牙痛或者消化不好，这会造成幼儿期颌骨发育不足，恒牙没有足够的生长位置，导致日后形成牙列拥挤或牙齿错位萌出。

　　家长应该知道，进食不是单纯地为了获取营养，咀嚼运动对咀嚼器官发育还有正常生理刺激作用，为了让儿童牙齿长得更好，家长应该鼓励孩子适当进食硬物，以利于颌骨更好发育。

⑨ 恒牙萌出而乳牙未脱落该怎么办？

　　儿童6岁左右开始换牙（即乳牙开始脱落），恒牙逐渐萌出，到12岁左右乳牙替换完毕。首先替换的是下前牙，很多家长会发现孩子的乳下前牙的舌侧长出了新牙，而乳牙尚未脱落，形成"双层牙"，这种乳牙逾期不脱落的现象称为乳牙滞留或乳牙迟脱。

　　受遗传及环境因素的影响，每个人开始换牙的时间有所不同。乳牙的牙根下方都有一个对应的恒牙胚，恒牙胚发育到一定时期就开始向口腔中生长，并对乳牙根造成压力，导致乳牙根吸收，进而使乳牙松动脱落，恒牙就在乳牙的位置上长出。

　　恒牙比对应的乳牙大，如果乳牙排列很密，原本乳牙的位置无法容纳恒牙，恒牙就无

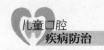

法正常地长在乳牙正下方，导致恒牙对乳牙根的压力不足而乳牙的牙根未被吸收掉。

乳牙的根尖炎症、外伤也可使牙根与牙槽骨发生粘连，引起乳牙不脱落。

乳牙滞留多引起牙齿排列不齐，是导致恒牙错位萌出的常见原因。在乳牙牙根无明显的吸收松动时，恒牙从乳牙的舌侧萌出，导致宝宝长出双层牙；或乳牙牙根虽有一定的吸收松动，但宝宝因疼痛不用松动乳牙咀嚼，或更多食用流食，使松动牙较长时间不脱落，恒牙异位萌出形成双层牙。

如果到了该换牙的时间，孩子的乳牙仍没有松动、脱落，可到口腔科拍张X线片，了解一下乳牙、恒牙的情况，由医生决定是否应该拔牙，不要自作主张。有些孩子的恒牙已长出来，但乳牙还未脱落，此时应到口腔科去拔除迟脱的乳牙，为恒牙"让位"，使对应恒牙正常萌出。

拔除乳牙时可以使用局部麻醉来减轻孩子拔牙的痛苦。乳牙拔除后会给恒牙提供间隙，伴随日常发音、进食等舌部肌肉的推动，大部分恒牙是可以唇向移动排列整齐的，尤其在恒牙牙根尚未发育完全之前。

据临床观察，越来越多的孩子出现乳牙滞留，有的孩子几乎每一颗乳牙的替换都要拔除。乳牙滞留这种情况，在很大程度上是由现今儿童的饮食过于细软，缺乏咀嚼刺激，乳牙牙根的生理性吸收减慢造成的。因此，家长们对儿童的日常饮食要加以注意，多鼓励其进食含粗纤维等的耐咀嚼的食物，同时尽量不要将水果削成片，而是鼓励孩子自己使用前牙切咬进食，使乳牙牙根得到足够的刺激，能够在咀嚼力的作用下脱落，从而使恒牙顺利萌出。

为什么有的牙齿会萌出过迟？

牙齿萌出时间比正常范围显著延迟，称迟萌。其原因尚不完全清楚。乳、恒牙均可发生迟萌现象。

(1) 乳牙迟萌

第一颗牙齿只要在出生后1年内萌出，就在正常值范围内。如果1周岁后仍未见乳牙萌出迹象，应拍摄X线片查找原因，判断是否有牙齿先天缺失。

全口多数乳牙迟萌高于个别乳牙迟萌。这是因为乳牙迟萌是由全身性和系统性疾病引起的。如维生素D缺乏性佝偻病、先天性甲状腺功能减退、颅骨锁骨发育不全、营养极度缺乏等都可能导致乳牙迟萌或萌出困难。应查明原因，对全身性疾病进行治疗，以促进乳牙萌出。

个别乳牙萌出过迟偶见于乳磨牙，发生在第一乳磨牙的迟萌可能导致相邻的第二乳磨牙近中倾斜，间隙变小。X线检查通常可见迟萌乳牙牙根出现固连，有些发育程度较对侧同名牙低。个别乳牙萌出过迟的病因还不明确，学者们倾向于遗传因素的影响。对于此类异常，建议定期观察，择期拔除埋伏固连的乳牙，以免影响继承恒牙萌出。

（2）恒牙迟萌

与乳牙迟萌相反，个别恒牙迟萌往往多于全口或多数恒牙迟萌。某些系统因素可以导致恒牙迟萌，包括代谢异常、营养异常和内分泌异常。诸如甲状腺或垂体功能减退等内分泌因素同样可以导致恒牙迟萌。此外，其他一些影响系统性生长的因素，如肾脏病变等，也可导致恒牙迟萌。

大部分恒牙迟萌见于局部因素：牙龈增生、恒牙阻生、多生牙、牙瘤、囊肿等。这些因素使得牙齿在萌出时受到了物理因素阻碍，如牙龈瘢痕组织或牙龈局部增生。药物影响、遗传或激素分泌异常等可能导致牙龈增生。乳牙早失导致局部牙龈增厚、恒牙迟萌的多见于上颌中切牙。

多生牙以及乳牙固连同样可以导致恒牙迟萌。多生牙较多见于上颌切牙处，可引起牙列拥挤、牙齿移位和旋转，从而造成相关牙齿阻生。乳牙固连往往表现为乳牙脱落时间延迟。口面裂患儿同样会存在牙齿迟萌。

临床多见恒中切牙或尖牙、前磨牙萌出困难。有时表现为局部牙龈色苍白、突出，牙槽嵴膨隆，扪诊可触及龈下坚硬的牙冠。此外，牙齿萌出可能受多生牙、牙瘤或囊肿等的阻碍，临床表现是牙齿不对称性萌出或局部骨质膨隆。如果牙齿超过正常萌出的时间范围，可通过X线片检查以辅助诊断。为了进一步判断阻生的恒牙位置、牙轴方向、冠根角度等可以进行CBCT检查。

对于牙齿迟萌的治疗如下：

①对于牙龈局部苍白、坚韧、肥厚，可触及切端的牙齿，可在局麻下进行部分牙龈切除，暴露牙尖或切端，龈切术可使牙齿加速萌出。

②对于多生牙、牙瘤、囊肿引起的恒牙阻生，应尽早手术去除影响因素，使恒牙正常萌出。

③如果是萌出间隙丧失导致的恒牙萌出受阻，可考虑通过间隙扩展或序列拔牙的途径

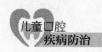

解决问题。

④如果是恒牙牙轴方向异常所导致的萌出障碍，应及时拔除乳牙，待牙齿从牙弓的唇侧或舌腭侧萌出后再进行正畸治疗；如果是近远中向的阻生，则情况较为复杂，须经正畸科专业医师的周密测量设计，决定选择开窗-牵引术还是拔除阻生牙。

⑤如果恒牙发育迟缓，需要判断原因，与全身性疾病有关者，应进行相关治疗；个别牙发育迟缓，需要注意保持间隙，定期观察牙胚的发育、萌出情况。

牙齿异位萌出怎么办?

牙齿在牙列正常位置外的部位萌出，称异位萌出。乳牙异位萌出极少见。恒牙异位萌出最常见的是上颌第一恒磨牙和上颌尖牙异位萌出，其次为下颌侧切牙和下颌第一恒磨牙。其原因主要是乳牙早失、乳牙滞留、乳牙外伤致恒牙胚位置改变，恒牙萌出方向和角度改变，或者颌骨发育不足使牙齿拥挤等。以下重点讲述第一恒磨牙和恒尖牙的异位萌出。

(1) 第一恒磨牙异位萌出

造成第一恒磨牙异位萌出的原因包括：第一乳磨牙和第一恒磨牙的牙冠体积较大，颌骨的发育不足，尤其是上颌结节的发育不足；第一恒磨牙的萌出角度异常，牙轴向近中倾斜等。虽然原因多样，但归根到底是第一恒磨牙发育萌出阶段出现了牙量和骨量不协调的问题，颌骨发育不足是最主要因素。第一恒磨牙异位萌出的发生率为2%～6%，男性多于女性。其中2/3发生在上颌，可单侧或双侧对称出现。

第一恒磨牙异位萌出可在6岁前后通过X线片检查发现并进行诊断。X线片的典型表现为：第二乳磨牙的远中根远中面接近牙颈部的位置出现弧形吸收区，而第一恒磨牙的近中边缘嵴嵌入吸收区。

随患儿颌骨的生长发育，异位萌出的第一恒磨牙中，约2/3（60%以上）可以自行调整而正常萌出，这部分称为"可逆性异位萌出"。而另外1/3的牙不能正常萌出。到7岁前后，除X线片上的表现外，常见第一恒磨牙远中边缘嵴萌出，而近中边缘嵴被阻挡在第二乳磨牙远中牙颈部。在这种情况下已经没有自行调整的可能性，称为"不可逆性异位萌出"。阻生的第一恒磨牙𬌗面与第二乳磨牙构成一个不易清洁的盲区，极易造成牙齿龋坏。上颌第一恒磨牙的挤压最终可能导致第二乳磨牙牙根完全吸收而脱落，其间隙明显丧失，造成继承恒牙萌出障碍。而第一恒磨牙由于倾斜前移会导致错𬌗畸形的发生。

第一恒磨牙异位萌出的早期发现非常有意义，建议在儿童6岁前后拍摄全口曲面体层X线片，或者相应牙位的平行投照根尖片进行观察，发现问题要注意追踪观察。到7～8岁时，如果确诊为不可逆性异位萌出，应根据第一恒磨牙阻生的程度以及第二乳磨牙牙根吸收的状况采取有效的治疗方法。常用的方法有以下6种，①分牙法。用分牙圈、分牙簧或0.5～0.7毫米的铜丝在第一恒磨牙和第二乳磨牙间实施分牙，不断加力，解除两颗牙齿的锁结，诱导第一恒磨牙正位萌出。②截冠法（或称"片切法"）。将第二乳磨牙远中对恒牙产生阻挡的部分磨除，诱导第一恒磨牙萌出。③牵引法。利用牙根条件较好的乳磨牙作为基牙，制作固定装置，在阻生的第一恒磨牙殆面设置拉钩，牵引其向远中移动，解除锁结，使其正位萌出。④推簧法。利用带有推簧的固定矫治装置推第一恒磨牙向远中移动。⑤口外弓法。只适用上颌，在第二乳磨牙脱落后或拔除第二乳磨牙，用口外弓推动第一恒磨牙恢复到正常位置，然后保持间隙。⑥间隙保持法。第二乳磨牙脱落后，保持间隙，待替牙完成后，再通过周密设计，确定正畸方案。

（2）恒尖牙异位萌出

恒尖牙异位萌出主要发生在上颌，由于侧切牙比尖牙早替换，先萌出的恒侧切牙占据了尖牙的位置；而第一乳磨牙比乳尖牙早替换，也会使尖牙萌出间隙不足造成阻生。另外，尖牙处在牙弓转弯处的解剖位置，易受邻牙变化的影响，这也是尖牙易异位的因素。恒尖牙异位萌出发生率为1%～2%。有研究表明：在上颌弓窄、长、深的儿童中，相比颊侧阻生，恒尖牙更容易出现腭侧阻生。一些学者推测：10岁以下的儿童，如果有尖牙阻生家族史或者上颌侧切牙过小或缺失的情况，则尖牙阻生发生的概率上升；10岁以上的儿童，如果出现两侧尖牙区扪诊不对称、尖牙不能触及、尖牙萌出不同步以及侧切牙切端向远中倾斜等情况时，都应考虑拍摄全口曲面体层X线片进行检查。如果在混合牙列后期进行X线片检查，发现上颌尖牙切嵴与侧切牙的牙根有重叠，则尖牙阻生的发生率较高。

常见的是上颌尖牙的唇侧错位萌出，一部分呈现腭侧阻生。有时临床可见尖牙与第一前磨牙或侧切牙与尖牙易位，临床称为易位萌出。上颌尖牙也可向近中移位，导致邻近的侧切牙或中切牙牙根吸收。有些尖牙能越过牙根较短的侧切牙，萌出到中切牙的位置，或者斜位、横位阻生于颌骨内。

临床上保护好乳尖牙，并尽可能地保持到正常替换时间非常重要，因为它是恒尖牙正常萌出的向导。及时治疗侧切牙和第一乳磨牙的根尖周病，也可防止恒尖牙位置的变异。

可通过早期检查，及时发现恒尖牙异位萌出的趋势。对于预防或阻断尖牙腭侧移位

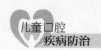

非常有效的方法是：在10岁左右，一旦发现有恒尖牙异位的存在，应及早拔除乳尖牙。这样，有可能避免后续相对复杂的手术暴露和正畸牵引，有助于减少邻近切牙的牙根吸收。研究表明：如果异位的恒尖牙不超过相邻恒侧切牙长轴的中线，拔除乳尖牙后，有85%～90%的恒尖牙能够自行萌出到基本正常位置。

12 乳牙固连是怎么回事?

低位乳牙又称乳牙下沉或乳牙固连，常常指乳牙根一度发生吸收，而后吸收过程中沉积的牙骨质和牙槽骨粘连，形成骨性愈合，使该乳牙高度不能达到咬合平面，故称作低位乳牙或乳牙下沉。低位乳牙的形成，是因为在乳牙根吸收过程中又可沉积新的牙骨质和牙槽骨，如果这种修复过程过于活跃，产生过多的牙槽骨就有可能使牙根和骨质愈合，结果使乳牙粘连下沉而长期不脱落。除此之外，形成低位乳牙的原因还有外伤，邻牙邻接面形态异常，邻牙丧失、缺如等。

低位乳牙好发于下颌第二乳磨牙。低位乳牙不能按时替换，致使下方的恒牙错位或阻生，而导致继承恒牙萌出受阻或异位萌出。此时应及时拔除该低位乳牙。

13 为什么会少牙? 少牙了怎么办?

少牙是指牙齿数目不足，又称先天缺牙。先天缺牙是指在牙胚形成过程中未能发育和未形成牙齿的先天性异常。可以是部分牙齿缺失，也可以是完全无牙。

大多数先天缺牙与遗传有关，也可能是胚胎早期受到有害物质的影响造成的。如胚胎早期受到X线照射、创伤、感染、药物等都可能导致缺牙。

部分少牙者，其牙齿缺失的数目和位置不一，恒牙列比乳牙列缺牙更常见。除了第三磨牙外，最常见缺失的牙齿为下颌第二前磨牙、上颌恒侧切牙和上颌第二前磨牙，下颌切牙也是先天缺牙的好发牙位。缺牙多呈对称性分布。口腔内牙齿缺失并不足以证明先天缺牙，还需要X线检查确定。

个别牙齿缺失对咀嚼功能、牙列形态和美观的影响不大，可以不处理。多数牙缺失患者余留牙的发育也相对迟缓，缺牙数目越多，余留牙齿发育的延迟程度越严重。缺牙数目较多不仅导致儿童的咀嚼功能下降，影响身体的生长发育，还影响患者容貌，对其造成心理损害。多数牙缺失可做暂时性活动义齿修复，义齿必须随儿童颌骨的发育而不断更换，一般需要每年更换一次，以免妨碍颌骨发育。待到儿童成年后再考虑做永久性修复。

先天性完全无牙或者大多数牙齿先天缺失，常伴有身体其他系统的发育障碍，如合并有毛发、指甲、皮肤等外胚叶器官的发育异常，锁骨、颅骨发育不全，佝偻病，先天梅毒，或与胚胎期母亲严重代谢障碍性疾病等有关。这类患儿可以在能够配合时尽早做活动性义齿的修复。

⑭ 多生牙有什么危害？一定要拔除吗？

正常牙列以外的牙齿叫作多生牙，又称额外牙。人类正常乳牙列有20颗牙齿，恒牙列有28～32颗牙齿，除此外发生的牙齿就是多生牙。多生牙的病因不确定，多生牙可在牙列中多生一个或者几个，较少发生在乳牙列，多见于混合牙列。多生牙可位于颌骨的任何部位，可萌出于口腔内，也可埋伏于颌骨内及牙弓内，也可在牙弓的唇、舌侧。上颌前牙部位比较多见，尤其是两个中切牙之间。多生牙的牙冠外形大多数是锥形或结节形，容易引起患儿和家长的注意，但有时也与正常牙外形相似，需要临床鉴别决定去留。

多生牙的存在会对恒牙列的发育产生多种病理干扰，常常导致正常恒牙发育和萌出障碍，表现为恒牙迟萌或者阻生，牙根弯曲，牙齿移位或者萌出方向改变。伴随的表现有乳牙滞留、牙间出现缝隙、牙齿移位、邻牙扭转或与正常牙融合，或造成含牙囊肿，还可能造成邻牙异常的牙根吸收。多生牙的存在，使正常的牙列显得拥挤，牙齿排列不整齐或者错位，影响美观。有的多生牙为倒置，有的进入鼻腔。多生牙的形态变化很大，多数呈较小的锥形，少数呈结节状，也有的与正常形态十分相似。它们因影响牙列美观而引起家长的注意。

为减少多生牙对恒牙列的影响，多生牙如果能早期发现，应及时拔除。发现或者怀疑多生牙时，需要拍摄X线片或CBCT明确诊断，并确定多生牙的数目和位置。已经萌出的多生牙应及时拔除，以有利于邻近恒牙的顺利萌出并减少恒牙的错位。对于埋伏的多生牙，如果影响恒牙的发育、萌出和排列，在不损伤恒牙胚的情况下应该尽早拔除。如果不影响恒牙胚发育和萌出，可等恒牙发育完成后再拔除，拔除时要仔细小心，勿损伤正在发育的恒牙牙根。

以下情况可以不处理：一种是多生牙埋伏在颌骨内，不产生任何病理变化；另一种是多生牙造成邻近正常牙的根吸收或根弯曲，可考虑保留多生牙，拔除已受影响的正常牙。如果该多生牙的形态近似正常，且牙根有足够长度，则更为理想。

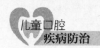

15 前牙区长出形态异常的牙齿一定要拔除吗？

有些儿童的上前牙区会长出形状异常的牙齿，多为锥形牙或过小牙。造成这种现象多为两种原因：一是正常牙数内的牙齿但形态不正常；二是该畸形牙是正常牙数外多长出来的，医学上称之为"额外牙"。要区别这两种情况必须拍口腔X线片，检查全口牙齿数目，才能最后判别。如果是正常牙数内的牙齿形态畸形，要保留该牙，待颌骨发育基本定型后，对该牙进行修复改形，恢复正常解剖形态。如果是额外牙，不仅影响恒牙胚的正常发育，而且常常阻碍恒牙的正常萌出，造成邻牙扭转、错位及牙列拥挤，需要及时拔除，消除或减小额外牙对周围正常牙的影响。对额外牙造成的牙间隙、牙齿扭转或移位，可咨询医生选择合适的时机矫正治疗。

16 什么是牙瘤？

牙瘤是牙胚细胞异常增殖所致，分为两种类型：组合性牙瘤，混合性牙瘤。

组合性牙瘤中，所有的牙齿组织有序排列，解剖上与牙齿相似。多发于尖牙和切牙区域，上颌比下颌多见。X线表现为阻射影像，呈小的牙齿样结构。混合性牙瘤中，仅仅是牙齿组织的混合，没有牙齿的形态。多发生于后牙区，X线表现为阻射团块。

牙瘤通常无症状，常在常规X线检查中发现。也可能以恒牙不萌、骨膨隆或肿胀为主诉就诊。牙瘤的临床影响与多生牙相似，可造成恒牙不萌或阻生，乳牙滞留，并与牙源性囊肿形成有关。

牙瘤的治疗原则是在不损伤恒牙胚的情况下尽早去除。一般预后较好。

17 什么是畸形中央尖？

畸形中央尖是指在前磨牙咬𬌗面上额外的牙尖。这个牙尖高而细，很容易折断，暴露牙髓，导致慢性牙髓炎症，波及根尖时，引起根尖周炎。畸形中央尖好发于下颌第二前磨牙，常对称发生。

畸形中央尖的治疗如下：

①低而圆钝的中央尖可不做处理，让其自行磨损。

②对于高耸易折断的中央尖，为防止中央尖折断和并发症发生，采用分次磨除法或修复法。分次磨除法即每次磨除厚度不超0.5毫米，磨去后涂以75%氟化钠甘油，每次间隔

4～6周，直到完全磨去。逐渐磨除有利于刺激修复性牙本质形成，避免牙髓暴露，但髓角高的中央尖则有露髓的危险，不宜采用此法。

③对于高耸易折断的中央尖，还可在无菌条件下，局部麻醉后一次磨去，制备洞型，用氢氧化钙制剂做间接盖髓或直接盖髓术，然后修复。此法比较可靠，能使牙髓保存活力，牙根继续发育。中央尖已经折断，牙髓尚未暴露，临床及辅助检查均未发现牙髓状况异常者，在局部麻醉状态下一次磨除中央尖，备洞后根据情况分别采用直接盖髓、间接盖髓或者部分冠髓切断术。

④牙根尚未发育完成而牙髓已经感染坏死或伴有根尖周病变者，根据牙髓感染的程度和牙根发育状况，选择合适的治疗方法。对于牙根没有发育完成的年轻恒牙可采用冠髓切断术、根尖诱导形成术、牙髓血运重建术等方法促进牙根的继续形成发育。牙根过短且根尖周病变范围过大的患牙，则不易保留。

🔍 什么是畸形舌窝和畸形舌尖？

畸形舌窝和畸形舌尖是切牙的牙齿发育畸形，是牙齿在发育期造釉器过度卷叠或局部过度增殖，以致深入牙乳头所造成的。畸形舌窝是舌侧窝在发育期间内卷深陷而形成的发育缺陷，表现为牙的舌侧窝凹陷较深，又称牙内陷。舌窝可呈深沟状，将舌隆突一分为二，并向牙根部延伸，延伸的长度不一，严重者可将牙根分裂为二，称畸形舌沟。若舌隆突过高，形同牙尖，称为畸形舌尖。畸形舌窝或畸形舌尖有时伴随出现，从而使舌窝更深。如舌窝卷入牙冠过深，X线片上形似一小牙包于其中，临床上称为"牙中牙"。

畸形舌窝多见于恒牙，上颌侧切牙多见，其次是上颌中切牙。畸形舌尖可发生于恒牙也可发生于乳牙，恒牙多见于上颌侧切牙，其次是上颌中切牙，偶见尖牙。乳牙多见乳中切牙，其次是乳侧切牙。

畸形舌窝是内陷较轻的一种，牙齿形态无明显变异，只是舌窝较深。还有一些牙齿呈圆筒状，中间凹陷成深窝。有的舌窝内覆盖一层釉质，并与牙表面的釉质相连续，窝的开口通向口腔，容易滞留食物和堆积菌斑，因而是龋病的好发部位。有的舌窝由于窝内缺乏釉质覆盖，只有一层薄的牙本质与髓室相隔，患龋后进展较快，并易引起牙髓和根尖周病变。

畸形舌沟是釉质内陷的裂沟，裂沟可越过舌隆突，将其一分为二，并可延伸至牙颈部或根中部，长者甚至可达根尖部。畸形舌沟周围也是龋病的好发部位，同时由于周围的牙周组织不连续，容易形成牙周袋，导致牙周或根尖周炎症。

牙中牙是釉质内陷较严重的一种，由于内陷深入的部位有釉质和牙本质，在X线片上可以看到牙冠中央内陷的空腔，如含在牙中的一个小牙，故称牙中牙。牙中牙表面为内陷的釉质，内陷部位的釉质和牙本质可能有缺陷或缺失，有时内陷的釉质盲端有一小孔，很可能是与髓腔间的交通，这些特点使得该部位的龋坏容易进展影响牙髓。牙中牙在乳、恒牙均有发生。

对畸形舌侧窝和畸形舌尖的治疗如下：

①由于畸形舌窝底釉质往往发育不全，又容易滞留食物残渣而患龋，应早期进行窝沟封闭或预防性充填，以预防龋齿发生。恒切牙在6～9岁时萌出，儿童口腔检查时如发现有畸形舌窝应检查是否有龋坏，龋齿多发生在深部，应及时充填。无龋的深窝也需做预防性充填。已经发生龋齿的牙齿应及时治疗，避免进一步发展成为牙髓炎和根尖周炎。牙内陷的牙齿髓腔结构复杂，如果出现牙髓、根尖周感染，治疗难度较大，可根据牙髓感染情况和牙根发育程度，选用冠髓切断术、根尖诱导成形术、根管治疗术或牙髓血管再生术。

②畸形舌尖如果较圆钝且不妨碍咬合可不做处理。多数畸形舌尖较粗大，容易妨碍咬合，导致牙齿或对颌牙齿移位，有时可能因咬合创伤导致牙髓及根尖周炎症。少部分畸形舌尖尖细，有髓角突入尖内，易于磨损或折断，导致牙髓感染。对于干扰咬合且高而尖的舌尖，可以在局部麻醉下一次性磨除畸形尖，如果无肉眼可见的露髓点，可行间接盖髓术；如果有露髓，可行直接盖髓术或部分牙髓切断术。

③畸形舌沟引起牙周和根尖周炎症者，可进行牙周翻瓣手术，必要时可以考虑拔除。

19 什么是双牙畸形？

有些牙齿两个长在一起，像"双胞胎"牙齿，医学上称为双牙畸形。其主要受遗传和机械压力因素的影响，压力发生的时间不同，则造成的异常形态不同。根据形态和来源，可将其分为融合牙、结合牙和双生牙。

①融合牙，是指两个牙的牙本质融合在一起，除牙齿发育受压力因素影响外，还有遗传倾向。乳、恒牙都可以出现，乳牙多见，发生率为2%～3%。融合牙可发生在单侧，也可发生在双侧，融合牙一般均为两个牙的融合。以单侧发生率为主。乳牙多见于下颌乳中切牙和乳侧切牙融合，或乳侧切牙和乳尖牙融合。恒牙融合多见于额外牙和正常牙融合。融合牙以下颌侧切牙和尖牙多见，其次是中切牙和侧切牙的融合。

根据融合时间的早晚，可以形成冠根完全融合，也可以形成冠部融合而根部分离，或冠部分离而根部融合，临床上多是冠部融合。根管可以是一个，也可以是两个。

乳牙融合牙常并发同位恒牙先天缺牙现象，其先天缺失率为61.74%，缺失者均为侧切牙，原因不明。融合牙的近中远中径均明显小于非融合的两个同名牙近中远中径之和。如果继承恒牙牙胚都存在，待恒牙萌出时，其间隙就不够。而且，由于融合牙的存在还会影响牙列的大小，尤其当双侧出现融合牙时，对牙列大小影响更大（其牙列长度和宽度均小于正常者），所以在乳、恒牙替换时，应予以观察并做好预防性矫治。

②结合牙，是指两个发育完整的牙齿，受到外力的作用或牙齿间拥挤而造成两牙之间牙骨质的结合，其发生的时间在牙齿萌出前或萌出后。偶尔可见三个牙的结合，也有正常牙与多生牙结合。结合牙的牙本质是完全分开的，与融合牙不同。

③双生牙，是指有两个牙冠和一个共同牙根的牙齿。牙冠有完全分开或不完全分开两种，且其形状都是对称的。双生牙是牙胚在发育期间，成釉器内陷将牙胚不完全分开而形成的，是由一个牙胚发育而来的，牙齿数目不缺少，甚至可能增多。双生牙与融合牙，尤其是与牙列中正常牙和额外牙之间形成的融合牙难以区分，故有的分类已取消双生牙。

例如，在两个牙胚钙化之前，受到压力，形成一个完全融合的巨型牙。此时该牙要比同名的对侧正常牙大许多，在牙齿的数量上往往缺少一个，但有时正常牙也与多生牙融合，这在数量上并不缺少。

以上这些双牙畸形大部分发生在下前牙区域，上前牙发生的概率较小。对于这些"双胞胎牙"，一般情况下不做处理。如是乳牙，到换牙的时候，通过X线检查，观察其牙根吸收的情况做相应的处理。同时观察邻牙的继承恒牙胚发育情况。如果双牙畸形中间出现一条较深的沟裂，最好做预防性充填或窝沟封闭，防止该部位发生蛀牙。

20 什么是过大牙？

过大牙指大于正常的牙齿。但缺乏具体的量化指标。

遗传因素和环境因素共同决定牙的大小。过大牙有个别牙过大和普遍性过大两种情况。普遍性牙过大多见于脑垂体功能亢进的巨人症，个别牙过大的原因尚不清楚。Y染色体对于牙齿的大小有直接影响。过大牙可在一些综合征（如KBG综合征）中出现。KBG综合征的特征有特殊的面容、巨大中切牙、骨骼畸形和发育迟缓。

过大牙的形态与正常牙相似，体积过大。普遍性过大牙表现为全口所有牙齿都较正常牙大。个别牙过大多见于上颌中切牙和下颌第三磨牙。

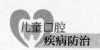
个别牙过大对身体健康无影响时，可不做任何处理。调磨牙齿可能会引起牙髓敏感症状，因此要慎重进行。全口牙普遍性过大如果出现牙骨量不调、牙列拥挤的问题，可能有正畸治疗的必要。

21 为什么新换的门牙特别大？

儿童新换的门牙一般都显得大，尤其是上颌门牙。有些家长就很担心牙齿过大影响美观，其实这种担心是不必要的。因为儿童颅颌面发育与恒牙萌出均处在生长发育期，但是恒牙的牙冠宽度基本没有变化，待儿童颅颌面逐渐发育长大，门牙与面部协调，就不显得大了。

22 什么是过小·牙？

过小牙是指小于正常牙的牙齿。有些过小牙的形态是正常的，有些呈圆锥形，又称锥形牙。

过小牙有普遍性过小牙和个别过小牙。普遍性过小牙多见于脑垂体功能低下的侏儒症患者，比较少见。过小牙多与遗传相关，有时会伴随数目、结构及萌出异常同时出现。有的是综合征的一个表现，如无汗或少汗型外胚叶发育不全症，除了无汗、少汗外，还可能出现部分或全部无牙、牙齿过小并呈锥形等异常现象。

过小牙一般钙化正常，体积较正常牙齿小。个别过小牙多见于上颌侧切牙和第三磨牙，其次是上下颌第二前磨牙。

牙齿过小造成牙间隙过大，影响美观，可进行复合树脂修复或全冠修复恢复外形。

23 为什么刚换出的门牙的切缘呈锯齿状？

6～8岁的孩子该换牙了，刚萌出的上下门牙可以看见它的牙冠顶端出现2个小的切迹和3个尖端且呈锯齿状，好象牙本质缺损的样子，而牙冠的光泽度、透明度及牙冠的形态都是正常的。年纪稍大一些的孩子却不存在这种现象，因此孩子的家长非常着急。他们总认为这可能是牙齿发育上的缺陷，其实，这不是牙齿发育问题。上下门牙牙冠的唇面是由3个生长叶互相融合发育而成的，所以长出门牙的切缘上有轻微隆起的3个尖峰，牙齿边缘自然就像锯齿一般。而且在唇面靠近切端的部分还可见2条上下平行的、与边缘切迹相通的浅沟。有的人牙上的沟深一些，看得较清楚；有的浅一些，看得不太清楚。在咀嚼食物的过程中，这3个尖峰被逐渐磨平，年纪稍大的孩子和成人的门牙就没有锯齿了。

切牙的锯齿会随着咀嚼而慢慢磨平，因此，大可不必人为地磨平。同时恒牙的颜色也发黄，不像乳牙那般白了。这是由于恒牙的矿化程度较好，外层牙釉质更为透明，透射出内层牙本质的颜色，因此恒牙较乳牙颜色偏黄。

㉔ 什么是弯曲牙？

弯曲牙是指牙冠和牙根形成一定的弯曲角度的牙，多发生于前牙。

弯曲牙形成的主要原因是乳牙外伤，特别是乳切牙的嵌入性外伤使已经矿化形成的恒切牙牙冠改变方向，而其余的牙胚组织继续发育，与改变方向的部分形成一定的角度。另外，龋源性或外伤导致严重的乳牙慢性根尖周炎可能改变恒牙胚位置，造成弯曲牙。多生牙的阻挡或拔除埋伏多生牙时损伤恒牙胚，也可能导致牙齿弯曲畸形。

弯曲牙多见于上颌中切牙，大多数恒切牙萌出困难或不能自动萌出。患儿常因乳牙不脱落或者乳牙脱落多时恒牙未能萌出而就诊。少数患儿因牙冠萌出方向异常，或唇黏膜被异常方向的牙冠造成创伤性溃疡而就诊。通过牙齿根尖片和CBCT检查，可见牙齿萌出方向改变，冠、根呈一定角度。

弯曲牙的治疗方案取决于牙齿弯曲的程度。对于牙根发育刚刚开始、弯曲程度轻的患牙，可以通过开窗手术、翻瓣手术暴露弯曲牙的牙冠，粘贴拉钩，进行早期正畸牵引，使牙齿达到功能位置。然而，有部分牙齿矫正后其牙轴方向距离理想位置仍有一定差距。如果弯曲程度严重，一般建议拔除。拔牙后是选择保持间隙，进行修复，还是通过正畸手段关闭间隙，则需要多学科会诊来决定。如果弯曲部位在牙颈部，牙根有足够长度且位置接近牙槽脊，可将其牵引就位，截断牙冠，对牙根进行根管治疗后桩冠修复。

㉕ 什么是牙髓腔异常？

牙髓腔异常的牙齿是指牙体长而牙根短小，髓室纵径长，根分叉移向根尖处的牙齿，Keith（1913）认为此种牙形似有蹄类牙，故称为牛牙样牙。Show（1928）根据牙体和髓室延长的程度将牛牙样牙分为3度，即比正常牙的髓室稍长的为低度牛牙样牙，分叉接近根尖的为高度牛牙样牙，处于这两者之间的为中度牛牙样牙。

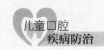

出现牛牙样牙的病因尚不清楚。因人的牙齿牙冠部短，牙根部长，牙髓腔较小，牙骨质与釉质交界处出现明显的颈部，多根牙从根分叉到颈部交界的距离小于从面到颈部的距离。而牛牙样牙恰相反，故有人推测这可能是一种原始型。也有人推测可能与遗传有关，如口、面、指综合征Ⅱ型、无汗型外胚叶发育异常等都有可能出现牛牙样牙现象。

牛牙样牙的特征是牙体长、牙根短，根分叉到颈部交界的距离大于殆面到牙颈部的距离，髓室的位置比正常牙齿明显移向根尖方向。

乳、恒牙列均可发生，并以恒牙列为多。恒牙列中多见于下颌第二磨牙，乳牙列中多见于下颌第二乳磨牙。日本儿童乳牙列的发病率约为0.54%，以色列成人恒牙列的发病率约为5.6%。

髓腔异常牙齿对身体健康无明显影响，可不做处理。

26 什么是釉质发育不全？

有些儿童牙齿表面不光滑，有小的点状浅窝或者横向条纹，严重者牙齿的凹陷呈蜂窝状，牙齿的颜色也发生改变，呈现黄褐色。这些改变都发生在牙釉质层，因此又叫牙釉质发育不全。

引起牙釉质发育不全的原因较多：

①营养缺乏。维生素A缺乏，可使造釉细胞退化，形成釉质发育不全。维生素C缺乏，可影响釉质的形成。维生素D对牙齿的发育甚为重要。儿童有严重佝偻病，牙齿常出现釉质发育不全。此外，低血钙和镁的缺乏也可引起釉质发育不全。

②因内分泌失调、甲状旁腺功能减退而血钙下降，发生手足搐搦症者，或婴儿时期曾得过手足搐搦症的儿童，有时会出现釉质发育不全。

③婴儿及母体的疾病，小儿的发疹性疾病，如麻疹、水痘、猩红热等均能使造釉细胞发生障碍。怀孕的母亲患风疹、毒血症等也可使胎儿在此期间形成的牙齿釉质发育不全。其他如早产儿、Rh溶血性疾病等也可造成釉质发育不全。

对于牙釉质发育不全引起的牙齿组织缺损的治疗，在牙齿萌出的早期阶段，由于缺损处容易积聚菌斑，应特别注意保持局部清洁。釉质发育不全是牙齿发育障碍的"遗迹"，并不是目前身体情况的反映，因此，用内服药物是无效的。牙齿严重缺陷时，可用复合树脂覆盖或行口腔修复治疗。

目前，对于釉质发育不全与龋病的发生是否有关，意见不统一。但是釉质发育不全的牙齿一旦发生龋病，发展速度较快。轻微的釉质发育不全时，应及早用氟化物涂擦牙面，以防龋病发生。

此病主要依靠预防。釉质发育不全症最常发生在出生后第一、二年，因此，家长应特别注意这一时期的儿童预防保健。

㉗ 宝宝的牙齿刚长出来就少一块是缺钙吗？

发生这种情况有两种可能：一种是宝宝已经有龋齿，另一种是宝宝牙釉质发育不全。乳牙牙胚的发生和钙化发生在母亲怀孕期间，这个时期如果存在影响牙齿钙化的因素，如营养不良、病毒感染、细菌感染、全身性疾病等，都可能会在牙齿上留下痕迹，出生后再补钙对乳牙的矿化是不起作用的。在孩子出生后的7年内，任何影响孩子恒牙发育的疾病和药物，如发热、佝偻病、营养不良，摄入过量的氟及四环素的使用等，都可能造成恒牙釉质发育不全。

㉘ 牙齿发育不好吃钙片有用吗？

有的家长在发现孩子牙齿表面凹陷无光泽，或者长有白垩色斑块，并且好发龋病时，常常会问医生需不需要给孩子补钙。

钙是牙齿发育过程中不可或缺的重要元素，牙齿是高度钙化的硬组织，它表面的釉质为磷酸钙。牙齿钙化程度越高，抗龋坏的能力就越强。

牙齿的发育钙化在牙齿还没有萌出之前就已经在牙槽骨内完成了。牙齿萌出到口腔时，其表面钙化已经基本完成。如果此时家长发现孩子的牙齿釉质发育不好，是不能通过服用钙片等药物来改善的。

母亲怀孕时是乳牙胚的生长发育期，孩子出生后到学龄前阶段是恒牙胚生长钙化时期，所以要使孩子的牙齿坚固，应注意孕妇和幼儿的营养物质的均衡摄入。消化不良、吸收障碍、肺炎、肾炎等疾病都可能影响牙胚的生长发育，导致牙齿钙化不良。

㉙ 什么是特纳牙？

特纳牙是一种局部釉质发育不全，主要是乳牙根尖感染而造成继承恒牙釉质局部缺损，多发生在前磨牙、切牙和尖牙。因此，有些家长认为乳牙总是要换的，补不补无关紧

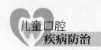

要，这种观念是错误的。乳牙龋齿的及时治疗，不仅可保持乳牙列的完整，而且与继承恒牙的正常发育也有着直接的联系。

特纳牙的治疗主要根据具体情况而定，牙釉质有缺损，轻者可涂擦氟化物防龋，重者18岁后做修复治疗。

30 牙本质发育不全是什么?

牙本质发育不全是一种牙本质发育异常的常染色体显性或隐性遗传疾病，主要是先天性机体磷代谢异常，导致与其密切相关的牙、骨发育异常，可在一个家族中连续几代出现，男女都可罹患。牙本质发育不全的牙齿异常主要表现在牙本质上，而釉质基本正常。乳、恒牙均可受累。恒牙与乳牙相比，受累相对较轻。牙本质发育不全的牙齿特征有如下5种。

①全口牙齿呈半透明的灰蓝色、棕黄或棕红色，或呈半透明的琥珀色，牙冠多呈钝圆球形，故又称乳光牙或遗传性乳光牙本质。

②全口牙齿磨损明显，牙齿釉质正常或发育不全，切缘或𬌗面釉质易因咀嚼而碎裂或剥离，釉质剥脱后牙本质外露，暴露的牙本质极易产生严重磨损，有的患儿的牙齿可磨损到牙槽嵴水平。全口牙齿磨损严重，可造成患儿面部垂直距离降低。

③牙髓腔早年宽大，而后牙本质堆积使其狭窄或完全闭塞。牙髓腔变化几乎遍及全部牙齿。Ⅰ型的髓腔在牙齿萌出后，有的甚至在萌出前很快闭塞。

④X线片显示牙冠似球形，颈部收缩，牙根短小，发育不足，髓腔明显缩小，根管呈细线状，严重时可完全消失。有时根尖部可见有骨质稀疏区。

⑤有家族遗传史，可追溯到家族遗传谱图。

牙本质发育不全分为3型：

Ⅰ型：伴有全身骨骼发育不全的牙本质发育不全症。本症是一种全身性的结缔组织遗传性疾病，病变累及骨骼、牙本质、巩膜、耳、皮肤、血管等组织。Ⅰ型牙本质发育不全伴有骨生成不良，除牙齿变化外，主要表现是骨骼发育不全。骨质疏松，脆而易断，可反复发生骨折；骨骼不能有效地支持体重，致使骨骼变形，如上、下肢长骨弯曲，脊柱后侧凸等。而且，绝大多数患者巩膜呈蓝色，角膜菲薄，一般30岁以后因耳骨退化而出现传导性耳聋。

Ⅱ型：遗传性乳光牙本质，无全身性骨骼发育不良，在其家族成员中也检查不出骨发育不良的特征。Ⅰ型和Ⅱ型均有类似的牙齿改变。

Ⅲ型：被称为壳状牙的牙本质发育不全。牙齿变化特征为空壳状牙和多发性露髓。牙本质菲薄，牙根发育不足，髓室和根管较大，在牙本质外露迅速磨损之后髓室极易暴露，尤其是乳牙，多发性髓腔暴露易造成牙槽脓肿和乳牙过早丧失。X线片显示在釉质和牙骨质处有一层很薄的牙本质，宛如空壳，故名壳状牙。患牙的形态、颜色和牙本质发育不全与Ⅰ、Ⅱ型相似。Ⅲ型牙本质发育不全比较罕见。

牙本质发育不全的牙齿病理上主要表现在釉牙本质界和牙本质。釉质一般均属正常。釉牙本质界往往平坦，无扇贝状界面，故釉质易于剥脱。牙本质呈层板状，外层牙本质接近正常，有细分枝的牙本质小管。其余部分的牙本质明显异常，牙本质小管排列紊乱，很不一致，小管数目较少，管径较大，一些短的、形态异常的小管通过不典型的球间牙本质的基质，有的区域甚至完全没有小管，只有未钙化的牙本质基质。由于不断地、较快地形成牙本质，髓室和根管内充满非典型牙本质。Ⅲ型牙本质发育不全的患牙，罩牙本质层形成后牙本质停止生成，使牙齿呈空壳状，牙本质小管数目很少，排列紊乱。

牙本质发育不全的患牙容易磨耗、釉质剥落，可以早期做全牙列殆垫来预防或减轻牙齿的过度磨耗。牙列重度磨损者可进行咬合重建，并及早做金属冠、树脂冠修复。髓腔及根管狭窄、闭锁的牙齿若出现牙髓和根尖周病变，进行牙髓治疗非常困难，必要时采用根尖手术，进行根尖倒充填术。

③ 氟斑牙是怎么得的？

在我国部分地区，尤其是山区，常常可以看到一些青少年和成人的牙齿表面有黄色斑，轻重不一，当地人称为黄斑牙。多认为是水土不服造成的，其实这是一种地方性慢性早期氟中毒的表现，医学上称之为氟斑牙或斑釉牙。

氟斑牙的病因比较明确。一般认为是在牙齿发育矿化时期机体摄入过量的氟所引起的一种特殊的釉质发育障碍，牙齿表面发生颜色和形态的改变。此症具有地区性，是一种典型的地方病，氟斑牙在世界各国均有报告。我国氟斑牙流行区很广，东北各省、内蒙古、宁夏、陕西、山西、甘肃、河北、山东、贵州、福建等地都有慢性氟中毒区，氟中毒病关系人民健康，严重者同时患氟骨症，应给予高度重视。

氟斑牙为慢性氟中毒早期最常见的突出症状。氟主要损害釉质发育期牙胚的造釉细胞，因此，过多的氟只有在牙齿发育矿化期进入机体，才能发生氟牙症。若在7岁之前，

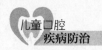
长期居住在饮水中氟含量高的流行区，即使日后迁往他处，也不能避免以后萌出的恒牙受累；反之，如7岁后才迁入高氟区者，则不出现氟牙症。

人对氟的感受性存在差异。由于个人饮水消耗量的差别，食物种类及加工方法的不同等，即使在同一地区生活，也不是人人都得此病，即使得了，表现程度也轻重不一。正常的牙釉质呈半透明淡奶油色，表现光滑有光泽。

轻度氟斑牙：牙釉质出现无光泽的白垩色斑点或斑块，牙齿的形态完整。

中度斑牙：牙釉质出现不规则的黄色或褐色斑，牙齿表面有小凹。

重度氟斑牙：牙釉质的颜色可自棕色至接近黑色不等且凹凸不平。在较大的儿童中，可见切缘和咬合面轻度磨损。

患有严重氟斑牙的儿童，身高体重较正常儿童发育迟，牙齿萌出迟缓，红白细胞减少。氟斑牙通常发生在恒牙，乳牙很少见。因为乳牙钙化是在怀孕4个月到哺乳期进行的，胎盘和乳腺对氟有一定的屏障作用，故其对乳牙的影响甚微。

患有氟斑牙的青少年，一般没有什么不舒服，唯一的苦恼就是会影响美观，因而需要请医生治疗。氟斑牙如果很轻，或只是很少一点的黄斑点，可以不必治疗，如果色斑较大，伴有牙齿的缺损，则可进行脱色、修复治疗。儿童恒牙氟斑牙一般在成年后治疗为宜。值得家长注意的是，不要在地摊上买"洗牙水"或"去黄水"，其成分多为酸蚀剂，非但不能治疗氟斑牙，还会带来严重后果，致使牙釉质进一步被破坏。

预防氟斑牙最根本的是控制氟的过量摄入，自婴儿出生后至8岁这段时间尤为重要。4岁以下的儿童不主张使用含氟牙膏，避免吞服量过多。少饮茶水，茶叶中含氟量较高。孕妇、哺乳期妇女及儿童给予充分的维生素A和维生素D及富含钙、磷的食物（如瘦肉、牛奶等），可保护机体少受氟的损害。饮水是人体氟的主要来源，高氟地区可在饮水中投入适量的镁盐，如硫酸铝、磷酸钙等减轻氟对身体的损害。如是因工业"三废"引起的氟斑牙，应该做好废气、废水、废渣的处理。

😊 先天性梅毒牙是怎么得的？

先天性梅毒牙是在胚胎发育后期和出生后第1个月，牙胚受梅毒螺旋体侵犯所造成的釉质和牙本质发育不全。儿童感染多因母体传染。先天性梅毒牙发生畸形的原因是梅毒性炎症在胚胎的后半期和出生后第一年内活性最强，因而牙齿发育缺陷主要表现在上、中切牙和第一恒磨牙，有时也可见于下切牙和尖牙。

先天性梅毒牙呈暗褐色，中切牙切缘较牙冠中部窄，中间凹陷，有切迹，两切角圆钝如新月状，称半月形切牙；磨牙殆面皱缩呈多数颗粒状结节和坑窝状凹陷，似桑葚状，称桑葚状磨牙；有的磨牙牙冠短小，牙尖向中央聚集而牙颈部膨突，殆面无颗粒状结节和坑窝状凹陷，形似花蕾，呈蕾状牙。但是，类似先天性梅毒牙的牙齿畸形也偶见于非先天性梅毒患者，如佝偻病和外伤性病变，因而不能完全依靠牙齿畸形做出诊断。哈钦森(1956)发现先天性梅毒的三大特征是：半月形牙、蕾状牙、耳聋和间质性角膜炎。故先天性梅毒牙又称哈钦森牙，是哈钦森三征中的一征。

先天性梅毒牙重在预防，对可疑者在孕期要做血液化验和必要的检查，以便查明孕妇是否患有梅毒。一旦发现有梅毒，要立即治疗，争取使孕妇康复生下健康的婴儿。妊娠4个月内用抗生素治疗，基本上可预防婴儿先天性梅毒的发生。如果发现婴幼儿有梅毒感染应尽早进行抗梅毒治疗。对形态结构异常的梅毒牙可用复合树脂、树脂冠修复，第一磨牙可做高嵌体或金属冠修复。

33 牙齿为什么会着色和变色？

牙齿的牙冠是由牙釉质、牙本质、牙髓组成。牙釉质位于牙冠表面，是一层由羟基磷灰石组成的坚硬、白色透明的组织，它保护着牙齿内部的牙本质和牙髓组织。因此，光亮完好的牙釉质是牙齿健康的保证。在牙釉质的下方是牙本质和牙周韧带。牙本质的主要成分是非晶态的磷酸钙，而牙周韧带则包围着输送给牙齿营养的血管和神经。当光线穿透牙釉质时，会折射出珍珠般的光泽。

造成牙齿着色的原因有多种，活髓牙或无髓牙都可以产生。着色可分为外源性的着色和内源性的着色两种情况。

外源性的着色是指在牙釉质及暴露的牙本质表面，因为色素、牙垢的沉积而引起牙齿变色。例如，喝茶、喝咖啡或抽烟以及食用含深色色素的食物，都容易造成牙齿的外来着色。很多食物都含有色素，加上口腔内也有一些可制造色素的细菌，因此，牙齿因食物或饮料造成的外来着色，几乎是不可避免的，但这些外来着色可经由牙科医生以特殊器械及材料清除干净。

内源性的着色是指因身体和（或）牙齿内改变所致的颜色或色泽的变化 。常见的原因有如下5种。

①四环素牙、氟斑牙等。

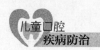

②牙齿外伤后引起牙髓血管破裂、出血，红细胞中的血红蛋白渗入牙本质小管内逐渐使牙齿变色。牙髓组织坏死分解，产生硫化氢，与血红蛋白作用形成黑色的硫化铁，或产色素的病原菌产生黑色素，缓慢渗入牙本质小管。

③窝洞和根管内用的药物或充填材料，如碘化物、银汞合金、酚醛树脂等，着色药物渗入牙本质小管。

④遗传因素引起牙齿着色，如苯丙酮尿症（马尿酸症）遗传性球形细胞增多症等全身性疾病造成的牙齿着色。此外，还有遗传性釉质发育不全、遗传性牙本质发育不全等。

⑤还有一些罕见的牙齿内源性变色。

如胎儿成红细胞增多症引起的牙齿变色。胎儿成红细胞增多症是由母亲血液中的抗体经过血胎盘屏障进入胎儿血液，造成红细胞破坏加快的一种疾病。该病是引起新生儿黄疸和贫血的主要原因。如果婴儿在新生儿期有严重持续的黄疸现象发生，牙齿就可能变成蓝绿色，个别情况还可能是棕色。随着时间推移，变色牙齿能够逐渐褪色，前牙褪色较为明显。

卟啉病引起的牙齿变色。卟啉代谢异常是人类和动物界中罕见的遗传性疾病。其表现为在体内过量产生色素。该病多发生在出生的时候，也可能在婴儿期发生。患有卟啉病的儿童畏光，尿液呈红色，手与面部起水疱。牙齿在发育的时候，由于沉积了卟啉而呈棕红色。在先天卟啉病患者中，恒牙也可出现内源性着色。

囊状纤维变性引起的牙齿变色。患有囊状纤维变性儿童出现深色牙齿的比例很高，他们牙齿的颜色从灰黄到深棕色不等。有人认为发病可能是疾病本身所致，也可能是治疗的副作用，或两者共同作用。病史追踪发现，患有囊状纤维变性的患者，在儿童时期存在大量服用四环素的经历。

关于着色牙的处理，外源性的着色可用洁治术清除，注意术后的磨光，尽量减少外源性色素的摄取。内源性的着色根据情况可采用双氧水漂白法、复合树脂覆盖法以及修复法处理。

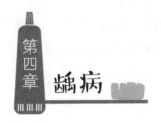

第四章 龋病

什么是龋病？人类认识龋病的历史有多久？

龋病是最常见的口腔疾病，通常称之为"虫牙"，其实没有虫。龋齿是牙齿硬组织脱钙、软化、被破坏，最后形成龋洞造成的。它是一种细菌感染牙体硬组织的慢性疾病。根据我国许多地区的调查，少年儿童的患龋率为60%，甚至高达85.6%。

人类患龋病的历史已有很久，早在25万年以前的人头骨化石上，已经发现龋齿。我国古代的殷墟发掘出来的甲骨文中，有龋齿的记载。《黄帝内经》中有针刺治疗龋齿的记载。

龋齿是怎么发生的？是虫蛀的吗？

龋病是一种严重影响人体健康的疾病。平常大家称龋齿为"虫牙""蛀牙"，从这些大众化的称呼中，我们不难看出人们认为龋齿是与"虫"有一定关系的，那么龋齿与虫子是怎么联系到一起的呢？

原来早在4000多年前就有泥碑记载着龋齿是由牙虫引起的，这是因为被腐蚀的牙齿从表面看是一个个小窟窿，形状非常像虫子蛀过。有古书记载，牙齿被腐臭的气味浸泡久了就会生出虫子，虫子将牙齿腐蚀成一个个小洞。古代的医学水平不发达，不能找出龋齿发生的真正原因，所以会认为龋齿是虫牙。

关于龋病发生的原因，医学界已经研究了近百年，到现在为止，已基本弄清楚。最新的龋病病因理论认为，牙齿表面某些窝、沟或者不容易刷洗干净的地方容易聚集停留细菌，形成细菌生长繁殖的环境，这种生态环境就是菌斑。食物中的某些分子进入菌斑，被细菌利用，可以分解成葡萄糖和果糖。这些糖被细菌发酵，产生酸，酸则将牙齿内的矿物质溶解。

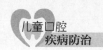
通过动物实验和人体研究，已经证明了以下几个基本事实：

①龋齿是一种细菌性疾病。没有细菌参加，龋病就不会发生。不是什么细菌都能引起龋病的，变形链球菌的危害性最大。

②动物实验中发现，给动物服用抗生素可降低其龋病的发生。

③未萌出的牙不产生龋病，但萌出后即可发生。

④在动物实验中，必须在饲料中加入一定量的蔗糖才能产生龋病。对人群的观察也发现，龋病的发生和人的吃糖量有很密切的关系。

了解龋病是怎样发生的，对于预防龋病具有重要意义。

③ 易患龋与不易患龋的儿童有不同吗？

人类自诞生以来，疾病和引起疾病的原因总是相伴而生的。随着医学的进步，这一关系发生了很大的变化，现在有些疾病可以预防了。但是龋病却一直影响着人类的健康。大家知道，临床上有些儿童易患龋齿，有的则不易患龋，这之间有何差别呢？

Keyes指出龋齿发生有三个主要因素——宿主（牙齿）、细菌和食物（糖）。后来有人提出，应该加上时间这一因素。因为在这三个因素同时存在的情况下，还需要经过一定时间龋齿才会发生。所以说引起龋齿的原因是复杂的，不同个体发生龋齿的程度也各不相同，这种个体之间的差异受遗传因素和环境因素的影响。

①宿主。这个因素包括牙齿的形态、结构、萌出时间、排列状态，唾液的分泌量及其生化性质和免疫物质等，主要是受个体的遗传因素影响。

②细菌。自从Miller提出细菌化学学说以来，人们认为龋齿与变形链球菌感染有关，而细菌的传播和在牙面的黏附并形成菌斑等受环境因素的影响。所以去除菌斑，改变口腔中的致龋病环境是预防龋齿的一种方法。因此，能否很好地进行口腔清洁决定了儿童是不是易患龋。

③饮食。致龋的细菌最适宜的培养基质是糖类。食物中糖的性质和数量是影响龋齿发生的另一重要环境因素。预防龋齿应限制糖的摄入量或选择不易诱发龋齿的糖。

④时间。菌斑在牙面上附着的时间和食糖在口腔中的滞留时间是十分重要的。菌斑在牙面附着和食糖在口腔内滞留的时间越长，越容易发生龋齿。像奶瓶龋是一个明显的例子。所以说饭后或吃完点心、糖果，喝完甜饮料后，马上刷牙、漱口是非常重要的。

综上所述，口腔卫生状况、糖的摄取量以及糖在口腔内存在的时间不同，导致龋齿的易感程度也不同。这是易感儿童和不易感儿童区别之所在。所以，限制儿童的食糖量，饮食和间食应定时，减少间食的频率，并督促儿童养成饭后漱口、早晚刷牙的好习惯，就能降低龋齿的易感程度，减少发病。

④ 龋齿可以遗传吗？

龋齿一般不具有遗传性，家长的龋齿不会遗传给孩子，但现实生活中我们发现，爸爸妈妈有蛀牙，孩子往往也有蛀牙。

生物的形态结构受亲代遗传基因的影响，也受环境因素影响。有人采用同样口腔卫生条件和食糖量，对相同年龄的儿童实验，有的儿童患龋齿较多，有的则不患龋齿。同一个家庭，生活环境一样，同胞之间龋齿患病情况却可能不尽相同。因此，不能单纯从环境因素去考虑龋齿的病因，遗传因素也有一定的关系。

遗传因素究竟在龋齿发病中是怎样起作用的呢？Keyes提出龋病发生三因素学说：细菌—食物—宿主，即口腔中的产酸细菌、食物中的碳水化合物、患者的体质及牙齿所具有的特性为龋齿发生的三大要素。

宿主：可从形态和生化两方面看，牙齿的解剖形态和排列状况，唾液的质和量都会使口腔卫生的难易度和自洁作用有差别，这便使龋齿的易感性不一样。另外，牙齿的矿化度高低，特别是羟磷灰石晶体的大小不同，对龋病的易感性也不同。正在生长发育中的牙齿比已经成熟的牙齿矿化度低，其羟磷灰石晶体也小，所以新萌出的牙齿对龋病的易感性高。

细菌：人们可能认为细菌和遗传的关系不大。实际上家族性的口腔常住菌是十分相似的，可以推断母子间有口腔常住菌的传播。另外，唾液中的糖蛋白在牙面上形成的唾液薄膜，对细菌的附着起重要作用，而糖蛋白的性质受遗传基因的影响。分析一下细菌在口腔中的生长繁殖环境，就会发现其与人的遗传因素有关了。

饮食：人们会觉得饮食与遗传无关，如果从人的嗜好来考虑，遗传可以影响人的味觉和嗜好性，也可以理解为食物和人的遗传因素的关系。

龋病是一种与饮食息息相关的细菌感染性疾病，细菌与糖在龋病的发生中起着重要的作用。在宝宝的喂养中，如果妈妈不注意喂养习惯，而把食物嚼碎后喂给孩子，把勺子或奶瓶放到口中试温度后再给孩子，无意中将自己口腔的致龋细菌传播到宝宝的口中，致龋菌在宝宝的口腔中定植得越早，宝宝越容易得龋齿；爸爸妈妈有喜好吃甜食零食的饮食习

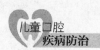
惯，孩子也喜欢吃；爸爸妈妈的口腔卫生习惯不好，孩子也可能不好。这些都会导致龋齿发生的机会增加。

儿童的龋敏感性与他们的父母相近，除了生活习惯的影响外，还有遗传因素的影响。遗传因素可能影响釉质结构、咬殆面沟裂深浅和唾液的缓冲能力等，这些都与牙齿的抗龋能力有关。这些都说明了为何亲子之间患龋情况相似。

⑤ 患龋是缺钙吗？

很多父母发现孩子患了龋病，找医生要求给孩子补钙或吃鱼肝油，希望孩子的牙齿长好，但为时已晚。因为牙齿一旦萌出，牙冠的钙化就已经完成，牙齿萌出以后，已经不能通过机体对钙的吸收使牙齿再钙化，重建牙齿的形态。

钙在人体内以无机盐的形态存在，总的含量为700～1400克，其中绝大部分（约99.7%以上）以羟基磷灰石的形式构成骨盐，存在于骨骼和牙齿中。牙齿的牙釉质含钙约为35%，牙本质和牙骨质中含钙约为36.5%。如果小儿缺钙，就会发生佝偻病和软骨病，牙齿和颌骨发育不良，甚至影响牙齿的萌出。

缺钙不是引起龋齿的主要原因，但是缺钙可使牙齿的结构、形态发生改变，利于细菌的滋生、繁殖、侵袭，更易于患龋。如果在小儿牙齿发育钙化的过程中，有充足的钙，对牙齿的健康是很有意义的，可增强其抵御龋病的能力。维生素D是影响钙吸收和代谢的主要因素之一，它不但可促进小肠吸收钙，还有提高血钙、血磷的作用，从而有利于骨和牙齿的钙化。所以补钙的同时，还要补维生素D。乳牙在是胎儿2个月时开始发育，5个月时开始钙化。乳牙继续发育、钙化的同时，第一恒磨牙开始发育。小儿出生时第一恒磨牙牙尖已经有少量钙化。因此，胎儿时期和学龄前期是牙齿发育钙化的重要阶段。在这个阶段，给儿童补充足够的钙和维生素D，让他们多接触阳光，增强体质，是保障牙齿健康发育的关键。

⑥ 龋齿和吃糖有关吗？

许多父母认为孩子患龋齿是因为糖吃得太多了。龋齿与吃糖有什么关系？国外一些学者进行了一个实验，在食物营养相同的条件下把一群人分为两组。以液体蔗糖供应第一组时，龋齿并不增加；但是以黏性含糖食物供应第二组时，患龋齿的人远远超过了第一组。

停止供应黏性含糖食品时，龋齿患病率又降至原来的水平。这个实验持续了五年得出了如下结论：

①含糖的食物在口腔中停留的时间越长，且有适当的细菌使它发酵，患龋齿的可能性就越大。

②含糖的黏性食物在一定程度上会影响龋病的发生。

③吃糖食的频率对龋病的发生比吃糖的量更为重要，餐间吃糖果，龋齿显著增加。

由此可见，给儿童吃过多的含糖黏性食物，尤其是两餐饭之间吃糖果，对牙齿的健康是不利的。儿童牙齿处于发育时期，𬌗面尖窝、凹陷较明显，容易积存食物，在口腔细菌的作用下，易产生酸性物质使牙齿脱钙，形成龋洞。糖果味甜食对儿童的吸引力很大，适当地限制含糖食品的数量，安排好食用的时间，食后漱口刷牙，对龋齿的预防是非常有益的。

⑦ 龋齿会传染吗?

父母患有龋齿，特别关心是否会传染给孩子。关于龋齿会不会传染的问题，口腔医务人员多年来做了大量的研究工作。动物实验证明：动物之间龋齿可以相互传染。龋齿是细菌感染的疾病，饲料中加抗生素可以预防龋齿。对人类的研究认为，同一家族中，父母和子女的龋齿发病有关系。在家庭中预防龋齿应该做到：

①每人一把牙刷，一个漱口杯，不要混用；

②碗筷要定期消毒；

③餐具要分开，全家人最好不在一个盘子里夹菜，防止相互传染；

④家长不要将食物咬下或嚼碎喂儿童。

⑧ 为什么乳牙易患龋齿?

不少家长很重视幼儿牙齿的健康，很少给他们吃甜食，但他们仍会出现蛀牙，家长们很困惑。调查显示，2010年北京市5岁儿童患龋率为65.5%，可以看到乳牙患病率之高。为什么乳牙的患龋率这么高呢？究其原因，与乳牙的解剖形态、组织结构、钙化程度及所处环境等有关。

①乳牙萌出后存在着继续发育成熟的问题，其釉质表面羟磷灰石的晶体较小，需要唾

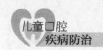
液中的钙继续在表面沉积。所以，2～3岁的儿童龋齿数迅速增多，说明初萌的乳牙处于易患龋的状态。

②乳牙形成的时间比恒牙短，矿化度低，也就是说乳牙的牙质比恒牙软，对龋病的抵抗力差。乳牙与相应的恒牙相比较，体积明显更小。因此，乳牙的外层牙釉质和内层的牙本质都比较薄，矿化程度低，在外来化学物质的刺激下极易脱矿，牙本质缺损而形成蛀牙。

③乳牙萌出时间早，随着幼儿的颌骨生长，牙齿间开始出现缝隙。由于乳牙之间是以面和面相接触的，食物极易嵌塞。同时，乳牙近牙根处有明显的缩窄，磨牙殆面处又存在许多沟裂，是致龋菌和食物残渣滞留的好地方。所以，乳磨牙的殆面窝沟点隙以及邻面的接触面都易成为龋病的好发部位。

④儿童口腔自洁作用差。乳牙从萌出到建立咬合需要1年半的时间，这段时间乳牙不能通过咀嚼来达到自洁目的。而且，幼儿的睡眠时间较长，往往吃饱了就睡，口腔处于静止状态，睡眠时唾液分泌明显减少，对牙齿的冲刷自洁作用减弱。幼儿年龄小，不能够自己进行口腔卫生护理，如果家长没有仔细清洁孩子的牙齿，软性食物很容易黏附在牙面上，导致牙齿的脱矿形成蛀牙。

⑤儿童饮食以软食为主，黏稠性又强，而且进食次数较多，饮食中又经常加糖，易形成菌斑，发酵产酸，腐蚀牙齿。

以上说明乳牙处于一个致龋的恶劣环境之中，因此，从儿童乳牙萌出开始，家长应每天为小儿定时清洗口腔，改善口腔环境，从小保持良好的口腔卫生对乳牙龋的预防是非常重要的。另外还要定期检查，一旦发现蛀牙，及早治疗。

⑨ 牙齿上为什么有小窝沟？

口腔中的牙齿有多种类型，其中位于尖牙（老虎牙）之后的那些体积较大、牙尖较多的牙齿由于所处的位置在口腔的后部，我们统称为后牙。与前面的牙齿相比，后牙能更有效地咀嚼食物，这是因为它们拥有宽大的殆面来与食物接触并将之碾碎。

仔细观察后牙咬食物的牙面，我们会发现存在一些纵横交错、长短不一的缝隙，像一条条小"沟渠"分布在牙面上，而在前牙几乎看不到，医学上称这种结构为窝沟。那么窝沟为什么只存在于后牙，它是如何形成的呢？

这要从后牙的发育过程说起。后牙最初的形态是牙胚，它由2个或2个以上部分组成，这些部分以后会逐渐融合形成完整的后牙，而当各部分融合时，常常在结合部留下空隙，这样就形成了窝沟。牙刷毛往往不可能进入窝沟，其深处得不到有效清理。

窝沟形态的特殊性给了细菌可乘之机。它们在窝沟的深处定居下来，生长繁殖而不会被刷牙、漱口等清洁措施去除，加上有源源不断的食物残渣滞留为细菌提供营养，窝沟内部变成了蛀牙的温床。食物中的糖经细菌代谢转化为酸性食物，直接侵蚀牙齿，使得牙齿表面的矿物质纷纷脱落，原本坚固的牙体组织逐渐变得疏松脆弱，不断崩溃，窝沟龋形成，并且很快向周围发展，此时临床检查可以发现：窝沟颜色发黑，牙科探针探入时会被勾住。窝沟是后牙在发育过程中形成的生理缺陷，极易导致蛀牙发生。

孩子老说塞牙是怎么回事？

孩子塞牙有两种可能：

①乳牙健康但是存在生理间隙。通常情况下，乳牙间大多存在生理性的间隙。有些孩子乳牙萌出时出现间隙；也有些孩子乳牙全部长齐时无牙间隙，但随着年龄的增长，容纳牙齿的颌骨逐渐增大，而乳牙的大小已固定下来，从而造成乳牙之间逐渐出现间隙，这种增龄变化，临床上称为生理性间隙变大。生理间隙有利于恒牙替换时的排列整齐，这是因为新长出的同名恒牙往往大于同名乳牙。但生理间隙的存在，使食物残渣易存留于生理间隙处，不易清洁，易导致龋齿，这也是生理间隙存在的不利之处。出现这种情况，家长就要多辛苦了，每天用牙线帮助儿童剔除牙间隙内的食物残渣，因为牙线可以很方便地去除嵌塞的食物残渣。对较大块的食物，可借助口腔探针去除。

②乳牙邻面发生了龋齿，造成乳牙之间的接触丧失，形成缝隙或龋洞，导致食物嵌塞。出现这种情况，家长就应及时带孩子到医院进行诊断治疗了，需要治疗龋齿，恢复牙外形的完整，然后使用牙线清洁，防止龋齿的发生。

牙齿的哪些部位容易龋坏？

牙齿容易龋坏的部位，就是容易积存食物残渣、不容易刷洗的部位。医学上称牙齿容易龋坏的部位为龋牙好发区。它包括：

①咬秴面：多数调查资料表明咬秴面居首位。儿童时期乳牙和新生恒牙的咬合面窝沟区，容易积存食物残渣，便于细菌附着形成牙菌斑，进而产生龋坏。相同深度的窝沟，发

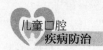
生龋坏的情况不同。下颌牙的窝沟比上颌牙的窝沟更容易积存食物残渣，从而发生龋坏。

②邻接面：正常牙齿相互邻接时，不发生塞牙的现象。如果刷牙方法不正确，牙齿的邻接面就得不到清洁，牙菌斑可在此处黏附，腐蚀牙齿组织。

③颊面：在第一、二恒磨牙最多见，这与牙冠的外形有关。

④扭转牙、重叠牙、倾斜牙等牙齿错位区域所形成的凹窝也可能龋坏。

从以上龋损容易发生部位看，龋病容易发生在牙面的隐蔽部位及不容易刷洗的部位。

龋齿可以自行修复吗？

龋齿是一种牙齿硬组织的慢性进行性破坏性疾病。龋齿病变的过程实际上是一个脱矿与再矿化交替进行的过程，并可在一定程度上达到平衡的状态。在细菌入侵、利用糖产酸、使牙齿脱矿而遭受破坏的同时，也有其对抗和修复的一面，表现为牙齿的再矿化，无论是牙釉质还是牙本质都存在着再矿化的现象。牙齿虽有再矿化的能力，但相对来说较弱。牙齿只有在脱矿初期仅有色泽变化而尚未成洞时，才有一定的修复能力，但通常牙齿脱矿初期因无主观症状及明显的客观症状，常常被忽视。如果能定期进行口腔检查，在牙齿脱矿初期同时加强口腔保健措施，创造适宜的环境，减少或消除菌斑和食物（主要是糖类、蔗糖制品）的滞留，并同时局部用氟，即有可能加速这一再矿化的进程。一旦产生实质性缺损形成龋洞，就不可能修复，而只能以形成再矿化层的形式，阻止龋损的继续进展。临床上可在去除龋坏组织后，于洞底发现一层硬度较大而颜色较深的组织，即再矿化层。但由于再矿化是一个缓慢的过程，需要较长时间，所以当龋损进展较快时，往往再矿化层的形成慢于破坏的速度，导致龋损向深层发展。因此，一旦形成洞需要人工修复填洞，其目的在于阻止龋病的发展，保护牙髓的正常活力和功能，并利用充填材料填补龋洞，恢复牙齿的外形、功能，维护牙列的完整性。

乳牙龋坏的危害

乳牙是人生的第一副牙齿，是早期的主要咀嚼器官。乳牙从开始萌出到完全脱落，在儿童口腔内要存留6～10年时间，这一阶段正是儿童生长发育的最重要时期。健全的乳牙列有利于颌面的骨骼、肌肉的生长，也有利于儿童早期的营养吸收，有利于换牙时牙齿的正常萌出和排列。同时也有利于语音的正确表达，对幼儿的身心健康有重要的作用。

很多家长认为乳牙迟早要换，坏了也不用补。甚至有些家长认为乳牙坏了，拔了算了。这些家长往往忽略了乳牙的重要性，平时也不注意观察孩子的牙齿情况，等到孩子咬合疼痛、面部肿胀的时候才不得不去医院治疗，延误了最佳治疗时期。也有个别医生，没有很好地给予治疗，只是做些应急的处理，说孩子太小现在没办法治疗，反正以后都是要换的。而家长也不忍心在治疗时让孩子受罪，就终止了治疗，造成孩子满口蛀牙，经常靠消炎药、止痛片来缓解症状。

其实，这些都是不对的。乳牙蛀坏后，不治疗到底给幼儿带来什么样的危害呢？

局部影响：

①影响咀嚼功能。乳牙龋坏会在进食时引起疼痛、咀嚼不适，乳牙牙体的缺损，特别是龋坏涉及口腔内大部分磨牙时，会导致食物无法被咀嚼、磨碎，以致许多小朋友不愿吃含纤维的蔬菜和粗粮，影响营养的吸收。

②对颌面部骨骼和肌肉的影响。乳牙轻度龋坏一般没有明显的疼痛，一旦龋坏向牙髓方向发展，在温度变化、糖类的刺激或者咀嚼食物嵌入时会造成疼痛。这样，幼儿在咀嚼食物时往往会用单侧咬合，时间长了造成脸部肌肉发育不对称，同样使面部颌骨发育畸形，对今后继承恒牙的萌出和排列造成影响。

③对恒牙的影响。家长最担心的是乳牙龋坏后反复牙龈肿胀会不会影响换牙，会不会造成新长出的牙齿是蛀牙。通过临床观察，答案是肯定有影响的。蛀牙造成局部口腔环境的变化，加上食物残渣和细菌大量的积聚，易使得邻近萌出的恒牙发生龋损。蛀牙的发展引起牙髓感染，进一步造成根尖部的炎症，反复肿胀使相应部位的牙槽骨被破坏，可能波及乳牙牙根下方的恒牙，影响继承恒牙牙胚的发育，导致牙齿发育不全或矿化不良，甚至造成继承恒牙过早萌出或过迟萌出。乳牙早失，会影响恒牙的早萌。而新萌出的牙齿牙根尚未发育到应有的长度，在不良咬合中极易造成新早萌牙外伤或脱落。另外，乳牙的存在为继承恒牙的萌出预留了间隙，若乳牙因邻面龋导致近远中径减少或因龋而过早脱落，则继承恒牙所占间隙缩小。当恒牙萌出时会因间隙不足而发生位置异常，导致错殆畸形。

④损伤口腔黏膜。乳牙严重龋坏导致残存的牙冠边缘经常摩擦相对应的舌缘或颊部的黏膜，慢性根尖周炎造成周边的牙槽骨被破坏，乳牙根不能正常吸收，继承恒牙在萌出过程中将乳牙根向侧方挤压出牙龈，导致相应部位的软组织损伤，而形成慢性创伤性溃疡。

⑤全身影响。由龋病转成慢性根尖周组织炎症，可作为病灶牙，影响机体的其他组

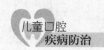
织，发生病灶感染，如低热、风湿性关节炎、肾炎等。因此，在治疗全身性疾病的同时及时治疗病灶牙，能治愈或者减轻全身症状。

所以，乳牙龋坏危害多多，一定要及时补牙。

⑭ 乳牙龋坏但不疼还需要治疗吗，等到换完牙齿不行吗？

乳牙牙髓的神经纤维未成熟，分布也比恒牙稀疏，因此，对各种感觉的反应不敏感，加上儿童自知能力和语言表达能力较差，儿童乳牙患龋后的自觉症状不明显，所以在早期容易被忽视，往往要发展到很严重的程度才去就诊，贻误了最佳的治疗时机。

另外，很多家长误以为孩子的牙齿迟早是要替换的，根本没有治疗的必要。其实这种想法是错误的。

乳牙替换的时间有早有晚，在6～7岁，而乳磨牙最晚的要到12岁才能替换。乳牙对学龄前儿童咀嚼功能的行使、营养的摄入有很重要的作用，同时，龋齿是一种细菌感染性疾病，若口腔中存在大量的乳牙龋，会使口腔中致龋细菌数量居高不下，增加其他健康牙齿患龋的风险；特别是替牙期，孩子口腔中乳、恒牙共存，若恒牙邻近的乳牙存在龋齿，则会给新萌出的恒牙也带来患龋的风险。此外，乳牙龋还可能对恒牙的发育、萌出都产生影响。因此，乳牙龋齿是需要及时治疗的。

当然，对于乳牙龋齿的治疗方案，要参考其病情和替换的时间来进行选择，这需要由专业医生来做决定。因此，"乳牙总是要换的，坏了不用治"的看法是错误的！要养成定期到医院进行口腔检查的习惯，做到早发现、早诊断、早治疗。

⑮ 什么是奶瓶龋？怎样预防奶瓶龋？

一个活泼可爱的孩子露出洁白整齐的牙齿，展现天真烂漫的笑容，真是讨人喜欢。可是有的孩子却羞于这么做，仔细观察一下，原来他们嘴里的门牙蛀坏了，黑黑的或是残缺不全，样子很难看。询问孩子的父母可以得知：从婴儿期长出牙齿以后，门牙就开始逐渐蛀坏了。这么小的孩子明明还没来得及养成吃糖等可能引起蛀牙的坏习惯，为什么已经产生了蛀牙呢？

临床上把这种类型的蛀牙称作"奶瓶龋"，此种蛀牙往往是婴儿时期奶瓶喂养不当所致。有些年轻的父母很难理解，奶瓶喂养还会引起蛀牙？是的，让我们来看看以下容易导致奶瓶龋的喂养习惯。

①部分婴儿喜欢睡觉时含着奶瓶，或是在奶瓶喂养过程中慢慢入睡。此时婴儿停止了吸吮的动作，牛奶积蓄在口腔中，加上睡眠状态下唾液的分泌大大减少，口腔内形成了一个静止的环境，附着在牙齿上的有害细菌可借机吸收养分。细菌摄入糖分将其分解，一方面产生能量供自身生长繁殖所需，另一方面释放出许多有机酸，这些酸性物质会酸蚀牙齿，使牙齿的主要成分——无机物溶解，蛀牙就产生了。

②用牛奶进行喂养时加入较多的糖。婴儿会比较喜欢有甜味的牛奶，从而喝得更多，其实这样做带来的危害和给孩子多吃糖没什么区别。而且根据某些调查发现：奶瓶喂养时期摄入糖分较多的幼儿，今后更喜欢吃甜食。

③少数家长为了吸引孩子进食，在奶嘴上蘸些蜂蜜或是果酱之类的甜味剂，这也是不可取的，因为久而久之容易使其养成依赖性，要知道蜂蜜和果酱中同样富含糖分，频繁接触对牙齿健康不利。

除了上述三种奶瓶喂养时的不良习惯外，喂养时间过长等其他一些因素也被怀疑与奶瓶龋有关，值得警惕。

需要指出的是，奶瓶龋不全由奶瓶喂养引起，母乳喂养同样会导致婴儿门牙被蛀坏。调查表明，部分奶瓶龋患儿小时候接受的是母乳喂养，而并不是奶瓶喂养。进一步的研究证实，母乳中乳糖含量高于牛奶，而钙、磷含量和蛋白质较牛奶少。乳糖含量高意味着产酸能力更高。这些成分上的差异使得母乳具有较高的致龋性。

可以说，幼儿奶瓶龋的发生主要和父母的不良喂养习惯有关。那么，如何预防奶瓶龋呢？

①最重要的莫过于纠正幼儿含着奶瓶睡觉的习惯，入睡后牛奶在口腔中滞留，为细菌的生长代谢提供了充分的养分，长此以往很容易产生蛀牙。父母也不要让婴儿在哺乳时入睡，或长期母乳喂养等。

②喂牛奶时要少加糖。糖是引起蛀牙的罪魁祸首，可以被细菌利用产生酸性物质侵袭牙齿。所以父母不能为了使牛奶的口感好而加入过多的糖。

③从幼儿能够吃一些辅食开始就应该逐步减少奶瓶喂养的次数，这样既能让幼儿从辅食中吸收多种营养，更好地促进其生长，又避免了因长期单一奶瓶喂养造成奶瓶龋。

④除了上述喂养时需要注意的几点外，养成喂奶后给孩子清洁牙面的习惯也很重要。到了6个月左右幼儿的门牙萌出，父母就可以将湿纱布缠绕在手指上，擦洗其牙齿的各个

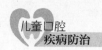
面，每天两次，清除黏附于牙齿上的细菌和食物，这对预防奶瓶龋的产生极为有益。

16 为什么有些儿童会满嘴烂牙？

常看到有些就诊的孩子一张口就是满嘴烂牙，据家长反映，孩子的牙齿发生蛀牙到现在，时间很短，也不知是什么原因。

在医学上，把突然发生的大范围、快速的蛀牙，涉及不易患龋的下前乳牙，并且随着龋坏的牙齿很快发生牙髓感染的这类龋称为猖獗龋。

发生这种情况的儿童一般体质较差，喜欢吃甜食，不注意口腔清洁，甚至晚上睡觉前还要吃零食。有的儿童吃饭时喜欢把饭含在口中玩耍，也有的本身唾液的质量有问题。如唾液黏稠，易将食物残渣黏附在牙面上。或唾液分泌少，对牙齿的冲洗作用不大，导致下前乳牙龋蚀。也有的儿童是先天或出生时釉质发育钙化不良，刚萌出的乳牙或恒牙表面出现缺损。因此，造成满嘴烂牙的原因是多方面的。只有改变不良饮食习惯，从小养成良好的口腔卫生习惯，定期到口腔科检查，听取口腔卫生指导并采取一些有效的防龋措施，才能有效控制龋病的发展。

如果已经出现了牙齿龋坏，要及时诊治。如果年幼的小朋友牙齿损坏的情况不是很严重，应尽可能修复该牙，恢复其咀嚼功能。对残留的牙根，如果牙槽骨也有吸收破坏，应将其拔除，并做间隙保持器，既恢复咀嚼又能保持足够的间隙，防止邻牙移位、倾斜，可预防继承恒牙的早萌。对一些即将要替换的乳牙，原则上应拔除。总之，保护乳牙有利于儿童的生长发育，也有利于发音和身心健康。千万不要认为乳牙总是要被替换的，对乳牙龋坏抱着无所谓的态度。否则，对儿童换牙不利，将来家长可能要花更多的时间和费用来重建小朋友的恒牙列。

17 服用消炎药、止痛药可以治疗龋齿吗？

牙齿龋坏后，可以引起不同程度的牙痛，牙床肿胀。有些家长在孩子牙痛时，给些消炎药、止痛片吃。吃了这些药后，疼痛可能暂时得到缓解。但是，这种暂时性止痛作用，很容易使家长误认为孩子的牙病已经好了，不用去医院了。

龋齿在初期一般没有什么不适的感觉，很容易被家长忽视。当龋齿发展到中龋、深龋甚至感染了牙髓时，孩子会有疼痛的感觉，这时候才引起家长注意。牙痛是由于牙齿的病变引起的，如果不除去病根，只贪图暂时止痛，会延误医治的时间，使牙病进一步发展。当牙痛暂时得到缓解后，家长应该带孩子去医院诊治。

乳牙龋坏的治疗方法有哪些？

不同程度的乳牙龋坏，治疗手段也不尽相同。

①白垩斑无须充填，可对其进行涂氟处理，定期观察。

②浅、中、深龋去净腐质后充填一次即可完成治疗。

③牙髓炎和根尖周炎则需要进行根管治疗，通常需要就诊2～3次。

④对于龋坏面积大或行根管治疗之后的乳牙，建议使用金属预成冠进行修复，这样可有效避免充填体折断、脱落和继发龋的问题，同时还可恢复乳牙的正常形态，行使较好的咀嚼功能并维持正常牙齿间隙。

⑤对于患有根尖周炎的乳牙，若根尖病变范围大，可能危及下方恒牙时，则需要拔除乳牙，避免对恒牙的发育和萌出产生影响。若继承恒牙短时间内不会萌出，则需进行间隙保持，防止邻牙移位造成的间隙丧失，保证继承恒牙的顺利萌出。

⑥对于易患龋的低龄儿童，在龋齿治疗的同时可辅助涂氟等预防性手段，但必须由专业人士来进行。

儿童补牙有哪些材料？

儿童口腔医学专业最常用的修复材料是复合树脂和其他树脂体系、玻璃离子水门汀、银汞合金、不锈钢合金。虽然陶瓷及铸造合金也在使用，但与前面的那些材料相比，它们的使用率较低。

近年来，用于牙齿修复的生物材料发展突飞猛进。这一现实使口腔医生面临着牙科技术不断发展的挑战，熟知各种材料的优缺点有助于临床上根据患儿的不同情况进行选择。下面就几种主要的充填和修复材料做简单的介绍。

（1）银汞合金

银汞合金应用于牙齿充填已经有150年历史了。尽管它不是牙色材料，并且常受到安全性方面的质疑（大多数没有可靠证据），但仍广泛用于临床。这可能是因为它应用简单，技术要求不高，作为后牙充填材料很经济。临床试验和回顾性研究表明，至今为止，没有

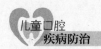

一种冠内充填材料的性能优于银汞合金。

尽管银汞合金的使用逐渐减少，但它仍是最耐用、便宜的材料之一。银汞充填的成功依赖于特定的窝洞预备而形成的良好固位，而玻璃离子水门汀、复合树脂这一类型的材料则不需要这样。随着黏结银汞的出现，银汞合金又逐渐引起人们的关注。黏结银汞是指酸蚀预备好的窝洞，先用牙本质黏结剂处理，再用玻璃离子-复合树脂区间中的材料进行洞衬，最后进行银汞充填。与传统银汞充填相比，黏结银汞充填需要更多的时间和费用，似乎很难适应乳牙的常规充填。

（2）复合树脂

复合树脂在20世纪70年代早期进入市场，从那时起，人们就不停地对复合树脂进行改进以提高材料的性能。目前，复合树脂广泛用于前牙及后牙的修复。酸蚀技术的发展使这些材料在边缘密合方面有较好的效果。

复合树脂越来越多地应用于后牙缺损的充填治疗。这些材料均对技术要求高，操作时间较银汞合金长，而且要严格隔湿。其总的临床性能依赖于正确地选择病例，及操作者的良好技术。在后牙恰当地应用复合树脂要求医师具备黏结剂、树脂和聚合动力学的知识，并能够将这些原理应用于对患者的治疗。美国牙医协会科学事务委员会认定，在合理应用的前提下，无论是乳牙列还是恒牙列，复合树脂用于Ⅰ类、Ⅱ类及Ⅴ类洞充填的预期寿命均与银汞合金相当。

（3）玻璃离子

玻璃离子水门汀于20世纪70年代末期进入市场，通过不断的改进，其性能不断提高。目前其有些地方已经优于复合树脂。因为这种材料含有高浓度的氟，能长时间缓慢释放氟，可保护邻面不再继发龋病。玻璃离子水门汀与牙釉质和牙本质黏结而不会被酸蚀，不产生聚合收缩，若固化，在口腔这样一个高湿度的环境中也能保持稳定。但使用玻璃离子操作时，隔湿是非常重要的。玻璃离子水门汀也可用于乳磨牙的充填，但是与其他黏结性材料相比性能较差。除了接近替换的牙齿以外，一般不建议将玻璃离子作为乳磨牙的复面洞或大面积充填体。

在儿童龋病的治疗中，复合树脂、玻璃离子水门汀或两者的复合物的使用逐渐增多，而银汞合金使用则逐渐减少，甚至被全部替代。水门汀等材料具有黏结性，玻璃离子水门汀可以长时间缓慢释放氟，具有药物疗效，并且具有凝固后收缩最小的特点。复合树脂则比较耐用、美观且修复的效果好。如果操作规范，复合树脂和玻璃离子水门汀都能在牙齿与修复材料的界面形成良好的边缘封闭。有些材料是玻璃离子和复合树脂以不同比例混合的化合物。这些材料包括树脂改良玻璃离子或光固化玻璃离子及玻璃离子改良树脂（或复合体）。还有一类材料是流动树脂。近年出现了许多新型材料，以期兼有复合树脂和玻璃离子水门汀的最佳性能。有些材料很有发展前途，这些材料可以按是否保留了玻璃离子水门汀的酸基反应而分类，如多聚酸改良复合树脂（复合体）、树脂改良玻璃离子都可用于乳磨牙的充填。

（4）树脂改良的玻璃离子

树脂改良的玻璃离子主要成分是玻璃离子水门汀，在其中加入一种树脂系统，这样可使材料通过光固化或化学催化剂固化加速材料固化过程。同时保留了玻璃离子的羧基反应，这样就算没有树脂系统，材料也能固化，只是相对慢些，并且使玻璃离子的主要性能得以保留。

（5）多聚酸改良的复合树脂（复合体）

与树脂改良的玻璃离子相反，这种材料含大量的树脂成分，是由含氟玻璃离子填料和多元酸组分组成的复合树脂，其中的多聚酸组分与玻璃离子材料中所用的酸相似。它不产生玻璃离子的羧基反应，必须光固化，用它来充填乳牙易于操作。

复合树脂和玻璃离子类的黏结材料用于乳磨牙充填有以下优点：美观效果的改善，不含汞，温度传导性低，可以保留更多的牙体组织，且充填材料与牙齿有黏结性。缺点包括：技术要求严格，操作时间延长，有边缘渗漏的可能性，可能发生术后敏感，有开放或丧失接触的趋势。美国牙科学会（ADA）已经批准了几种复合树脂可用于后牙充填，毫无疑问将来会有更多的树脂通过审批。由于银汞的应用可能会继续受到质疑，复合树脂及树脂离子产品无疑将更广泛地应用于后牙充填。

（6）预成金属冠

不锈钢合金是儿童口腔医学专业的另一种常用材料，专用于乳牙的全冠修复，即预成冠。毫无疑问，在其他修复方法不能解决的情况下，预成冠在很大程度上保留了乳牙的功能。预成金属冠开始于20世纪50年代，在北美地区已得到广泛应用。所有发表的研究结果都表明，预成金属冠在乳牙修复方面比其他修复材料成功率要高，尤其是波及两个牙面以上的龋病及需要进行牙髓治疗的龋病。在前牙上使用时可用树脂或瓷贴面加强美观性。对于第一、二乳磨牙，除了很小的龋损修复外，预成金属冠都是修复的最佳选择。当第一恒

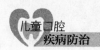

磨牙因龋病或发育缺陷涉及邻面时，预成冠也是很好的修复手段。它可以作为一种暂时性修复，用于9～12岁治疗性拔除以前或以后、铸造冠修复以前的阶段。

20 什么时候给儿童补牙最合适？

了解了龋齿发生、发展的过程，对于儿童补牙时机的选择是有帮助的。龋齿的早期，孩子没有什么不适的感觉，但是这个时候如能得到及时治疗，不仅痛苦小，而且治疗效果好。怎样才能及时发现孩子的龋齿？除了经常查看外，还要定期去医院检查，一般3～6个月一次。对于体质弱，没有养成良好刷牙习惯的儿童要格外注意。

龋齿的发展是由浅入深的，牙科治疗也随之由易到难。因此，牙齿一旦龋坏，要尽早补，补得越早，孩子的痛苦越小，花费的时间越少，治疗的效果也越好。

21 补牙为什么要用牙钻？

当孩子在口腔科补牙时，最惧怕医生手中的牙钻，有些家长也问医生是否可以不用牙钻。牙齿龋坏以后，有腐坏的牙体组织留在龋洞内，其中含有许多细菌。如果不彻底清除掉就在上面补上充填材料，牙齿还可能继续龋坏，并向牙髓、根尖周发展，给孩子带来更大的痛苦。用一般的器械不容易清除掉腐坏牙组织。另外，补牙时要预备良好的洞型，使填补材料能保留在洞里不脱落不折断，这也需要用牙钻来修整。口腔科多数使用的是高速涡轮机牙钻，它的转速达到20万～30万转/分钟，能够很快地磨除腐蚀的牙组织，修整好洞型。

除了使用钻针，还可使用一些新的技术来进行窝洞预备，如化学去龋、氧化铝-空气磨除系统或激光系统，但这些技术还需不断改进。

了解了这些，家长应该协助医生做好孩子的工作，使治疗顺利完成。

22 有没有不需要磨牙的补牙术？

在口腔科的诊室内，常常可以看到牙医在给患者补牙时，先使用高速旋转的磨牙齿机器将牙齿蛀坏的部分磨除，再用补牙材料把洞补上，蛀牙就被补好了。但是不少人觉得磨牙齿时感觉酸酸的，不太好受，甚至有些人一听到磨牙的声音就十分紧张，会产生畏惧心理，要求医生尽量不要磨牙齿。

所以很多患者和家长都会询问医生有没有不需要磨牙的补牙术。有一种不需要通过磨牙就能补牙的新技术，叫作非创伤性修复治疗。其特点是以手工操作器械代替磨牙齿的机器，将牙齿上龋坏的部分挖除干净后，再用一种特殊的补牙材料把蛀洞填上，使其与外界隔绝。另外，由于特殊材料能缓慢释放氟元素来保护牙齿，龋坏病变不容易继续发展下去，所以这种方法同样能达到治疗蛀牙的目的。

非创伤性修复治疗不需要使用常规的磨牙机器，手工操作即可，没有磨牙齿时的噪声，而且会造成的疼痛轻微，是一种非常简单易行的治疗措施。可是它不能完全替代传统的补牙方法，因为它只适合治疗较浅的早期蛀牙，对于龋坏严重的牙齿无能为力，这是由非创伤性修复治疗的特性所决定的。

对付较浅的蛀牙时，很容易把病变去除完成治疗。而遇到深度龋坏的牙齿，想要靠手工器械挖干净就费时费力，不如磨牙机器来得快速彻底。

目前，非创伤性修复治疗主要是在一些医疗条件差、治疗仪器短缺的地区进行，如果发现儿童患有轻度蛀牙，那么及时接受非创伤性修复治疗不失为一种良好的治疗手段。

🔍 23 乳牙窝洞制备的特点？

乳牙与对应的恒牙相比，其髓角高而尖，牙本质也较薄，所以髓腔较恒牙的要大。乳牙的釉质很薄，但厚度一致，釉质表面与釉牙本质界趋于平行。在备洞的时候医生要充分考虑到这些不同。

另外，许多充填体在𬌗面折断是因为对𬌗的尖锐牙尖，所以最好在备洞前用咬合纸确定有潜在危害的牙尖。轻微降低对𬌗尖锐牙尖的高度或者将牙尖磨圆钝均可减少充填体的折断。

总的来说，乳牙的备洞并不难，但需要术者精确控制。制备窝洞的轮廓和进行窝洞的大体预备时，建议使用的高速手机钻针为小的、圆头的钨钢钻针或金刚砂钻针。通常情况下，考虑到方便性及效率，备洞整个过程的操作仅用同一根钻针即可完成。高速钨钢钻针切割的效率比较高，还可满足保守的窝洞预备要求，即点线角圆钝。

🔍 24 乳磨牙窝沟龋洞如何制备？

发生在乳后牙窝沟龋坏所制备的洞型称Ⅰ类洞。如果计划用银汞充填，传统的Ⅰ类洞预备应包括龋损部位、易于滞留食物和菌斑的潜在龋损区域。预备Ⅰ类洞的第一步就是去除无基悬釉，然后窝洞应扩展至龋损窝沟或𬌗面的解剖缺陷处（预防性扩展）。龋损牙本

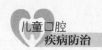

质应用大号球钻或挖匙去除。想要去腐干净且不露髓，需要底平壁整，且轴壁和髓壁的线角应避免尖锐。线角圆钝可减少应力集中，会使充填材料更好地适应备好的窝洞。深窝洞中应放置生物兼容性好的垫底材料避免对牙髓的刺激。传统的Ⅰ类洞的预备和充填在某些情况下虽然是最有效的治疗方法，但最近这种方法却越来越少被应用。因为黏结修复和封闭材料的使用，使传统的治疗方法在很大程度上被保守的窝洞充填取代。

如果计划用复合树脂或玻璃离子水门汀充填，未病变的窝沟点隙也应作为黏结修复的一部分进行封闭。

25 低龄儿童龋的Ⅰ类洞治疗上有何不同？

在2岁以下儿童的常规检查中，医师偶尔会发现一颗或多颗第一乳磨牙𬌗面中央窝的早期龋，但很轻微。儿童的心理不成熟，也不可能与之进行有效的交流，治疗时父母可在牙椅上用自己的双手和双腿交叉将患儿固定在自己身上。这样不仅可让患儿觉得放心，还可防止操作过程中患儿意外运动。较小的窝洞预备可不用橡皮障，也不需要局麻，用钻针打开龋洞，只在龋损范围内预备好窝洞即可，往往窝洞预备能在几秒之内完成。用银汞合金、树脂、树脂改良的玻璃离子水门汀或玻璃离子水门汀充填窝洞，可阻止龋病进一步发展或暂时抑制牙齿的进一步损坏。如果患儿合作，应进行预防性树脂充填。

26 乳磨牙邻面龋坏如何备洞？

发生在乳后牙邻面龋坏所制备的洞型称Ⅱ类洞。学龄前儿童中邻面龋很多，发现后应立即采取预防及修复措施。

（1）小的病损

非常小的早期邻面龋应由口腔医师进行局部涂氟，同时配合家庭局部用氟。通过这一治疗配合饮食习惯及口腔卫生的改善，一些早期邻面龋会处于静止状态或再矿化。但是一定要让家长知道采取这些措施的重要意义，并定期复查。如果家长和患儿不能很好地配合上述治疗，则通过咬合翼片检查会发现病变扩大，这时应采取充填治疗，以防止其进一步发展成为广泛的龋损。

随着黏结修复技术的进步，特别是那些释氟的修复材料的出现，越来越提倡保守的窝洞预备。小的Ⅱ类洞龋病并未波及牙髓，这时仅打开边缘峰或其唇面，去净腐质，不去除过多的牙体组织，进行窝洞预备，已成为一种流行的微创技术。龋损的入口大小能够进行去腐即可，不必过大，以保留更多正常的牙体组织。为期3年的临床研究发现，保守的窝洞预备后，用玻璃离子充填后的成功率较高。此外，新型的树脂改良的玻璃离子材料具有易掌握、固化时间短、成功率高等特点。

许多学者主张用释氟材料进行保守的备洞和充填。操作时，不是一定要使用局麻。如果患儿合作，建议最好能用橡皮障，尤其是上牙的治疗中。树脂改良的玻璃离子材料在保守的备洞和充填修复中可获得令人满意的效果。

（2）较大的牙本质龋损病变

无论是银汞合金还是复合树脂充填修复，乳牙传统的Ⅱ类洞预备的第一步都是打开边缘嵴。但当打开边缘嵴时，一要加倍注意，防止对相邻牙邻面的损害。传统的Ⅱ类洞的预备应包括龋损部位、易于滞留食物和菌斑的潜在龋损区域。传统的用于银汞充填的Ⅱ类洞，颊舌侧要扩展到自洁区。窝洞的设计应在颈部有较大的颊、舌侧扩展，以保证解除与邻牙的接触。在邻面这一颊舌向的扩展、散在的窝洞形状，对乳磨牙是必需的，因为乳磨牙邻面接触为面与面的接触，且接触区平而宽大，颊侧龈1/3隆起明显。窝洞的龈壁及邻面壁与轴壁和颊、舌壁形成的角度应接近直角。颊、舌壁应依照牙齿外形向颈部发散，在𬌗面汇聚。轴壁（髓壁）的预备要避免意外露髓，理论上，鸠尾峡部的宽度应为两牙尖之间距离的1/3。轴髓线角应是圆钝的，以减少应力集中，这样也可保证在这个易于折断的地方多放些材料。

虽然传统的Ⅱ类洞的备洞充填没有明显减少的趋势，但随着具有治疗及黏结性能的修复材料的发展，其应用也将逐渐减少。无论用哪一种材料进行充填，都需要将龋损组织去干净，当波及牙本质深层时，应注意对牙髓的保护，充填之前应进行洞衬或垫底。

27 乳前牙邻面龋坏如何备洞？

发生在乳前牙邻面龋坏所制备的洞型称为Ⅲ类洞。乳前牙邻面的龋损会发生在牙齿接触紧密或牙列拥挤的儿童中。乳前牙的龋损在一定程度上可作为患儿易患龋的证据，对这些患儿应制订综合的防治计划。如果龋损未进展到牙本质，去净腐质不累及或削弱切角，则可预备小的常规的Ⅲ类洞，用黏结材料充填。

如果乳尖牙与第一乳磨牙相接触，那么在易患龋的儿童中，乳尖牙的远中面是常患

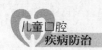
龋的部位。乳尖牙因其在牙弓中特殊的位置，其远中面与第一乳磨牙近中面有较宽的接触区，位置较高的牙龈组织，使得预备典型的Ⅲ类洞并正确地进行充填变得比较困难。改良的Ⅲ类洞的预备是在舌侧或偶尔在唇侧备鸠尾。上颌尖牙多备舌侧鸠尾，而下颌尖牙多备唇侧鸠尾。这种备洞方法可获得额外的固位，使放置充填材料的操作变得容易。

29 乳前牙邻面-切角处的缺损怎么修复？

对于乳前牙近中或远中累及切角的深龋损，依据龋损大小，可以行树脂修复、冠修复。

（1）树脂修复

用树脂修复时，先对窝洞进行预备，包括切角的邻面预备、去腐修整颈部肩台，在牙冠颈1/3唇舌两侧制备改良鸠尾以利于固位，去尽残余腐质。固位鸠尾可稍扩延至唇面的2/3，甚至远达整个牙颈部的脱矿釉质。然后制备釉质洞缘斜面，以改善修复体的边缘黏结。洞型制备完成之后，酸蚀，黏结充填。充填时将成型片通过楔子紧密地置于牙颈部的肩台处，这有助于操作者在治疗过程中向窝洞内放置充填材料、进行塑形及固化过程中对复合树脂的固定，好的成型片可简化和加速这些操作过程。

修整充填体时，可先用火焰状磨光钻针去掉多余的树脂，建立修复体的外形。龈缘用尖的刃状的钻针磨光。最后用橡皮杯及细的潮湿的磨光材料或复合树脂磨光系统来进行抛光。

树脂充填的优点是便捷快速，缺点是固位和抗力不足，如果有大量的牙体组织缺损，比树脂充填更好的修复方式是全冠修复。

（2）不锈钢全冠修复

当龋损广泛累及切缘及邻面的乳切牙及乳尖牙，可用不锈钢全冠修复。

先选择尺寸合适的不锈钢全冠，修整颈部的边缘外形，抛光，用水门汀黏结固位。尽管全冠有很好的固位，但是不能满足一些美观的要求。应该将大部分唇面的金属磨去，即唇侧"开窗"，然后用复合树脂修复，这种修复叫作开面不锈钢冠。

为了解决不锈钢全冠在前牙修复中的美观问题，可以使用预制有美容贴面的不锈钢全冠来修复乳前牙，但这种预制的贴面有时会破裂。

（3）透明树脂冠

使用赛璐珞冠透明冠修复前牙大面积的牙体缺损，有助于获得良好的外形和光洁度，与树脂充填相比，有更好的固位力和抗力；树脂冠与牙齿颜色接近，与金属冠相比，可获得更好的美观度。

乳前牙透明成形冠适用以下情况：多面龋；累及切端的龋坏；广泛的颈部脱矿；需要进行牙髓治疗；龋坏虽然不大，但是口腔卫生非常差的；患者不合作，很难隔湿，难以进行直接树脂充填的。

不适合以下情况：不能配合治疗的患儿；前牙缺损面积过大（如残留牙体组织少于1/3）难于获得足够固位者；X线片显示牙根吸收达1/3以上，或存在严重根尖周病变不宜保留的牙齿。

进行透明树脂冠修复时，先常规去除腐质，并在接触点位置均匀磨除0.5～1毫米，使牙齿聚合度为0度，形成刃状肩台，线角调整平滑；近髓处可用光固化玻璃离子水门汀或光固化氢氧化钙制剂等常规护髓；根据牙齿近远中径选择大小合适的透明冠，根据邻牙高度和咬合关系确定冠高度，用锐利剪刀修剪透明冠的边缘至高度合适，且冠边缘平滑，并使冠边缘位于龈下1毫米；试戴调整好的赛璐珞透明冠，用探针在冠的远中切角处制备排溢孔；用全酸蚀黏结系统处理牙面，选用颜色适合的树脂填入透明冠内，使树脂充满牙冠的2/3左右。戴入牙冠，从排溢孔排除气泡和边缘处多余树脂，光照固化树脂。用挖匙从冠的边缘处轻轻撬起透明冠，并去除，打磨多余树脂边，检查调整咬合关系。

在进行透明树脂冠修剪时要注意保护透明冠邻面的完整性，因为透明冠制作出的修复体在邻面无法抛光，所以剪冠时应注意邻面三角区，一定要保持冠在邻面部分的完整。另外，在透明冠内的复合树脂光固化前，在牙颈部要去除溢出到透明冠边缘处的复合树脂；否则，光固化后使用挖匙去除透明冠时会遇到困难。

29 复合树脂充填有哪些特点？

复合树脂是一种比较理想的充填材料，随着复合树脂和玻璃离子水门汀等黏结材料性能的改进，临床上已将其常规用于后牙的修复。损坏严重的牙齿在进行预成不锈钢冠或铸造金属全冠修复的牙体预备之前，也可用复合树脂进行充填。应用复合树脂进行充填有以下特点：

①复合树脂充填的技术敏感性很高，水分污染将对最终的充填效果产生很大的负面影响。如果不能保持干燥的术野，复合树脂可能是充填材料中最差的。但是，树脂改良玻璃离子可以在某种程度上耐受潮湿，是在不能良好隔湿的情况下选用的美学材料。

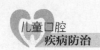

②通常情况下，使用复合树脂充填时的牙体预备比银汞充填时更保守。这种材料不像银汞那样需要相当的体积以抵抗临床折断，使得预备体可以更小、更浅。邻近龋坏的无龋窝沟点隙无须像"预防性扩展"那样包括到预备体中，而是仅在充填过程中进行封闭即可。

③复合树脂与牙齿结构有黏结性，因此，牙体预备中对机械固位的要求降低。然而需要记住的是树脂与釉质的黏结强度远高于与牙本质的黏结强度，减少预备中的机械固位意味着提高了对树脂和酸蚀后釉质间微机械固位的要求。乳牙釉质的厚度约是恒牙釉质的一半，仅由酸蚀获得的固位也会同样减小，因此，在牙体预备过程中仍然需要少量机械固位。乳牙牙釉质表面为无釉柱层，有机质成分高、钙化差，酸蚀的时间可延长到1.5～2分钟。为了加强复合树脂与牙本质的黏结面积，一般只在深洞近髓处做点状垫底。

④在洞缘形态的设计上，洞缘角以90～120度为宜。若洞缘角大于120度，充填的复合树脂易滑动，减弱黏结力。在过去，𬌗面磨损是后牙复合树脂充填最常见的问题，若预备体较小，且远离咬合受力区，磨损可以降到最小。

30 如何应用不锈钢全冠修复乳牙？

不锈钢全冠是由Humphrey在20世纪50年代引入儿童口腔医学的一种耐用的修复体，它是治疗大面积龋坏乳牙的重要修复材料。不锈钢全冠是一个金属外壳，有不同的大小，有一定的解剖形态，必要时可以进行边缘修整和成形，以适应不同的牙齿。适应证有：

①龋损面积广泛的乳牙或年轻恒牙，包括大面积龋坏的乳牙、大面积缺损或多面龋损。

②龋病处于活跃期，易发生继发龋。

③发育不全的乳牙或年轻恒牙。

④牙髓切断术和牙髓摘除术后，面临冠折危险的乳、恒牙的修复。

⑤作为间隙保持器或者修复矫治器的基牙。

当然，预成不锈钢全冠最常用于大面积龋损的乳磨牙的修复。

不锈钢全冠的修复步骤如下：

①修复时，应局部麻醉并使用橡皮障。

②去龋、护髓和充填。去龋时降低薄壁弱尖，同时做牙体预备。充填体的𬌗面不必过高，如果患牙邻面有龋坏，充填时无须恢复邻面接触关系，尽可能充填成预备体的形态。

③牙体预备。近中邻面用高速的邻面粗金刚砂钻针预备。邻面预备时要注意不要损伤邻牙。可以在要预备的邻面和其邻牙的邻面之间插入木楔子，将两牙分开，便于操作。几乎垂直预备邻面，至近颈部时，打开该牙与邻牙的接触，以探针可顺利通过两牙之间为标准。邻面龈缘处的预备应是光滑的羽状边缘，不能有突出或肩台。用高速的粗金刚砂球状钻针预备牙尖和𬌗面。𬌗面预备要依照原𬌗面的形态，磨除约1毫米。

高速的粗金刚砂球状钻针还可用来去除尖锐的点线角。一般不需要预备颊舌面，这些面上的倒凹反而有助于全冠的固位。然而，在一些特殊的病例中，还是要预备颊面近颈部的明显突起，尤其是对于第一乳磨牙。

若完成牙齿预备后，还有残留的龋损牙本质，应继续将期去除。如果去腐未尽而露髓，就要进行相应的牙髓治疗。

④选择可完全覆盖预备体的最小的全冠。为得到更为合适的不锈钢全冠，需注意以下两点。

第一，术者必须确定正确的牙冠的𬌗龈向高度。第二，全冠边缘的形态应和天然牙的龈缘形态一致。降低全冠的高度，如必要应使其无咬合，全冠边缘放在游离龈下0.5～1毫米。让患者咬压舌板，将全冠压到预备体上，牙冠上画出游离龈边缘后，取下全冠，用弯剪或旋转石将多余的金属边缘去除。

用收颈钳收紧全冠颈缘，将其重新就位。患者咬压舌板，迫使全冠就位后，检查全冠龈边缘的位置。合适的病例中预成冠几乎完全不用改动。

⑤修整全冠外形。在颊舌面的颈1/3（如果全冠很松，从中1/3开始）处用相应的修整钳来修整全冠，这样可使全冠颈部更好地和天然牙相匹配。修整时，用钳子牵拉金属冠向内卷曲，用力时需保持钳子的柄向全冠的中心倾斜。修整钳可用来修改颊舌面的外形，也可用来修整邻面的外形，以使全冠与邻牙获得满意的邻面接触。如果有必要，邻面可加焊以改善其外形及与邻牙的接触关系。修整全冠直至它与预备体完全密合，龈边缘延伸至游离龈下的正确位置。

⑥试戴。修整好全冠外形后，将全冠在预备体上就位，拆除橡皮障，检查咬合，确保没有打开咬合或引起下颌位置改变，预成冠就位后尽可能达到咬合平衡。取下预成冠，将冠边缘磨圆钝、抛光，使其与牙龈组织更密合，可用橡皮轮或硒粒子抛光石抛光。

⑦黏结。

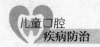

③1 补牙为什么要使用橡皮障?

儿童牙科医生在对幼儿进行牙病治疗的过程中,经常遇到小儿不合作的情况,即使小儿比较合作,也存在钻牙机的噪声、震动以及探针、镊子等尖锐器械,使儿童恐惧而造成其口唇、舌肌的紧张或猛然反抗。如果医生缺乏应有的思想准备,就易造成儿童软组织的损伤。所以,牙科医生治疗患儿时,一定要十分注意安全。在牙病治疗的过程中使用橡皮障,可以保持清晰、清洁的术野,隔湿效果好,而且也非常安全,便于操作。橡皮障有以下优点:

①节省时间。有的医生认为用橡皮障费时间,但是应考虑到小儿的口腔状态,若唾液量较多,橡皮障会减少因排唾液而耽误的时间,治疗速度快且效果好。在熟练护士的配合下,使用橡皮障应是口腔治疗的常规。虽然安放橡皮障需要时间,但减少了患儿漱口的过程,实际上缩短了操作时间。

②帮助管理患儿的行为和情绪。有种创意的说法是,将橡皮障叫作牙齿的"雨衣"。使用橡皮障可以很好地减轻患儿的焦虑。据临床经验分析,橡皮障安放适宜,不安的或不合作的患儿会容易控制一些,因为橡皮障可有效控制唇和舌,诊疗时不仅更安全,不会划伤软组织,而且可提供较大的自由空间。

③有利于隔湿。在乳牙上完成窝洞制备后,隔湿就显得格外重要。使用橡皮障,对髓腔宽大、龋坏广泛的乳牙备洞时,可减少边缘的误差。当牙齿被橡皮障隔离开后,容易保持术区清洁的状态,更有助于发现小的露髓孔,可以仔细观察牙髓暴露的程度、牙髓的出血程度。因此,橡皮障可以帮助医师对活髓牙进行牙髓状况的评价。

④防止异物误吞和误吸。当充填材料、牙齿碎屑、药物掉入口中时,会增加唾液的分泌而影响操作。橡皮障可防止患儿误吞和误吸药物、充填材料以及器械等,同时还可以防止涡轮机头喷出和水流入咽喉引起呕吐反射。

⑤帮助医师指导家长。家长们对于给患儿做的治疗往往很感兴趣,当使用橡皮障时,医师能很好地向家长展示治疗后的效果。橡皮障使得医师有总领全局的感觉,使家长相信医生能提供更高质量的服务。

但是,橡皮障也有缺点:

①不合作的儿童和口呼吸的儿童不宜用橡皮障。

②使用橡皮障时不能进行调𬌗。

③若牙冠破坏太大或萌出不全的牙齿,很难选择合适的橡皮障夹子。

④上橡皮障时容易伤及牙龈，所以要选择适合牙颈部状态的橡皮障夹子。上橡皮障前，在牙龈表面涂一些表面麻醉剂，儿童能够耐受就可解决这一问题。

以上是橡皮障的不足之处，虽然如此，橡皮障仍为儿童牙科治疗的一种安全和可靠的隔湿手段，如果有条件，应尽可能地采用。

32 为什么乳牙补过后还会蛀坏?

经常有家长会问，孩子补过的牙还会蛀吗？儿童补过的牙是还有可能龋坏的。一个牙齿产生了龋洞，充填后与充填体相连接的牙体组织还有可能发生龋坏，我们称为继发龋，牙齿的其他部位也会发生龋坏，我们称之为再发龋。龋病是发生在牙体硬组织的感染性疾病，是牙齿在细菌、食物与时间的多重因素作用下的结果。只要口腔内还有牙齿，还存在致病的细菌环境，还进食含糖的食物，就有再发生龋齿的可能，即使是补过的牙齿。

通常人们认为蛀牙补好后可以维持好多年。但为什么乳牙龋坏补好过后又会发生龋坏呢？这个问题的发生存在诸多方面的因素。

①乳牙本身组织结构。乳牙体积小，其牙釉质和牙本质的厚度较恒牙薄，一旦蛀坏严重，医生在洞型的设计和制备中很难造就一个固位抗压良好的洞型。顾此失彼，就会造成充填物容易折断或脱落。

②充填材料的选择。充填材料的选择应该考虑两个方面：第一是牙齿蛀坏的程度、洞型对材料的要求，以及材料本身的理化性质。第二是乳牙替换的时间。如：4～5岁幼儿乳磨牙蛀坏比较严重，如果选择银汞合金充填材料，固位差，容易脱落或折裂。如果用生物性相容性好的玻璃离子黏固粉来充填，黏结性是不错的，但考虑到乳磨牙替换时间还有5～6年，在长期的咀嚼运动中易磨损，或边缘在唾液的作用下部分溶解脱落，造成边缘渗漏，产生继发龋。如果用高分子树脂修复，由于洞深，树脂对牙髓有一定的刺激，临床操作烦琐，时间长，幼儿较难配合。因此，材料的选择也是一个不能忽视的因素。

③患儿与医生配合欠佳。当龋洞制备后，血液的渗出和唾液的污染造成衬洞剂与充填材料不能很好地与洞壁密合，造成边缘渗漏，而产生龋蚀。

④不遵守医嘱。使用金属类充填物在治疗后必须严格执行医嘱。但是许多儿童一出医院就闹着要吃东西，口腔咀嚼运动中会撞击和摩擦充填物，造成充填物松动、折裂，甚至部分脱落。通常情况下，用金属材料补牙要过两个小时才能再吃东西，而且不能用充填过的一侧牙齿咬食物。金属材料完全凝固需24小时左右。因此，儿童在充填后不久咀嚼会直

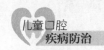

接影响材料的结合凝固，同时材料在凝固的过程中遇到唾液有一定的膨胀系数，当胀力增大时，儿童可能不适应，用手指去挖，这也会造成材料缺损，导致继发龋。

以上这些情况都是常见的，还有一些问题，包括操作上的技术和材料本身的质量，患儿在治疗过程中不配合，以致龋坏的组织未去干净，洞型无法修整等，均会引起充填后的继发龋的产生。因而在治疗前做好患儿的思想工作，使患儿配合医生的操作是很重要的。同时，医生必须规范操作，熟悉材料的性能特点，灵活应用。

所以，不能认为牙齿补过之后就等于上了保险，从此可以高枕无忧，一劳永逸。只有保持良好的口腔卫生状况及饮食习惯才会减少龋齿的发生，只有定期进行口腔检查才能及时发现口腔疾病并进行早期预防治疗，以保证牙齿的健康。

33 为何补牙前牙齿不痛，补后反而痛呢？

有些家长发现孩子口腔内牙齿有洞，但孩子从来没有说过痛，只是觉得进食时食物嵌塞不舒服，就带孩子去医生那里补牙，但是补牙后反而出现了疼痛。这是怎么回事呢？

有两方面的原因：第一，龋洞比较深，充填过程中的操作对牙髓有刺激以及充填后材料对牙髓有刺激。补牙常用的充填材料虽对人体无害，但对牙神经有一定的刺激作用，如龋洞太深时用磷酸锌水门汀充填，就会因游离出的磷酸刺激牙髓而发生疼痛。常见的光固化复合树脂对牙髓也有一定的刺激性，在深洞充填时也必须垫底保护牙髓。所以，刺激性大的材料不能直接充填较深的龋洞，应该先用刺激性小的材料垫上一层后再选用其他材料充填，否则就会导致充填后疼痛。

第二，龋洞充填前本身牙髓有慢性炎症，但是患者没有典型的疼痛症状。当龋洞较深，接近牙髓时，龋病的细菌或其毒性产物可以波及牙髓，引起慢性牙髓炎，但是在就诊的时候，医生去净龋坏并未发现露髓，患者也没有自发痛的病史，医生就会保留牙髓而进行直接充填，但是治疗去龋的过程中切削刺激以及充填材料的刺激等可能会引起慢性牙髓炎急性发作，在充填后出现疼痛，并可能发展为急性牙髓炎，引起剧烈牙痛。这种情况下就需要及时就诊做牙髓治疗了。

34 怎样保护补过的牙齿？

有些父母认为儿童龋坏的牙齿修补之后就完好如初，什么东西都可以吃了。实际上，正常的牙齿结构完整致密，加上有牙髓中的血管源源不断地供应营养，牙齿充满生机活力，特别坚强。牙齿的表面还有牙釉质层，硬度仅次于金刚石。然而，用银汞合金或其他材料补过的牙齿，虽然表面上看完整无缺，但实质却相当脆弱。一是因为牙齿龋坏后，补牙时为了去除病灶和方便充填材料固位，不得不磨掉部分牙体组织，二是因为相当一部分龋齿在治疗过程中，要把发炎的牙髓去除，牙齿再无营养供应，成了一个"死牙"，所以很脆弱。因此，用补过的牙来咬坚硬的食物，往往会出现牙齿崩裂。

为了避免牙齿崩裂，医生补牙时要尽量保留牙体组织，减少牙的磨损，有时还要有意识地将牙齿补得低一些，以减少牙齿的受力，甚至要为补过的牙齿套上一个坚固的金属帽以保护牙齿。

所以，补过牙齿的儿童平时应注意保持口腔卫生，不要用补过的牙齿咬坚硬的食物，如骨头、甘蔗等。如果坚持做到这两点，补过的牙齿可经久耐用。

35 年轻恒牙龋病有哪些特点？

在混合牙列期，随着恒牙逐渐萌出，恒牙的患龋率升高。而混合牙列期第一恒磨牙常被家长误认为是乳牙，不予重视，因此，治疗乳牙的同时，应常规检查年轻恒牙有无患龋，一旦发现龋齿，应及时治疗。

①发病早。第一恒磨牙俗称"六龄齿"，在儿童六岁左右萌出，萌出早，龋病发生早，患龋率高。在混合牙列期，第一恒磨牙易被误认为乳磨牙而延误治疗。

②耐酸性差。患龋年轻恒牙牙体硬组织矿化程度比成熟恒牙釉质差，萌出约两年才能完成进一步矿化，所以在牙齿新萌出的两年内易患龋。饮料饮用的增加而导致的牙齿酸蚀症，在儿童和青少年的年轻恒牙中有逐渐增长的趋势。应加强这方面的口腔健康教育。

③龋坏进展快，易形成牙髓炎和根尖周炎。年轻恒牙的髓腔大，髓角尖高，牙本质小管粗大，髓腔又近牙齿表面，所以龋病进展速度快，加上年轻恒牙矿化程度差，龋病往往很快波及牙髓。

④受乳牙患龋状态的影响。临床上常见第二乳磨牙远中面龋未经过及时治疗，导致远中的第一恒磨牙的近中面脱矿和龋洞形成。乳牙龋多发还可使口腔处于龋的高危环境中，对于刚萌出的年轻恒牙有较大的患龋隐患。

⑤第一恒磨牙常出现潜行性龋（隐匿性龋）。因为釉板结构的存在，致龋细菌可直接在牙体内部形成龋洞，而牙齿表面完好无损。

⑥好发部位。年轻恒牙龋病好发部位为：第一、二恒磨牙𬌗面、邻面（上颌舌面和

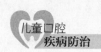
下颌颊面），上颌中切牙邻面。第一恒磨牙的窝沟常常不完全融合，菌斑往往容易沉留在缺陷的底部，与暴露的牙本质相接触。上颌第一恒磨牙的腭侧沟，下颌第一恒磨牙的颊侧沟，上颌切牙的舌侧窝都是龋易发生且迅速发展的部位。有时前磨牙的𬌗面窝沟也较深，往往也是龋的好发部位，也应引起重视。

36 年轻恒牙龋病的治疗有何特点？

年轻恒牙龋病的修复治疗有以下特点：

①牙体硬组织硬度比成熟恒牙差，弹性、抗压力等较低，备洞时应减速切削，减少釉质裂纹。

②髓腔大，髓角尖高，龋病多为急性，备洞时应避免意外露髓（去腐多采用慢速球钻和挖匙）。

③牙本质小管粗大，牙本质小管内液体成分多，髓腔又近牙齿表面，牙髓易受外来刺激，在去腐备洞过程中及充填修复时都要注意保护牙髓，注意无痛操作。波及牙本质中层以下深度时应间接盖髓，同时选择合适的垫底材料。

④当年轻恒磨牙萌出不全，远中尚有龈瓣覆盖部分牙冠时易发生龋病。

如果龋病波及龈瓣下，需推开或去除龈瓣，去腐备洞，进行完填；如果龋病边缘与龈瓣边缘平齐，可以去腐备洞后进行玻璃离子水门汀暂时充填，待完全萌出后，进一步进行永久充填修好。

⑤年轻恒牙自洁作用差，进行龋病充填时，还应注意与龋病相邻窝沟点隙的防龋处理。不应采用预防性扩展，提倡采用微创的预防性树脂充填术进行治疗。即在窝沟点隙龋仅局限于釉质或牙本质表层（牙本质只有少量龋坏）时，去净腐质后，用复合树脂充填窝洞，然后其余相邻的深窝沟用封闭剂封闭，这种修复技术称为预防性树脂充填术。当窝沟龋较深、波及牙本质中层甚至深层，面积较大，但相邻的窝沟正常时，去净腐质后，窝洞经护髓垫底充填后，充填材料可选用符合磨牙𬌗面要求的材料如树脂、银汞合金等，随后再对相邻窝沟进行窝沟封闭。

如果去除窝沟点隙龋的腐质后，洞宽不超过1毫米，可以在用流动树脂充填窝洞的同时封闭牙面其余窝沟。这是改良的预防性树脂充填术。但要注意，由于流动树脂中填料成分少，固化后聚合收缩明显且不耐磨，不适于洞宽超过1毫米的窝沟龋，否则会发生微渗漏。

在进行窝沟点隙龋的去腐治疗时，具体治疗过程是：首先用小球钻（常常是半号球钻）钻到龋病的窝沟底部，然后沿点隙周围进行提拉，去除窝沟壁上脱矿的釉质及釉牙本质界的腐质。如果釉牙本质界处的龋损已经扩散，用器械或钻针无法去除，则应扩大开口，注意不要过多去除牙釉质和牙本质。备洞后，牙本质用氢氧化钙制剂或玻璃离子水门汀垫底，然后用复合树脂充填并用窝沟封闭剂封闭其余相邻窝沟。

与制备传统的银汞合金洞型时进行预防性扩展相比，预防性树脂充填术保留了更多的健康牙体组织，是一种在年轻恒牙中值得推广的微创技术。

⑥因为年轻恒牙的修复能力强，其深龋治疗过程中必要时可考虑二次去腐修复。

早在18世纪中叶，就有学者提出对接近露髓的龋齿，有意地留下部分软化牙本质，充填患牙。近30年来，北美儿童口腔医师对较大的深龋多采用氢氧化钙的再矿化法治疗。氢氧化钙的pH在11以上，有一定的杀菌作用，可以抑制龋损的进展，且其刺激作用促使牙髓形成修复性牙本质，并使大量的钙和磷自牙髓进入脱矿牙本质。覆盖氢氧化钙10～12周后，窝洞底脱矿牙本质可再矿化。因此，治疗年轻恒牙的深龋时，对于全部去除龋损牙本质可能会露髓的病例，应用再矿化法。

治疗分两次完成。首次在去除腐质时，近髓处的软化牙本质不一定去除。窝洞洗净干燥后，于洞底覆盖氢氧化钙制剂，之后垫底，并用封闭性能好的充填材料充填。10～12周后再次治疗，去除全部充填物，常见首次淡褐色湿润的牙本质已变为灰色或黑褐色的干燥牙本质。用挖匙去除所残留的软化牙本质，确定未露髓，再做间接盖髓、垫底及永久性修复。前后两次X线片对比，亦可见软化牙本质的再矿化。

⑦年轻恒牙存在垂直向和水平向的移动，所以其修复治疗以恢复解剖形态为主，不强调邻面接触点的恢复。

③7 如何对发育不全的恒磨牙进行过渡修复？

严重釉质发育不全的第一恒磨牙在早期就容易出现牙齿损坏非常严重的情况，临床上往往会遇到这种充填修复的难题，这种牙齿需要在萌出早期就进行修复，常用预成不锈钢冠进行过渡修复而得以保留。但是，完成这种修复需要磨除一些健康的牙体组织，为预成冠提供足够的空间。即使这样，有时这种全冠修复也存在很难就位适宜的问题。在用预成不锈钢全冠修复年轻恒牙的过程中，保守性牙体预备是非常重要的，因为它可为将来永久性修复提供更好的选择。

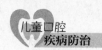

另外，复合树脂是一种比较好的过渡性修复材料。复合树脂黏结修复方法可以尽可能保留所有牙体结构，依靠釉质表面为修复体提供固位和边缘封闭。用复合树脂充填时去除干净腐质后通常几乎不需要额外的牙体预备，有时脱矿的釉质表面也可以保留下来以增加固位，为修复材料提供支持。在一些牙龈增生进入龋洞或者牙齿未完全萌出，部分被牙龈覆盖的病例中，为了获得去腐时的足够术野，可以先进行牙龈切除术。玻璃离子-复合树脂这类材料也可用于釉质发育不全牙齿的过渡修复。

38 儿童拍摄X线牙片对身体有影响吗？

儿童在口腔科就诊时常常需要拍摄X线片，因为儿童的表达能力较弱，医生只靠问诊很难明确诊断，有的家长对孩子的病情也掌握得不太确切，所以儿童牙科的管理和诊断离不开X线摄影。

牙片是诊断牙齿疾病最基本也是最常用的辅助检查，但是很多家长会担心儿童拍X线片对身体有影响。其实，牙片只有在摄片曝光的时候才存在电离辐射，儿童拍牙片时虽然有射线，但接触射线的时间很短暂，一般只有5～6秒，而且用于牙科诊断的放射剂量属于"微量"，仅相当于面对电脑屏幕一天所受的辐射量，所以其辐射量非常小。

拍牙片的时候，医院会为每一位拍片的患者提供铅衣、铅裙等X线防护装置，以将其对人身的影响降到最小。所以，家长不用过于担心。

39 儿童口腔检查常用X线检查有哪些？

儿童口腔科常用的X线检查包括根尖片、咬合翼片、全口牙位曲面体层X线片（俗称全景片）、头颅侧位法及锥形束CT（CBCT）。

（1）根尖片

根尖片是儿童口腔科应用最广泛的X线检查方法，主要用于检查牙体、牙周、根尖周及根分叉病变，同时可用于评价根管治疗时根管充填的质量。

根尖片观察的主要内容：

①牙冠的完整性，如有无龋坏影像，观察其与髓腔的关系。

②牙根是否存在折断线、生理或病理性吸收，髓腔的形态、大小，根管形态，根分叉或根尖周骨密度情况。

③恒牙胚及发育情况，恒牙胚周围硬骨板的连续性。

④年轻恒牙根尖片应注意牙根发育的状态，根管形态及根尖周骨密度情况。

（2）咬合翼片

在儿童口腔科，咬合翼片主要用于检查乳磨牙或恒磨牙的邻面龋坏，可观察邻面龋坏的深度、髓腔的大小及与龋坏的关系，同时也可观察邻面充填体的边缘密合情况，以及牙槽嵴顶是否有吸收。咬合翼片是儿童牙科临床上最有效的观察早期邻面龋的方法。由于上下颌同时摄影，曝光量少而且清晰，不用特别固定牙片。

（3）全口牙位曲面体层X线片

全口牙位曲面体层X线片主要用于检查儿童颌骨及乳、恒牙发育的整体情况，包括牙齿数目、形态、萌出方向等，同时可用于检查口腔颌面部囊肿、肿瘤、涉及颌骨的外伤等。但其对细微结构的观察不十分清晰，尤其对前牙区域的细微结构显示不清。

（4）头颅侧位法

咬合诱导时采用此法可帮助确认骨骼有无异常。

（5）锥形束CT

锥形束CT可以很好地显示病变部位的三维立体影像，在额外牙（旧称多生牙）、弯曲阻生牙的定位方面有重要意义，同时还可用于观察外伤后的根折影像，明确根尖周病变的位置及范围，观察解剖形态异常的根管影像等。

需要指出的是，锥形束CT的放射量比较大（通常是全口牙位曲面体层片的2～10倍），不是首选的临床检查手段，低龄儿童慎用。只有当根尖片或定位根尖片无法明确诊断且该诊断直接影响治疗方法的选择时，在患者知情并同意的情况下，做好必要的防护，才可以使用。

40 家长如何帮助孩子克服看牙的恐惧心理？

口腔疾病多数都需要对牙齿进行处理，所以少不了使用各种切割、研磨、喷气、喷水等器械或进行局部麻醉等，这些都容易让孩子产生恐惧、焦虑、紧张的情绪，不少孩子一见到牙医就开始哭，在大多数父母看来带孩子看牙是一件非常闹心的事。第一次看牙的经历对孩子非常重要，如果孩子第一次看牙就在精神、心理上对口腔治疗留下阴影，将会使

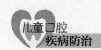
儿童终身害怕牙科治疗。但如果孩子第一次看牙轻松无痛，那么定期看牙就会成为一种习惯。那么，如何帮助孩子克服看牙的恐惧心理呢？

①平时多累积铺垫。用快乐的故事绘本、有趣味的活动来引导孩子树立保护牙齿的正确观念。比如，可以在家里玩扮小牙医的游戏，和孩子一起看教刷牙的故事绘本，和看过牙医、不怕牙医、和牙医有较好沟通的小朋友一起玩耍交流。

②从小就带宝宝定期检查牙齿，熟悉牙科环境。1～2岁的小宝宝即使在玩耍熟悉了一段时候后，当牙医让他（她）张嘴看牙齿的时候，也可能会害怕抗拒哭闹。其实牙医检查宝宝口腔往往只需要几秒钟，即使哭几声也不必担心。宝宝亲身体验了检查牙齿之后，明白检查牙齿只是张开嘴看看，并无疼痛不适，也会慢慢适应配合的。

家长要带孩子进行定期的口腔检查，熟悉环境和医护人员，熟悉口腔检查的工具，这样也能够早发现口腔疾病早处理，减少治疗时间和简化治疗程序。第一次就诊以不痛为首要原则，如果初次的检查治疗孩子无法配合完成，可以根据孩子的具体情况，择期治疗。千万不要等到孩子牙齿痛了才第一次看牙，这样孩子很容易会把看牙和痛苦联系在一起。

③爸爸妈妈们要对"去看牙医"这件事情表现得很冷静很淡定，尤其是在面对牙医的时候，要自然地、信任地把孩子交给医生。家长任何紧张、不安、担心、害怕、恐惧等情绪都会通过话语或动作传递给孩子。

如果进行口腔治疗，家长在充分理解并能接受治疗方案后，要信任医生，不要过多地参与治疗过程。要协助医护人员帮助孩子了解看牙过程，一起安抚孩子的情绪，必要时医生会使用局麻药减轻治疗时的不适感，尽量让孩子平静地接受治疗。医生给孩子做保健和治疗时，家长完全可以在室外等候，若家长靠近孩子，给予孩子过多的关注，反而会使他哭闹得更加厉害，不利于治疗。

④很多父母要带孩子去检查牙齿了，自己心里就感到十分为难，觉得看牙是一件很恐怖的事情。往往会装作平静地说："宝宝，我们明天去看牙医，放心，不会痛的。就一下下，马上就好。把牙齿补好了，我给你买巧克力！"这种话千万说不得。要让孩子把看牙医、做牙齿检查作为一件常规的事情，如同量身高、称体重、检查视力一样，而不是拿奖励作为条件。父母应该以积极快乐的方式告诉宝宝要去看牙医。比如："宝宝，今天我们去找教我们刷牙的阿姨，她们会教你刷牙，还会带你玩游戏，有会自动上下的像电梯一样的椅子，有会喷水的水枪，还可以给牙齿洗澡。"当然，要实事求是地说。

⑤建议就诊前家长先做好孩子的思想工作，耐心解释，鼓励孩子勇敢地与医生合作，切忌采取许诺的方式诱导孩子接受治疗，这样会对孩子有负面的心理暗示，提示孩子看牙是一件痛苦的事情，或者哄骗孩子进行治疗，一旦治疗中孩子稍有不适或与孩子想象中的情况不同，孩子会因恐惧而产生抗拒。严禁语言的不良暗示。不要使用"不会痛""痛不痛"这样的词语，严禁平时用"不听话就带你去拔牙""不乖就带你去医院打针"等类似的把惩罚和牙医、牙齿检查、牙齿治疗联系在一起的话语。有这样经历的孩子往往在进医院或牙科诊所之前就哭哭闹闹不肯进去。

⑥最好上午带宝宝去看牙医。宝宝一般上午精神好，情绪也好，快乐的宝宝容易和人沟通。下午宝宝容易犯困瞌睡、情绪不好，难以配合检查。

⑦宝宝不能空腹，也不要过饱。宝宝空腹容易情绪不佳，不配合检查。过饱的话，检查时候若稍微挣扎一下，容易呕吐。

⑧要预约，要准时。目前不少医院和诊所已经开始实施预约制度，预约制能够减少爸爸妈妈们就诊等候的时间。准时到达就诊，更能使就诊过程顺畅。

总之，良好的开端是顺利治疗的前提，宝宝对牙科的兴趣和好奇、与牙医的熟悉和亲密，一定会有利于宝宝的牙齿健康，这也是牙医们最开心的事！爸爸妈妈们需要做的就是引导孩子、教育孩子，陪伴孩子慢慢长大。

41 医生如何减轻患儿的恐惧心理？

儿童由于年龄的差别，对发生恐惧的内容物不同。一些低年龄儿童看见陌生的器械、针头等，都会产生恐惧心情。因此，注射时从准备到开始注射，都要避开患儿的视线，不要让患儿看见。相反，有些大年龄儿童对看不见的物品会产生恐惧心理，看不见注射器就拒绝注射，这种情况下，可采用说、看、做的方法，简称TSD法（tell show do），其理解后会顺利地配合治疗。TSD法是消除儿童恐惧感的现实做法之一：T就是对有一定理解力的患儿说明治疗牙齿的必要性，S是给患儿看治疗用的器械、材料等，以及看别的小儿治疗牙齿，D是用镜子看自己的牙齿和治疗操作，然后再在患儿口腔内进行实际操作。另外，医生的紧张也会影响到小儿。医生应放松，可以和小儿对话以分散小儿的注意力及恐惧心理。对于极度烦躁不安、恐惧且易紧张的患儿以及呕吐反射强烈的患儿，为了减轻其在注射针头刺入时的恐惧情绪，有时采用治疗前给药，如安定药物。（注：治疗前给药通常使用的是弱安定，其中最常用氯甲苯二氮䓬，治疗前30分钟到1小时给药则药效最佳。药物

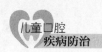

发挥作用的时间因人而异。临床上通过观察患儿的状态来决定治疗时机。药效大约可持续24小时，因此，治疗后家长需要密切观察患儿的情况。）

42 为什么说儿童牙科治疗中是三角关系？

儿童牙病治疗的三角关系是指患儿、家长和医护人员之间的相互关系。在临床治疗中，忽视其中任何一方都不能顺利进行治疗。

①家长与患儿。儿童性格的形成除先天因素外，还有家长教育方式的影响。医生与护士要十分注意家长对孩子的态度，说话要注意分寸。幼儿，对家长有较强的依赖心理，为了取得患儿的配合，需要家长在诊室外等候，这一措施应取得家长的理解和合作。这对顺利治疗是非常重要的。

②医护人员与家长。前面说过，幼儿对家长有很强的依赖心理，儿童的性格也受家长教育方式的影响。在日常生活中，家长与儿童的接触时间是最多的，医生问诊时应尽可能地从家长那里获得患儿的现病史和既往史的信息。应向家长宣传儿童口腔保健卫生知识，说明患儿口腔疾病的病因及防治计划。在治疗时，医、护都应注意慎用对治疗内容限定的语言，如"涂点药就回家""看看嘴里就走"，也不宜采用补偿性质的语言，如"好好看牙就买个××回家"等，以免给家长造成困难。

③医护人员与患儿。患儿初到儿童牙科来就诊，对医生和护士的声音和动作以及周围环境，都会感到陌生而产生恐惧心理。

所以，医生和护士应多用和蔼亲切的语言与患儿交谈，消除其恐惧感，放松其紧张情绪。医生还要与患儿说明治疗牙病的重要意义。对恐惧情绪严重的患儿，若其家长在身边会有安全感而配合治疗的，可允许家长留在患儿身边。

43 医生怎样接待哭闹儿童？

有些患儿在进入诊室之前就哭闹，且进入诊室后采取种种方法都不能使其配合，这种情况下，医生或护士往往容易产生急躁情绪，不能冷静，甚至训斥患儿。这样反而引起患儿的恐惧和家长的不信任感，不利于继续治疗。如果遇到此种情况，医生可以去洗洗手，缓和一下情绪和气氛，然后再去抚摸一下患儿的头以表示亲昵，来改善与患儿及家长之间的气氛。小儿由于年龄的差别，个体之间存在着明显的差异，在诊疗中3岁是一个非常重要的界线。3岁以下的儿童，由于年龄小，理解能力差，对家长的依赖性强，可让家长和患儿一起进入诊疗室，由家长抱住患儿，使患儿的头部枕在医生的膝盖部进行治疗。3岁以上的儿童可采用TSD法或HOM法，多数患儿可配合。何谓TSD法、HOM法？在前面已经讲过TSD法，主要是向患儿说明治疗牙齿的重要性，并让患儿看一看和试一试治疗器械等，以消除患儿的恐惧紧张心情。对有一定程度的理解力而又剧烈哭叫的患儿用HOM法（hand over mouth）最有效。即用手捂住正在哭叫的孩子的嘴、盖住眼睛，患儿即由过度的兴奋转入暂时的抑制。然后告诉患儿若听话就把手拿开，若再哭叫则再捂上嘴。如此反复几次直到配合治疗为止。但必须注意不要捂住鼻子。用HOM法后，再用TSD法让患儿慢慢明白治疗的理由，使其了解牙齿治疗并不可怕。如果TSD法和HOM法均不奏效，可以让患儿先见习一下比其年龄小或同龄的、配合较好的患儿治疗，并表扬配合好的儿童，以激发儿童的竞争心理来约束自己。这种方法称为社会模仿法。对于哭闹剧烈的患儿不应停止治疗，停止治疗会给患儿一种错觉，哭闹就可以不治疗。可减少治疗牙数，缩短治疗时间。我们要时时想到"儿童不是小大人"，诊疗室的涡轮噪声、消毒液的气味等都会让患儿产生不安全和恐惧的心理，若患儿体验了一次迅速而无痛的治疗，以后的治疗可能会变得顺利。

44 打麻药对孩子的智力有影响吗？

打麻药对孩子的智力是没有影响的。有一些孩子不能很好地配合口腔治疗，是因为他们对口腔治疗中的疼痛等不适感不能耐受，而使用局麻药减轻或消除这种不适感，对于孩子愉快地接受治疗有很大的帮助，避免了使用强制治疗，对保护孩子的心理健康、防止"牙科恐惧症"很有益处。

牙科治疗的局部麻醉，是将局麻药注入组织内或神经干分布的附近，阻止神经末梢的刺激传入，使之暂时失去传导痛觉的能力从而产生麻醉效果。因此，局麻药仅作用于局部组织，不通过大脑屏障，更不存在影响孩子智力的问题。目前没有证据或者报道表明口腔治疗中局部使用的麻药会对儿童的智力发育产生影响。

45 儿童牙科经常使用的局部麻醉术有哪些？

儿童牙科经常使用的局部麻醉术有表面麻醉、浸润麻醉和传导麻醉。

①表面麻醉。应用表面麻醉可以减少儿童针刺时的疼痛，是有效的麻醉方法之一。以

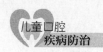
下情况处理可采用此方法：注射针刺入部位的麻醉，极度松动的牙拔除或去除牙齿碎片，上橡皮障夹子时，强烈的呕吐反射可在上腭黏膜涂用，表浅的黏膜下脓肿切开，口角炎及阿弗他溃疡的暂时止疼，去除龈上牙石。表面麻醉剂有喷雾剂型、液体型和糊剂型三种类型。喷雾剂型直接使用时会吸入肺部，容易引起中毒。液体型用小棉球或海绵蘸药涂抹，药液易流失。糊剂型停滞性较好。表面麻醉药浓度较高，应注意将使用量控制在最小限度。几乎所有的表面麻醉剂对舌的刺激性都较强，应避免接触舌。

②浸润麻醉。儿童牙科临床使用浸润麻醉的情况较多，刺入的部位不同，麻醉液浸润的部位也不同。儿童骨质疏松，麻醉效果较好。在牙龈的唇颊侧移行皱襞部位浸润麻醉，对于骨壁菲薄的前牙部位和海绵状骨的上颌磨牙部位有效。为了防止麻醉后的唇或颊部黏膜咬伤，可选用作用时间短的丙胺卡因。对疼痛点较多的前牙部位，为了防止进针时的第一次疼痛，可先采用压迫麻醉或表面麻醉，再行浸润麻醉。第二次疼痛主要是注射麻药时的强压引起的，可采取慢、稳、轻的方法，简称SGL法（slowly gently lightly）。骨膜下注射可发生激惹痛，同时容易伤及骨膜，应尽量避免使用。特别是乳磨牙根分歧有恒牙胚存在。上颌乳前牙和乳磨牙腭侧有营养孔，骨膜下或骨内注射容易伤及恒牙胚，这些部位注射麻药要特别小心。下颌磨牙区骨壁较厚而且致密，使用传导麻醉容易引起咬伤，可用牙周膜内注射法。用此法麻醉，注射时有一定的抵抗感，为了防止二次性疼痛，注射尽量慢，10～20秒，一个根只注射0.2毫升即可奏效。这种麻醉法的优缺点如下。优点：麻醉效果出现快，可减少小儿易发生的咬伤，使用量少，安全性高，处理时无痛，麻醉消失快，可同时左右两侧牙用药；用橡皮障时，可以从旁边的空隙注射。缺点：牙周膜不健全的患儿不易收到良好的效果；操作方法不当可以引起疼痛；强压可引起注射器破损；上颌磨牙有三个根，刺入点也较多；快速注入牙周膜时可引起炎症。

③传导阻滞麻醉。在儿童牙科局部治疗中多见，但是，由于儿童克制力差，注射时的疼痛会使患儿体位突然变动，存在着针头折断或血管神经损伤的危险。同时麻醉剂注入血管会引起中毒或血肿等。另外，长时间的局部麻木容易造成咬伤。传导麻醉是在不能直视的部位进行麻醉，而小儿生长发育变化很快，很难把握其准确的解剖位置，所以经常发生麻醉合并症。因此，近年来，人们又很少采用传导麻醉。对于大范围的炎症，在需要长时间的外科处置的情况下，当然还是应该采用传导麻醉为好。上牙槽后神经阻滞麻醉靠近上颌结节，上颌结节后方存在翼静脉丛，此处容易引起血肿或麻醉药液注入血管内，要十分注意。下颌传导麻醉在患儿中使用频率较高。注射时，术者用左手将患儿头部固定，防止

患儿头部的突然转动。然后，通过磨牙后龈垫来确定下颌孔的位置。以下颌支中央的内斜线约2毫米处为刺入点，由对侧第一乳磨牙附近向刺入点刺入，约10毫米深，触及骨面后回吸，确认没有注入血管时注射药液。应注意的是，儿童下颌孔的位置较低，随年龄增长相对向殆平面上方移动。

🔍 46 如何使局部麻醉安全无痛？

局部麻醉在小儿牙科中很重要。应用局部麻醉可以尽可能地减少疼痛，使患儿很好地合作，同时也增加了牙科治疗的安全性。现在局部麻醉已成为小儿牙科治疗中必不可少的一种手段。然而，在应用中既要注意减轻患儿的恐惧和疼痛，又要注意其安全性。

麻醉术可能会产生损伤，对哭闹儿童应考虑安全第一。如何安全地进行局部麻醉呢？绝对安全的麻醉术是不存在的，但是，医生应该选择相对安全又有效的方法。以下是对儿童进行局部麻醉时要注意的几个方面。

①为了预防局部麻醉刺入点感染，要对针刺部位严格消毒。注射时针头进入组织不宜过深，特别是幼儿，其克制力很差，在针头刺入时，患儿有时会突然移动身体，如果医生没有心理准备和相应的预防措施，可能会造成注射针头折断在组织中。

②儿童体重比成人轻，要注意给麻醉药不要过量，静脉给药容易引起中毒症状。

③关于麻醉药过敏的问题，可以做皮肤过敏试验，但准确性较低。为了安全起见，临床上医生要特别注意询问家长，患儿是否有药物过敏史。对过敏性体质的患儿，可先少量注射，如先注射一半，观察无反应时再注射另一半。

④儿童进行局部麻醉时，容易引起的合并症是咬伤。咬伤常见于下颌传导麻醉时，麻醉部位以外的组织（如唇、舌、颊等）长时间的麻痹，患儿会不自觉地咀嚼这些部位的组织，造成大面积的咬伤。注射麻醉药后，要对患儿及家长说明麻醉持续的时间及不适感。不要让儿童用手抓或用牙咬麻醉部位，让患儿长时间地咬住纱卷可以预防咬伤。如果只是为了使局部牙髓麻醉，可使用牙周膜内注射法。用此法20～25分钟麻醉即消失，患儿恢复感觉，可以防止咬伤。

⑤对于有全身性疾病的患儿，医生应特别注意。如心脏病患儿，要用安全性较高的麻醉剂如丙胺卡因，这种麻醉药毒性较低，麻醉持续时间短。对于癫痫患儿要特别注意癫痫的突然发作，必要时应在局部麻醉前服用抗癫痫药。总之，对有全身性疾病的患儿，医生应全神贯注，防止出现意外引起医疗纠纷。下面列举一些虽然很少发生，但必须引起注意

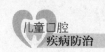
的麻醉合并症：注射针头误咽入气管或食道；注射针头折断在组织内；用错注射液；出现局部贫血区；组织内出血造成血肿；视觉障碍；面神经麻痹；知觉麻木，术后疼痛，张口困难；感染，局部溃疡或坏死；注射器破损造成麻醉药误吞或外伤。为了防止麻醉合并症的出现，除医护人员要注意外，家长也需要注意以下内容：

①因麻醉效果要持续到治疗后2小时，且麻醉后没有痛觉和热的感觉，所以请注意不要让其误咬嘴唇，在确定麻醉感消失后进食（可以饮水），以免咬伤或烫伤口唇。

②在麻醉过后的初期，有痒的感觉。请注意不要让孩子用手等去抓挠唇及颊部。

③麻醉过后，因钻磨牙齿或抽取牙神经的影响，患儿会有痛的感觉。这种疼痛不是虫牙的疼痛，而是治疗后的疼痛。经过一段时间，多数疼痛会自然消失，请不必担心！若疼痛不能停止，请服用止痛药。

47 为什么有时需要在全身麻醉下治疗儿童口腔疾病？

通常情况下，牙齿的疾病在局部麻醉下即可完成。但是，很多患儿在局部麻醉下难以配合医生操作，有的患儿患病牙齿比较多，需要治疗的时间比较长。若患儿不配合，医生无法顺利地进行治疗。这种情况下，采用全身麻醉下治疗就成了不得已而为之的方法。

全身麻醉可以让患儿在安静、无痛的状态下完成治疗，而且一次可以完成绝大部分或者全部的治疗项目。这种方法主要适用于有牙科恐惧症的患儿、低龄及智障儿等，对有多颗牙病的患儿可明显缩短复查及治疗时间。

对于全身麻醉时使用的麻醉药物和剂量，均有严格的管理措施和使用规范。要求药物对人体的不良反应极小，一般可以通过正常的代谢过程将其排出体外。

注意：在全身麻醉前，家长需要如实地告诉医生患儿的健康状况，并完成医生要求的检查项目，只有符合全麻适应证的患儿才能接受全身麻醉下的治疗。

48 全身麻醉会损害大脑吗？

临床医生时常会遇到患者家长或亲属在手术前后提出类似的问题。由于个体差异，对麻醉药的耐受性不同，所以全麻在极个别情况下可能发生意外。但通常家长担心的不是麻醉意外，而是麻醉是否会损害大脑，影响今后的智力。

那么麻醉是否会影响智力呢？回答是否定的，不会！目前使用的麻药有静脉麻醉剂、吸入性麻醉药及局部麻药。其药理作用是抑制中枢或周围神经的传导功能。麻醉后患者机体处于近似生理睡眠的状态。麻醉药起到了镇痛、镇静和肌肉松弛的作用，有利于手术的顺利进行。有些麻醉师为防止患者对麻药耐受能力低发生意外，常相对减少一些中枢麻醉剂，并要求手术医生给予一定量的局部麻醉药，以保证手术完全。

由于科技发展及各种监视器的应用，可利用不同的麻醉方法，获得不同的效果。手术一结束，停止给麻药，患者很快就会苏醒，自我感觉犹如熟睡一觉。过一段时间，排过尿后意识便会完全恢复正常。一般来讲，只要术中防止大脑缺氧，就不会出现麻醉药对大脑的损伤。实际上，大多数医院都配有监护仪器，屏幕上除了有患者的血压、脉搏、呼吸次数等数值外，还有血氧含量，一旦血氧降低，仪器就会自动报警，提醒医生及时给氧或清除呼吸道阻塞。因此，手术在绝大多数情况下是完全可靠的，不会出现对脑细胞的损害。

45 什么是笑气吸入镇静法？

20%～30%低浓度的笑气和70%～80%高浓度的氧气合成的混合气体给患者吸入，可以在保持意识的情况下，使患者疼痛的阈值升高，以达到配合治疗的目的。这种方法称为笑气镇静法。笑气又名氧化亚氮（N_2O），是一种无臭甘香气味的气体。吸入笑气时会刺激气管可以引起不适感，使其自身的麻醉力减弱，比较难达到外科麻醉深度。笑气的镇痛作用较强，10%的笑气就有镇痛效果。浓度达到35%时，可以得到最大的镇痛效果。如果和局部麻醉合用，可达到完全镇痛。停止使用笑气，完全吸入氧气，可以使笑气从肺部大量排出，患者迅速觉醒，对循环、呼吸系统的影响较小，比较安全。

优点：

①患者吸入笑气后，有一种幸福愉快的感觉。其不安、恐惧、紧张心情消失，疼痛阈值升高；

②笑气可以抑制唾液腺的分泌，使唾液量减少。

③抑制呕吐反射。

④可减少麻醉剂的用量，防止麻药中毒。

缺点：

①使用吸入鼻罩，妨碍治疗。

②不能做到完全无痛。

③口呼吸的患儿不能使用。

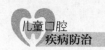

④不能对不合作的患儿和幼小儿童使用。如3岁以下或智力障碍的患儿，由于不能明白术者的意图，不理解术者的语言，术者无法判断笑气效果。

术前准备：应仔细地问诊，是否有感冒、鼻堵、口呼吸等疾患。术前饮食不能过饱，应排尿。器械、材料准备：确认笑气装置管道通畅，鼻罩合适；检查麻醉机、治疗器械、吸引器、抢救用药品准备无误。操作技术：为了使患儿能习惯使用面罩，可先使患者吸入一些氧气，待适应后再开始吸入笑气。笑气吸入时，患者有头晕、头重感，脉搏加快。开始出现镇静效果时，应迅速提高笑气吸入浓度，浓度只是暂时的提高。当达到良好的痛觉消失水平时，患儿的两手是松弛的，面带微笑，嘴保持轻度张开。原来因恐惧而拒绝治疗的患儿，这时可以接受注射或治疗了。此时浓度可以减低。如果笑气吸入量较多，患儿的面容由微笑转变成不悦，而且对医生的说话反应呆滞，两眼凝视远方，此时需要停止笑气吸入，必要时给予氧气。医生完成治疗后，可再让患儿吸1～3分钟的氧气，完全恢复正常状态后离开诊室。

50 儿童牙科治疗为什么要使用拘束器和开口器？

为了顺利地进行治疗，有时必须对一些拒绝张口的哭闹儿童采用拘束器和开口器。拘束器用来控制儿童身体和手足的躁动，开口器保持其开口状态。对于不合作的儿童，在牙科治疗中经常需要用到开口器和拘束器。

理想的拘束器应具备下列4个条件：有可靠的拘束效果，不增加患儿痛苦，操作简便，具有通气性。

拘束器的使用范围：3岁以下患儿听不懂医生的解释，适于强制性治疗。取得家长的理解后，多采用拘束器和开口器进行治疗。对3岁以上的患儿，尽可能采用TSD法和HOM法，避免使用拘束器。但对急性症状必须立即治疗而患儿又不能合作者，也可采用拘束器和开口器以达到治疗目的。但不能把拘束器看作一种简单而快捷的治疗方法，动辄使用。即使在使用拘束器时也应用TSD法和HOM法，诱导儿童很好地配合医生治疗。

不正确地使用拘束器会使拘束器的上缘勒住患儿的颈部，使身体上有勒痕，局部皮肤发红。所以，在使用拘束器时要注意其上缘不要勒伤患儿的颈部，使其力量平均地分布在身体的各个部位，来固定患儿。口腔治疗过程中，要随时注意患儿的全身状态。开口器是在没有办法让患儿自动开口的情况下使用，也是较安全地进行牙科治疗的一种方法。对于需要进行长时间治疗的儿童，即使能够合作，也可以使用开口器，可增加治疗中的安全性。使用开口器时要观察使用侧牙齿的状态，不要损伤牙齿，特别要防止软组织损伤。使用后要注意防止咀嚼肌和颞下颌关节疼痛及咀嚼功能障碍现象。

51 宝宝不配合补牙，怎样才能控制龋坏的发展？

爸爸妈妈们要明白，补牙即牙齿的局部充填治疗是有效阻止龋坏发展的方法。如果宝宝不能配合治疗，而爸爸妈妈们又不想选择强制治疗或者全麻下治疗，只能通过保持口腔清洁及控制含糖食物的量来减慢龋坏的发展，而无法做到阻止其发展。

52 如何对不合作儿童进行口腔疾病的诊断和应急处理？

低年龄儿童由于理解力和表达能力差，加上对陌生环境有恐惧心理，不能与医生配合，大年龄的儿童有的为了逃避治疗有时会说谎，这些情况都会给医生的诊断造成困难。医生应尽可能全面地从家长那里详细了解儿童的各种症状，如目前是否有疼痛、疼痛的性质、持续的时间及疼痛开始的时间等，为诊断提供依据。医生要凭借自己的临床经验，分析鉴别并做出诊断。龋齿引起牙髓急性炎症时，应鉴别炎症局限在牙髓还是已波及根尖组织，病程较长时，应考虑是否有波及根尖组织的可能。

吃饭时牙疼，刷牙或漱口时减轻，有不显性露髓，应考虑是开放性牙髓炎。牙齿有无冷热水刺激疼或吃甜食疼，可以从家庭饮食及吃点心时的情况了解到。过去曾牙疼过，现在疼痛消失，应考虑牙髓坏疽的可能。若疼痛缓解后再次出现疼痛应考虑急性根尖周炎的可能性。如果儿童是在患牙的颊侧牙龈移行部、颊部或眶下部肿胀来院，应视为重症患者。要了解其牙疼开始的时间及肿胀发现的时间，可以判断炎症发展的程度，应注意掌握好切开排脓的时机。有时常规的诊断方法对儿童较难出诊断，如叩痛的有无、电活力测验、温度测验，需要患儿的理解和配合才能得到客观的诊断资料。但是照X线片是了解疾病最客观的诊断依据，应请家长合作并抱住患儿，以完成照射。以上说明，对于不能配合的患儿要尽可能全面地收集有关疾病的资料，以便做出确切的诊断。儿童牙科应急处理的情况较多，特别是不配合的患儿，不能长时间地进行治疗。在没有急性炎症时，如龋洞的食物嵌塞疼，可以去除龋腐质，用氧化锌暂封，前牙的邻面龋可用氟化物涂布等。总之，不应超出患儿的适应范围。对不合作患儿采用麻醉拔髓法是困难的，应征得家长同意后再使用拘束器或开口器等进行抑制性治疗。对于有明显叩痛及咬合疼，诊断为急性根

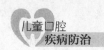

尖周炎的患儿，在麻醉法拔髓后还应该给予消炎药，以防炎症扩散。治疗时最好使用橡皮障以防造成舌颊黏膜损伤。如果伴有眶下或颊面部肿胀的急性症状患儿麻醉效果不好，可先给予消炎药缓解急性症状后，再行切开等外科处置。伴有急性症状的患儿如不能取得其配合，则较难处理，患儿不配合常常是因为怕疼痛，所以治疗中医生要努力做到无痛。

53 如何制订儿童的口腔治疗计划?

合理地制订儿童的口腔治疗计划很重要。医生应将治疗计划构思详细地对家长说明，明确治疗目的，容易取得家长和患儿的合作。但是治疗过程中改变治疗内容而事前又未向家长说明，也容易使家长和患儿对医生不信任。医生对患儿如何治疗以及治疗要达到的目的要明确且考虑要周密。

在制订治疗计划时，首先应考虑治疗的先后次序，即轻重缓急，急性症状部位优先考虑。乳牙列先治疗乳磨牙，对混合牙列应优先考虑恒牙的治疗。儿童的主诉部位，一般是症状较重的部位，但也应注意其他部位的疾患。

儿童龋齿的一般治疗是将整个口腔分成4、6或8个区段进行。这样有麻醉次数少、复诊次数少等优点。治疗计划中每次治疗时间不要太长，要考虑治疗后的饮食问题，避免左右同时治疗。治疗延续时间较长时，要把龋齿控制和菌斑控制同时进行。

混合牙列期的治疗计划，必须考虑乳、恒牙的替换问题。不应对接近脱落的乳牙进行复杂的牙冠修复和对很快要萌出的牙齿做间隙保持处理。若第一恒磨牙萌出时就向近中倾斜，应作为咬合诱导的优先考虑。

重要的是，医生应把患儿当作自己的孩子，保证治疗的完整性。认为乳牙是暂时牙，反复做姑息治疗，或只做应急处理，而不认真彻底治疗是不对的。

54 如何尽早发现宝宝的蛀牙?

在通常情况下，父母很关心宝宝的健康成长，尤其是宝宝的饮食质量，只要宝宝喜爱的家长都是依着的。不管是白天还是黑夜，宝宝一觉睡醒都会喂他们吃饱，却很少关心他们的口腔清洁卫生情况，慢慢地，宝宝的牙齿上很快就有斑块状或者斑点状的牙质缺损。这时宝宝完全没有自觉症状，如牙齿有酸痛感等，但如果还按习惯喂养，宝宝的牙齿就会出现蛀动，甚至引起牙髓炎而导致疼痛，必须医院就诊。

那么，如何能早期观察到宝宝的蛀牙呢？

①合理喂养。宝宝的饮食大多数软而细腻，有的家长喜欢放些糖，增加宝宝的食欲。一旦养成这样的饮食习惯是很难改正的。因此，在宝宝6个月以后，牙齿开始萌出时，要逐步改变其以甜食为主的主食，增加饮水、菜粥，以改善口腔的化学环境，预防蛀牙。

②清洁宝宝的口腔。儿童和青少年大都能养成饭后漱口、早晚刷牙的良好的口腔卫生习惯。但宝宝因小，尚不能独自完成口腔清理，这就需要父母多加护理。常规的方法是：给食后适当喂些水，以中和口腔的pH。同时，也可以由母亲食指绕上纱布沾水清洗牙面。这样既清洁牙面，又可以预防蛀牙的产生。

③经常检查宝宝的牙齿。乳牙一旦露出牙龈，就有可能发生蛀牙，而且蛀牙的发展很快，家长常常容易忽视。因此，经常检查宝宝的牙齿状况是有必要的。如上前牙的唇侧面，长期用奶瓶喂养很容易造成牙齿脱钙而发生龋。当宝宝八个月后，牙床后面的大牙开始逐渐长出，这些大磨牙的咬合面上存在许多发育沟裂，使食物容易嵌入造成蛀牙。一旦发现牙面上有黑色沉着，就该到医院检查，俗话说小洞不补，大洞吃苦。

55 如何安排学业与牙科治疗的关系？

从儿童上小学开始，家长和牙科医生必须考虑儿童牙科诊疗的时间和次数，这是很重要的。现代社会是学历社会，儿童的学习已向低年龄化和多样化发展。因此，学习和牙病治疗难免发生时间上的冲突。应使家长和儿童了解龋病和错𬌗畸形等口腔疾病对全身健康带来的影响。

口腔内多个牙齿患龋病，严重者造成牙齿丧失，使儿童不能很好地咀嚼食物。此外，牙齿丧失还可以引起咬合异常，进一步加重咀嚼功能的下降。咀嚼功能低下可引起儿童偏食，或消化不良，继发营养障碍和发育障碍。有人报告，由于咀嚼功能低下而影响脑的发育和颌骨的发育后又可引起咬合不正的发生，导致恶性循环。

如前所述，龋齿会成为体内慢性感染病灶，引起发烧、风湿热、肾炎、心瓣膜病、神经疾患和肝胆疾患。不正咬合还会引起头痛、肩痛以及眼睛和下颌关节的不适。

学龄儿童的社会交往开始明显。在社会交往中，龋齿和咬合异常影响审美，常常给儿童带来心理影响，家长和医生都应该考虑到。

以上说明维护儿童口腔健康对维护儿童的全身健康和促进正常发育的重要意义，同时也阐明了龋病和咬合不正的危害。这些都需要由医护人员向家长、教师和儿童进行宣传，

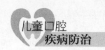

使其理解牙科治疗的重要性，同时帮助儿童做好治疗牙病的时间安排。

56 对年轻恒牙龋齿的治疗目的是什么？

年轻恒牙由于发育、自身结构以及口腔内部环境等，极易感染龋齿，积极治疗年轻恒牙的龋病对于牙合系统甚至对儿童的全身发育都有重要的作用。

首先，对牙齿本身来说，年轻恒牙牙根尚未发育完成，未经治疗的龋齿可能导致牙髓以及根尖周组织的炎症，阻碍牙齿根管壁的增厚以及牙根的增长，缩短牙齿在口腔中存留的寿命；其次，恒牙尤其是恒磨牙龋病造成的大面积牙体缺损甚至残冠、残根会导致患儿不能进行有效咀嚼，阻碍了儿童颌面部以及口腔软、硬组织的正常发育，造成不对称的面型，或是上下颌发育不协调。

57 为什么必须注意年轻恒牙龋病的预防？

年轻恒牙龋病的预防是儿童口腔医生非常重要的任务。恒牙是人类第二副牙齿，它承担着很重要的咀嚼功能。儿童口腔医学的目的就是保证乳、恒牙的正常交替和恒牙列的正常功能。日本小儿齿科学会调查（1986）7岁左右恒牙患龋率为43.5%，龋均（DMFT）为1.01，这一时期萌出的恒牙只有上下颌的第一恒磨牙和下颌中切牙共6颗，却有40%的孩子患龋，平均每个孩子就有1颗龋齿。8岁儿童恒牙萌出10颗，龋均（DMFT）为1.83。9岁时萌出12颗恒牙，龋均增加2.67。随着年龄增长和恒牙萌出增多，患龋率和龋均也增加。如果不进行任何预防，9岁的儿童就会有1/4的恒牙患龋齿。龋坏之所以如此快地发展，前面已经讲过有以下几个原因：刚萌出的牙齿表面釉质尚未发育成熟；窝沟点隙形态复杂；从萌出到建牙合需要一定时间，处于低位的牙齿受食物的影响并且自洁作用差；进行口腔卫生清洗有一定困难。恒牙开始萌出是在小学生入学前后。这一时期萌出的六龄牙由于在牙列的最后方，牙刷不易达到，不能很好地清洗。孩子又正处于结束幼儿园生活开始小学生活的转变时期，儿童或家长容易忽视口腔卫生。因此，采取有效的防龋措施是很重要的。

58 为什么要尽量保存年轻恒牙有活力的牙髓，方法有哪些？

拥有自然有活力牙髓的牙齿较去除牙髓后的年轻恒牙能更好地继续发育，所以我们在临床上应尽可能地保存年轻恒牙有活力的牙髓。目前对于年轻恒牙牙髓保存的方法根据露髓孔大小以及牙髓状态主要有间接盖髓术、二次去腐术、直接盖髓术、活髓切断术以及根尖诱导成形术。间接盖髓术主要应用于去腐近髓或外伤暴露牙本质；二次去腐术应用于没有自发痛的深龋，在去净腐质有露髓危险处保留一层软化牙本质，间接盖髓，待到修复性牙本质形成后再进行第二次去除残留的腐质；直接盖髓术一般用于意外穿髓或外伤新鲜而小的露髓孔；当露髓孔较大时可以用活髓切断术去除部分感染的牙髓；而当年轻恒牙牙髓的炎症波及根髓时，为使牙根继续发育、根尖孔缩小，通常采用根尖诱导成形术保留有活力的根髓。

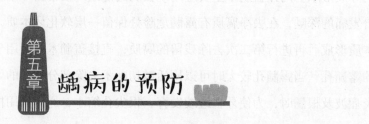

第五章 龋病的预防

🔍 儿童该如何维护口腔卫生？

龋病是多种因素相互作用发生发展的结果，尤其是菌斑的形成以及其在牙面附着，是龋齿发生的主要口腔环境因素。清除菌斑、抑制牙垢形成可以改善口腔环境，减少和抑制龋齿的发生和发展。

为了预防龋病，对菌斑可以采用两种方法去除：

①对牙面及龈缘堆积形成的牙垢及其附着物、沉积物用物理的方法去除，如刷牙、洁治等。

②对饮食给予指导可以阻止牙垢形成。

以上对菌斑的去除方法必须通过对口腔卫生习惯的培养才能完成。口腔内唾液的分泌，肌肉的运动和咀嚼等都有助于口腔的自洁。但是单靠口腔自洁还不能维持口腔卫生环境。为了去除菌斑，首先要使低年龄儿童养成良好的口腔卫生习惯，使用牙刷、牙线及各种口腔卫生器具。儿童要按年龄选择相适应的口腔卫生方法保持口腔卫生。还要注意正确的刷牙方法，错误的刷牙方法会产生有害的结果。

①横刷法。幼儿期由母亲对儿童进行或儿童自己用牙刷进行刷牙。这种方法简单而效果好，牙刷可以对颊面、舌面、咬合面进行研磨，其缺点是易伤及牙龈，对牙间隙清扫困难。

②描圆刷法。此法简单，与横刷法合用效果较好。上下牙呈咬合状态，牙刷和牙面呈垂直角度画圈，以牙刷自体回转。这样可以按摩牙龈，同时清扫牙面。这种方法比较难掌握，适合学龄期以后的儿童。

③牙线清扫法。儿童到学龄后期开始使用。3岁左右儿童前牙邻面龋多见。可由家长

尽可能早地使用牙线清扫上前牙邻面，有助于儿童预防龋坏。

② 儿童不会刷牙时，该怎样保持口腔卫生？

乳牙是儿童时期咀嚼食物的工具。一副健康齐全的乳牙不仅可保证食物在口腔内得到充分咀嚼，帮助食物消化和吸收，促进儿童生长发育，而且对颌骨发育，乳、恒牙正常替换，以及预防错𬌗畸形都有密切的关系。在正常情况下，一副乳牙要使用6～10年。由于儿童自我保健能力差，特别是婴儿不会自己刷牙，若没有养成良好的卫生习惯，很容易发生龋齿。有调查资料表明，我国幼儿龋齿患病率达80%，有些甚至高达100%。

一般来说，龋齿最早可发生在婴儿期，会出现乳牙还没有出一半，先长出的乳牙已开始龋坏的情况。因此，小儿乳牙一旦萌出，就应重视保护牙齿，要做到：

①吃过甜食后，让孩子再喝几口温开水，以代替漱口，保持口腔清洁。

②用消毒湿纱布轻轻擦洗牙面，每天2～3次。

③让小儿经常吃些蔬菜水果，以清洁牙面。

④小儿睡觉时嘴里不要含糖果、饼干、巧克力等甜食。

⑤当小儿有模仿能力时，教他们正确地使用牙刷刷牙。

⑥定期检查牙齿，发现龋齿及时治疗。

从小养成良好的口腔卫生习惯，将终身受益。

③ 幼儿几岁开始刷牙好？

乳牙尚未长出或刚刚萌出时，家长在喂完奶后，可以给孩子喝一些温开水或者用消毒纱布蘸温开水轻擦牙龈和口腔。

当宝宝6个月左右长出第一颗牙齿以后，就需要家长给孩子清洁牙齿了，早上和晚上睡觉前，每天2次。家长可以开始用纱布绕在食指上或者使用指套牙刷，沾湿后伸入口腔轻轻擦拭萌出牙齿的各个面，这样做除了能保持牙齿的清洁，防止蛀牙外，还能让孩子逐渐适应每天有规律地清洁牙齿的感觉，为以后养成良好的刷牙习惯打下良好的基础。

等到长出更多的牙齿，孩子有了一定的行为能力，父母可以循序渐进地教他们刷牙。开始时先由父母帮孩子刷，让幼儿熟悉正确的姿势和动作，具体做法是：大人在幼儿身后，幼儿背靠着大人身上，使幼儿头轻微后仰，使大人能直视幼儿的每一个动作，用一只

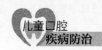

手托住幼儿的下巴，另一只手帮助幼儿刷牙。刚开始幼儿不够熟练，所以不要求他们刷得很干净，家长可以辅助他们刷干净，过一段时间后，父母逐渐放手，由幼儿自己独立刷牙，家长监督，保证刷牙的效率。

每个幼儿的发育进度不同，牙齿萌出时间会有先后，而且动手能力也不尽相同，因此，何时让他们开始独立刷牙并没有统一的标准，父母可以按上述方法选择适当的时机，逐步培养幼儿的刷牙习惯。

④ 如何选择适合儿童使用的牙刷？

选择适合儿童使用的牙膏牙刷，其重要性不次于教会他们如何正确刷牙。

就牙刷来说，主要是看刷头的大小与刷毛的软硬度。儿童要选择适合不同年龄段的牙刷。牙刷的刷头应适合儿童的口腔，小巧灵活，以便深入口腔，清洁每个牙面。刷毛的软硬度主要取决于刷毛的质地、直径、长度及毛束多少，刷毛要软硬适中、排列整齐，刷毛顶端经过磨圆处理，既要确保有足够的机械摩擦力有效清洁牙齿，又不损伤牙龈和牙齿。刷柄易于握持，便于灵活地清洁每一颗牙齿。当牙刷刷毛出现弯曲变形时应及时更换新牙刷，通常每3个月应更换一次。

⑤ 如何为儿童选择牙膏？

牙膏是刷牙的辅助用品，具有摩擦作用和去除菌斑、清洁抛光牙面、使口腔清爽的作用。目前我国使用的药膏分为普通牙膏、含氟牙膏和药物牙膏三大类。

普通牙膏：主要成分包括摩擦剂、洁净剂、润湿剂、防腐剂、芳香剂，具有一般牙膏共有的作用。

含氟牙膏：由于含氟而具有防龋作用。儿童含氟牙膏的使用可从3岁开始，每次用量以绿豆粒大小为宜。3岁以下的儿童由于不能有效控制吞咽，不宜使用牙膏，用牙刷蘸清水刷即可。

药物牙膏：是在普通牙膏的基础上加一定的药物，刷牙时牙膏到达牙齿表面或牙齿周围环境中，通过药物的作用，减少牙菌斑，从而在一定程度上起到防龋病和牙周病的作用。

鉴于儿童乳牙及新长出恒牙易龋坏的特性，儿童牙膏中最好含有氟化物，这样，在每天的刷牙过程中，既能刷去食物残渣及细菌，使牙齿表面清洁，又能让氟化物发挥最大的防蛀牙作用。另外，还可根据儿童的喜好选择不同香型的牙膏。

⑥ 儿童几岁可以用牙膏?

牙膏是刷牙时的辅助剂，有助于通过刷牙的机械动作，增强牙刷去除食物残渣、软垢和牙菌斑的效果，保持口腔清洁、美观和健康。但是3岁以下的儿童还不会漱口，容易将牙膏吞食，因此不建议使用牙膏。待宝宝3岁以后学会漱口，就可以用牙膏刷牙了，但一次只能用绿豆大小的量（约0.5克），并且在家长的监督下使用。选牙膏时要用儿童专用的牙膏，不能用成人牙膏代替。

⑦ 儿童能用成人牙膏吗?

儿童不宜使用成人牙膏。儿童牙膏和成人牙膏不仅仅在外观、味道上有区别，而且含氟量相差较大，儿童牙膏的含氟浓度为500毫克/升，成人牙膏的含氟浓度为1000毫克/升。牙膏含氟浓度与其防龋效果成正比，这对牙齿的防龋和保健是有利的，但儿童不适用这种含氟量高的牙膏。因为6岁以下的儿童吞咽反射功能是不完善的，在刷牙时难免误吞较多的牙膏，年龄越小刷牙时误吞牙膏的可能性就越大。如果每天咽下过多的氟，是不利于儿童健康成长的，对于此时生长发育的恒牙有可能造成不可逆的损害；另外，儿童的牙齿矿化程度较成人低，成人牙膏里的软磨材料相对来讲颗粒比较大，比较粗糙，容易使儿童牙表面受伤害。所以，儿童不能用成人的牙膏。

⑧ 为什么学龄前儿童应该慎用含氟牙膏?

氟是人体不可缺少的一种微量元素，人体的任何组织和器官中都含有氟，尤其是骨骼和牙齿中，集中了人体氟总量的90%以上。科学家们近来研究发现，适量的氟不仅可以保持骨骼的健康，还能防止蛀牙的产生。科学家和牙膏制造商们在牙膏中加入氟化物以起到防止蛀牙的作用。据报道，在美国市场上，近99%的牙膏中含有氟化物，在英国，这一比例达到了97%，我国的含氟牙膏也在不断地增加。

但是随着含氟牙膏的逐渐普及，一个新的问题又出现了：和其他的微量元素一样，氟化物摄入适量时对人体有利，摄入过量就对人体有害了。过量的氟会影响牙齿的发育过

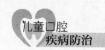
程，导致牙齿形成斑点，我们称之为氟牙症，严重的甚至还造成氟中毒。这就是所谓"过犹不及"！人们不禁要问：我们几乎每天都使用含氟牙膏刷牙，会不会造成氟过量而产生副作用呢？

从地理环境来看，我国大多数地区环境中氟的含量不高，居民从饮水、食品和空气中摄入的氟是很少的，因而适量地局部用氟（比如使用含氟牙膏）对于成年人来说，不会对全身健康构成威胁，而且成年人牙齿发育已经完成，也不会再产生氟牙症了。所以一般来说，青年人和成年人使用含氟牙膏为一种安全有效的防龋手段。但是幼儿由于吞咽反射尚未发育完成并且缺乏吞咽方面的训练，在刷牙时可能会咽下一部分含氟牙膏，因此，他们每天从误咽的牙膏中额外摄入了一定数量的氟化物，加上他们又正处于发育阶段，其恒牙产生氟牙症机会将大大增加。

难道学龄前儿童就不能使用含氟牙膏来有效防龋了吗？其实不然，只要稍加注意，完全能够避免氟的副作用。首先，儿童必须在家长和老师的监督指导下进行刷牙。3周岁以下的孩子可以由父母帮助他们刷牙，稍大一点的孩子应该逐渐学会刷牙。刷牙时不要将牙膏吞咽下去，刷完牙后父母还要督促孩子多漱口几次，尽量把口中的剩余牙膏漱干净。其次，每天刷牙的次数不要超过两次，每次刷牙时都要控制含氟牙膏使用的量，量不要太多，豌豆大小就可以了。起初可以由父母为孩子挤牙膏，等孩子习惯了再由孩子自己挤牙膏。

含氟牙膏的使用是幼儿每天氟摄入的一个重要途径，但也是引起氟牙症的潜在危险因素。因此专家指出，学龄前儿童应该慎用含氟牙膏，同时父母、老师要帮助孩子合理使用含氟牙膏，使氟对幼儿的健康起到最大作用。

什么是有效刷牙？

有效刷牙的意思是一方面能最大限度清除牙菌斑，另一方面又不会对牙齿和牙龈造成损伤。而牙菌斑只有靠机械摩擦力才能去除，漱口或过软的刷毛都不能起到有效刷牙的作用。

有效刷牙应具备以下几点。

①牙刷到位。牙刷毛与牙齿长轴呈45度，将牙刷毛放到牙齿与牙龈交界处，使牙刷毛的一部分覆盖牙龈。

②力量适中。适当施压使牙刷毛呈扇形散开铺在牙齿和牙龈的表面，此时，一部分牙

刷毛会深入牙齿邻面。刷牙的动作要轻柔而有效，关键在于手法和技巧，而不是使用过大的力量。

③面面俱到。刷牙时应采用小范围移动式方法，并按一定顺序刷，确保上下、左右、前后、内外及邻面都不要遗漏。刷牙顺序因人而异。

④每次3分钟。刷牙是很细致的工作，不能马虎。一般来讲每个区域要刷8～10下，每次刷牙的时间大约需要3分钟。

⑤早晚刷牙。每天至少刷牙2次，特别是晚上睡觉前刷牙更重要。

⑩ 每天刷牙就不会发生龋齿了吗？

有些人或许会说，我每天坚持刷牙为什么还会有"虫牙"？刷牙是预防龋齿的有效方法，但并不是说只要刷牙了就不会得龋齿。

第一，如果刷牙方式不对，就无法有效去除牙菌斑，长此以往就会形成龋齿。

第二，牙与牙邻面的间隙也是细菌容易滞留的空间，牙刷很难伸进牙间隙中，在刷牙的同时要配合使用牙线，有效去除邻面的牙菌斑。

第三，后牙牙面上会有很多窝沟点隙，尤其是年轻恒磨牙的窝沟点隙较深，易导致细菌及食物的滞留，刷毛在多数情况下是清洁不到的，因此，年轻恒磨牙萌出后要及时进行窝沟封闭。

第四，牙列拥挤、排列不齐等，会为清洁牙齿带来困难。

另外，如果不注意饮食，尤其是控制甜点及甜饮料的摄入，残留物就会被细菌利用而产酸，导致龋齿的发生。

所以，坚持早晚正确刷牙、饭后漱口、刷牙时配合使用牙线，少食用黏性甜品食物和碳酸饮料，定期口腔检查及保健，才能保持健康的口腔。

⑪ 儿童学习刷牙，家长应如何帮助和监督？

3岁以前的儿童应由成年人为其刷牙，每日至少早晚各1次，且晚上刷牙后不要再进食。为孩子刷牙时，家长可站在孩子的后面，左手轻托起孩子的下巴，让孩子抬头并把头靠在家长的腹部，右手拿牙刷，用圆弧法（画圈法）为孩子刷牙。其要领是将刷毛放置在牙面上，轻压使刷毛屈曲，在牙面上画圈，每部位反复画圈5次以上，刷前牙舌侧时须将牙刷竖放。家长和幼儿园老师要让孩子知道保持牙齿清洁卫生的意义，敦促其养成良好的

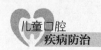
口腔卫生习惯，使孩子主动配合刷牙。

从4岁开始，儿童动手能力和四肢协调性明显增强，有很多家长认为孩子在幼儿园学会了刷牙，再也不用家长操心了，这种想法是不对的。孩子进入幼儿园后虽有一定的独立性，在幼儿园也接受了刷牙的训练，但他们的自控力及动手协调能力还不完善，如果没有家长的帮助，他们仍不具备独立自我保护的能力，因此，家长必须配合幼儿园老师循序渐进地教孩子逐步养成良好的口腔卫生习惯。

首先，家长要督促孩子每天早晚刷牙并做好示范，最好与孩子一起做到早晚刷牙及餐后漱口。

其次，要指导孩子牙膏的用量，牙刷摆放的位置，各部位刷牙的动作、幅度、力度及刷牙的持续时间，发现孩子的刷牙方法不正确时，要及时给予纠正，并且每日帮助孩子刷一次牙（最好是晚上），直到孩子达到上学年龄为止。

有些家长提出为什么孩子天天刷牙，牙却不干净？主要是由于刷牙时间不够，每次至少应刷3分钟以上，牙齿的各个面（包括唇颊侧、舌侧及咬合面）均应刷到。由于初期孩子刷牙方法掌握得不够熟练，有些部位特别是后牙的邻面还不能刷干净，家长应每日帮孩子刷牙1次（最好是晚上），直到上小学，这样才能保证刷牙的效果。

家长给0～3岁的孩子刷牙时要注意什么？

家长给宝宝刷牙时，刷牙的力度要适中，家长可以用牙刷在自己的手背上试刷，刷牙的力量以没有不适感为宜。刷牙时还要注意宝宝的唇系带，避免刷牙时伤及，否则宝宝会因痛感而拒绝配合刷牙。

建议家长早晚为宝宝刷牙，但晚上不一定非在临睡觉之前刷牙。宝宝年龄小时，常常在睡觉前情绪不稳定，不愿意配合刷牙，可以在晚餐后，在跟宝宝的玩耍时间，把刷牙当成亲子时光的一部分，这样宝宝就比较容易接受了。此外，还要注意宝宝的情绪，在宝宝困了、饿了、生病了等情绪不稳定时，不要强迫其刷牙或过于关注刷牙的效果，以免宝宝产生抵触而拒绝配合刷牙。

适合幼儿以及混合牙列期儿童的刷牙方法有哪些？

3岁以上的幼儿可以在家长的指导和帮助下自己刷牙，下面介绍两种刷牙方法。

①圆弧法（画圈法）。将刷毛放置在牙面上，轻压使刷毛弯曲，在牙面上转圈，每个部位反复转5圈以上，然后前移牙刷。圆弧法的优点是简单，孩子容易掌握，刷牙的力量比较容易控制，能较有效清除牙菌斑。

②拂刷法。将刷毛放置在牙面上，顺着牙缝，上牙从上往下转动牙刷，下牙从下往上转动牙刷，每个部位刷6～8次，然后前移一个牙位，彼此要有重叠，不能跨度太大，以免遗漏牙位。

刷后牙外侧牙面建议用圆弧法，告诉宝宝上下牙可以咬合，在牙齿闭合的情况下将刷毛放置在最后边牙的牙面上，用一种快而宽的圆弧运动、很轻的压力从上颌牙龈刷到下颌牙龈，即在牙面上转圈，每个部位反复6～8次。刷前牙外侧面时，使前牙切端对切端接触，绕开唇部，做连续的圆弧运动。

刷后牙的内侧面时建议用拂刷法，将刷毛放在牙面上，顺着牙缝，上牙从上往下转动牙刷，下牙从下往上转动牙刷，6～8次，然后前移一个牙位，前移牙位时，彼此要有重叠。刷上下前牙内侧面时，刷头要竖起来刷。

磨牙的咬合面要来回刷，刷完左侧再刷右侧，每个部位、每个牙面都要刷到，每次刷牙3分钟。每天最少早晚各刷牙一次，晚上刷牙后应避免进食。

需要家长注意的是，宝宝3岁时可开始使用儿童含氟牙膏刷牙，每次使用量约豌豆粒大小，由家长帮助宝宝挤出牙膏以控制牙膏的用量。

🔍 适合乳牙替换完成的青少年的刷牙方法有哪些？

对已换完牙的青少年可鼓励他们采用成人的刷牙方法。常用方法如下：

①竖转动法。可将刷毛与牙的长轴平行，紧贴牙面，刷毛指向牙龈方向，尖端轻压在龈缘处，用柔和的拂刷动作旋转牙刷，使刷毛与长轴成45度，由牙龈刷向切端或咬合面。上颌牙齿往下刷，下颌牙齿往上刷。拂刷动作要慢一些，使刷毛尖通过牙龈与牙齿交界处时，能将污物去除。在前牙舌侧应将牙刷垂直，将刷毛的尖端与舌面接触，从龈缘向切端做弧形的移动，上牙向下拉，下牙向上提。在牙齿的咬合面，则可将刷毛放在咬合面上，做前后来回拉动。这种顺着牙间隙垂直转动的拂刷，是比较符合口腔保健要求的刷牙方法，既能达到去除污物及按摩牙龈的目的，又能避免损伤牙体和牙周组织，应广泛推广。

②水平颤动法。又称巴氏刷牙法，是一种有效清除龈缘附近及龈沟内菌斑的刷牙方法。这种方法清洁能力较强，克服了拉锯式横刷法的缺点，是一种短横刷，能有效地去除

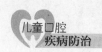

牙颈部及龈沟内的菌斑，按摩牙龈，还可避免造成牙颈部楔状缺损及牙龈萎缩。巴氏刷牙需要使用软毛牙刷，具体方法是：刷唇颊舌面时，手持刷柄，将刷头置于牙颈部，刷毛与牙长轴呈45度，刷毛指向牙根方向（上颌牙向上，下颌牙向下），轻微加压，使刷毛部分进入龈沟，部分置于龈缘上，以2～3颗牙为一组，以短距离（约2毫米）水平颤动牙刷8～10次。将牙刷移至下一组2～3颗牙，注意放置位置要与前面有1～2颗牙重叠。刷上下前牙舌侧时，将刷头竖放在牙面上，使前部刷毛接触龈缘或进入龈沟。上前牙自上而下刷，刷下前牙舌面时，自下而上刷。刷咬合面时，刷毛指向咬合面，稍用力前后来回刷，注意上下左右区段都要刷到。

为了保证每个牙面都刷足够的时间，刷牙总时间不少于3分钟。每天至少早晚各刷牙1次。

对于倾斜或错位的牙齿应改变牙刷角度进行重点清理，正畸治疗患者每餐后均应刷牙，以清除菌斑与滞留的食物残渣。

15 电动牙刷和普通牙刷哪个好？

如果刷牙方法得当，电动牙刷和普通牙刷都能取得良好的刷牙效果。电动牙刷由于时尚和方便，被越来越多的公众接受。通常情况下，电动牙刷较普通牙刷力度大、效率高，那么，电动牙刷一定比普通牙刷刷牙效果好吗？答案是否定的。对于牙齿健康来说，刷牙方法和习惯其实比是否使用电动牙刷更为重要。如果刷牙的频率适当，且能做到面面俱到，普通牙刷一样可以刷出健康的牙齿。相反，如果仅仅是贪慕电动牙刷的新奇性而使用，却不能仔细刷好每个牙面，牙齿一样会坏掉。电动牙刷更适用于不能正常使用普通牙刷的人群，如残疾人、老年人等。

16 为什么要使用牙线，如何使用？

即使做到有效刷牙，能清除的牙面菌斑的比例也只有70%左右，剩下30%菌斑大多残留于牙间隙，牙刷无法清除。牙线可有效去除牙齿邻面的食物残渣和牙菌斑，减少邻面龋和牙龈炎症的发生。有研究证明，10～13岁儿童在教室内老师的监督下使用牙线，龈炎下降29%，龋齿降低15%。如果儿童不能有效掌握使用牙线的方法，可以用带支架的牙线进行清理。

牙线是用尼龙线、丝线或涤纶线等纤维制成的细线，在刷牙前或者刷牙后使用都可以。刷牙前用，你可能会看着牙线上刮下来的东西更有"成就感"！刷牙后用，你可以看到，即使刷了牙，牙缝里还是有不少食物残渣，牙线的清洁效果更直观了！建议早晚两次刷牙并且使用一到两次牙线，以达到有效清洁口腔的目的。

牙线的使用方法如下：

①取25厘米长的牙线，将两端线头缠住双手中指；用食指和拇指操控2～3厘米的一段牙线，让它慢慢滑进牙缝里。

②将牙线放在两牙之间，左右移动，拉锯式地慢慢滑入牙间隙，牙线在相邻牙之间。

③将牙线紧贴一边且成C形，轻轻拉至牙龈边缘，由牙面最贴近牙龈的部位开始，向牙冠方向拉动牙线，清洁该牙面，重复数次，刮牙面时要绷紧牙线，使牙线的接触面积能涵盖整个邻接面。

④把牙线贴近另一牙面，将牙线紧贴另一牙面的一边且成C形，由牙面最贴近牙龈的部位向牙冠方向拉动牙线，清洁牙面，重复数次。使用另一段清洁的牙线清洁下一个牙缝；顺着次序清洁每个牙缝，不要忘记清洁最后面的牙齿，每天至少使用牙线1次。

使用牙线的注意事项有：两指控制牙线的距离不应超过3.5厘米；不要强行用力将线压入牙间隙，有紧而通不过的感觉时，可在牙齿接触面处拉锯式地前后移动，轻柔地让牙线滑入间隙；牙线可移到牙龈沟底以清洁龈沟区，但不能进入牙龈组织，以免引起牙龈不适、疼痛或出血；用两手指将牙线压向每侧的牙面，上下刮4～6次，直到牙面发出"吱吱"声，牙面清洁为止；当牙线磨损或污染时，可转动中指，放出另一段完好的牙线来继续使用；开始使用牙线，可能不熟悉，花费时间多，不断练习会增加熟练程度并提高效果。

宝宝什么时候开始用牙线？

即使家长给宝宝很好地刷牙，也不能完全清除牙齿邻面的牙菌斑，所以建议家长使用牙线清洁宝宝牙齿的邻面。宝宝长牙了就可以用牙刷和牙线了。刚开始宝宝只长了几颗门牙，吃的食物以奶为主，牙线基本上刮不出什么，可能你会觉得没什么意思。但是，一方面，牙面上虽然没有明显的食物残渣，但会有细菌驻扎，使用牙线可以刮除、减少牙面上的细菌。另一方面，越早使用牙线，孩子越容易习惯。如果等到孩子大些，牙全出齐了，自主意识也强了，突然塞个牙刷或者牙线到孩子嘴里，不反抗才奇怪呢！

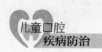

随着宝宝年龄的增长，牙齿之间会出现缝隙，很容易出现食物嵌塞，建议家长使用牙线清除嵌塞物，而不是使用牙签清理。很多宝宝的上中切牙的牙缝及后牙的邻面容易嵌塞食物，好发龋齿，家长应该特别关注。

怎么给宝宝用牙线？

首先，爸爸妈妈们自己要熟练使用牙线，熟能生巧。其次，哪种姿势最顺手就用哪种。可以让宝宝靠着仰头，妈妈面对宝宝，也可以让宝宝躺着仰头，妈妈在宝宝侧方或后方。躺式会比较方便看清宝宝口内的牙齿情况。宝宝的嘴小，对于前面大门牙，可以用牙线棒或者牙线。对于里面的磨牙，需要用两边绷住线的食指伸进宝宝嘴里，可能有点难度哦！熟能生巧。爸爸妈妈们记住，要先洗干净手。最后，要让孩子主动参与，让清洁牙齿的过程变得有趣。对于幼龄宝宝，家长一定要注意安全，避免宝宝用牙线缠绕住手指而发生危险。

牙线、牙签和牙线棒，如何选择？

牙线是最方便最有效的清洁工具。牙签因为个头比较粗大质硬，无法拐弯清洁到牙缝下方，所以基本被牙线淘汰了。牙线棒，因为牙线固定在了Y字形的棒子上，不用自己取线绷线，使用上方便了。但由于线被固定成了直线，无法包绕牙面做清洁，所以尽管可以用在前牙，但不作为常规首选。如果孩子能够配合，还是用牙线比较好。如果孩子较小，牙齿萌出不多，也可以用牙线棒给孩子清洁。

水牙线是什么？

水牙线其实就是一种小型淋喷头，可以控制出水的频率和大小，有的配有超声功能。用它来冲洗牙齿，类似于给牙齿洗澡。它的优点是用着舒服。另外，看到平常漱口漱不出的饭菜叶子都冲出来，心里是不是有成就感了？目前大多数研究都证明，水牙线配合有效刷牙，相对于一般手动刷牙和使用牙线，可以更有效地去除牙菌斑。但水牙线也有一定缺点：研究的样本量尚小，远期效果还有待观察；价钱比一般牙线贵，携带不方便。看个人喜好，有条件的就用吧！

21 牙间隙刷有什么作用？

牙间刷为单束毛刷，又称为牙间隙刷，有多种不同的形态和型号供选择。较小的牙间刷一般会插上手柄，以便于握持使用，用于清除难以自洁的牙面和牙间隙的牙菌斑。例如前磨牙邻面凹陷处，牙线或牙刷都无法清洁，可选用形态适当的牙间刷，来回摩擦，以清除牙齿凹面、最后磨牙远中面等的牙菌斑。当有牙排列不整齐，口腔内有复杂的修复体时，可用特制的牙间刷清除邻面污垢，其效果显著优于牙签或牙线，如果能使牙间刷压向邻间牙体表面，可收到较好的洁牙效果。正畸治疗中的儿童建议使用牙间刷。

22 漱口水有什么用处？可以经常使用吗？

有些人得了口腔疾病，医生会开一些漱口药水给他用。漱口药水的品种很多，浓度也不一样，其目的是杀菌，抑制细菌的滋生。常用的有不同浓度的洗必泰液、呋喃西林液、多贝尔氏液、1%～3%小苏打水和制霉菌素液等。它们的用途各异，应该在医生的指导下使用。漱口的时间最好在刚进食之后，为使药物充分发挥作用，漱口药水含在口里的时间要长一些。如果口咽部有了感染性疾病，更应如此。

既然漱口药水有抑制、杀灭细菌的作用，在炎症控制、疾病痊愈后继续使用显然不合适。正常情况下口腔里存在两组相互拮抗的细菌，机体抵抗力下降，某组细菌的毒力增加，都可引起疾病。如果经常使用漱口药水，可破坏菌群平衡，引起口腔疾病。因此不主张经常使用漱口药水。

儿童的口腔黏膜娇嫩，在选用漱口药水时应避免刺激性大、药力太猛的，避免损伤黏膜。

23 漱口能代替刷牙吗？

漱口不能代替刷牙。牙菌斑是基质包裹的、互相黏附的，或黏附于牙齿表面、牙间或修复体表面的，软而未矿化的细菌性群体形成的一种生物膜，不能被水冲去或漱掉，只有机械摩擦力能够去除，单纯漱口只能去除浮在牙齿表面的食物残渣，而长期使用具有杀菌效果的药物漱口水会导致某一种类的细菌被过度抑制，从而导致口腔内菌群失调，反而不利于口腔健康，一旦真菌袭来，会造成更严重的、很难控制的后果。此外，长期使用洗必泰漱口液也易使牙齿及口腔黏膜表面着色，使味觉敏感性降低，并抑制唾液的分泌，造成

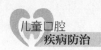

口干、灼痛等不适症状。

刷牙是众所周知的口腔护理方法，也是清除牙菌斑最基本和最主要的方法。在刷牙的过程中，牙刷在牙膏的协助下通过物理摩擦去除牙菌斑，而漱口水则无法进行这种摩擦。所以，必须坚持刷牙，尽量去除牙菌斑，使其维持在较低数量，防止其发展扩大，甚至钙化形成牙石。当牙石形成之后，日常口腔护理的方法——刷牙不能清除，只能寻求专业人士的帮助，用专门的器械去除。

24 嚼无糖口香糖能代替刷牙吗？

咀嚼口香糖可摩擦牙齿，能够带走部分附着在牙齿上的菌斑和食物残渣，起到一定的清洁牙齿的作用。但是如果认为嚼无糖口香糖能代替刷牙，那就错了。因为口香糖仅仅能带走牙齿表面的菌斑，对于牙缝和窝沟里的菌斑无法起到清洁作用。另外，长时间地咀嚼口香糖，一会加重颞下颌关节的负担，有可能引起关节疾病，二会造成咬肌锻炼过度。另外，虽然木糖醇等糖替代品热量低，但吃多了一样会引起发胖。

25 窝沟封闭为什么能预防龋齿？什么时候做最合适？

有调查显示，不论儿童乳牙龋还是恒牙龋，点隙窝沟是最常见的发病部位。每颗牙齿咬合面的形态各异，不同个体的同一类牙齿其点隙窝沟的形态和深度也不尽相同。例如磨牙，可有十来个小点隙，这些沟裂往往狭窄而长，类似瓶颈，常常有食物残渣积存在里面，它为口腔内菌斑积聚、细菌生长繁殖提供了一个生态环境，漱口刷牙很难使窝沟清洁。如果窝沟非常深，那么细菌会在这些隐蔽的窄沟中，利用残留食物中的糖类繁衍生长，并在代谢过程中产生酸性物质，腐蚀牙齿，很容易发生龋病，医学上称这种龋为窝沟龋。数据表明，我国青少年90%以上的龋病发生在窝沟部位，因此深的窝沟患龋病的危险性是很高的。

窝沟封闭剂的防龋主要是利用树脂对沟裂的物理性填塞作用。具体来说就是把牙釉质表面经酸蚀后，形成无数微孔，然后用一种高分子复合树脂材料涂在儿童牙齿窝沟内，树脂突渗入这些微孔，与牙釉质形成镶嵌锁结作用，固化变硬，切断残留微生物的营养来源，使之存活率下降。同时，现在的窝沟封闭剂中通常含有氟化物，在口腔环境下可以缓慢释放氟离子，作用于窝沟，可以增强牙齿的抗龋蚀能力。窝沟封闭剂在窝沟形成一层保护性屏障，就像给有缺陷的牙齿穿上了一层保护衣，使牙齿免受食物和细菌的侵蚀，从而增强牙齿抗龋能力。

窝沟封闭是针对牙齿发育时期的儿童进行的一种能有效增强牙齿抗龋能力的技术，主要用于刚萌出磨牙和前磨牙的深窝沟，窝沟深可以插入或卡住探针，除磨牙、前磨牙外，也可以应用于上前牙的畸形舌侧沟、舌侧窝；若患者其他牙，特别是对侧同名牙患龋或有患龋倾向者，该恒牙或乳磨牙同样适用于窝沟封闭。窝沟封闭的最佳时期为牙齿完全萌出且尚未发生龋坏的时候，儿童牙齿萌出后达到咬合平面即适宜做窝沟封闭，一般在萌出4年之内均可。具体为乳磨牙3～4岁，第一恒磨牙（六龄齿）6～7岁，第二恒磨牙11～13岁，双尖牙9～13岁。对口腔卫生不良的残疾儿童，即使年龄较大或牙齿萌出口腔时间较久，也可考虑放宽窝沟封闭的年龄。

窝沟封闭的具体操作十分简便：首先将牙面清洁，再用一种酸涂布于牙齿表面，过一会儿彻底冲洗后吹干，然后就可以将封闭剂涂在牙齿上，用特殊光源照射牙面几十秒，整套操作就结束了。窝沟封闭时间短，而且不需要像补牙那样磨牙齿，操作时不会有什么不适，可以放心让孩子去做，但需要强调的是，窝沟封闭须专业人员运用专业的仪器设备和材料进行操作。

窝沟封闭成功的标志是封闭剂能够完整存在，可以磨损但不能脱落，因此需要封闭后定期（3个月、6个月或1年）复查，观察封闭剂保留情况，脱落时应重新封闭。

26 氟化物为什么能预防龋病？

每次进食以后，牙齿表面开始形成一种透明或黄白色的黏稠性物质，叫作牙菌斑，是细菌与唾液中的一些物质混合而成的，它是引发龋齿的主犯。牙菌斑内含有多种细菌，其中一部分细菌在牙菌斑这个良好的环境中，利用人们进食的糖产生酸性物质，这些酸作用在牙齿上，使牙齿脱矿，酸蚀牙齿，久而久之就产生了蛀牙。那么有没有什么"武器"能阻止细菌的不良行为呢？有，氟就是一种经过人们多年研究发现的强力武器。

氟是人体所必需的微量元素，也是人体的组成成分之一。它与食物中其他的矿物质一样起到预防疾病的作用，同时对骨骼的正常发育和矿化有着促进作用。适量的氟能维持牙齿的健康，因此，使用氟化物是一种非常有效的防龋手段。

实验证明，若在进食后使用含氟牙膏或含氟漱口水，能阻止牙菌斑形成，让其无法在牙面上附着，同时氟还通过影响细菌的代谢过程来有效地抑制牙菌斑中那些对牙齿有

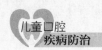
害细菌的生长，减少它们产酸，起到很好的防龋作用。如果你认为氟就只有以上这些能耐，那你也太小看它了。氟除了能对细菌起作用，同时还能保护牙齿呢！

首先，氟能降低牙齿在酸中的溶解度，也就是减少钙的流失。众所周知，钙对牙齿的健康是必不可少的，缺钙的牙齿易患龋，而氟对钙有一种特殊的"吸引力"，它就像是钙忠诚的朋友，任凭细菌如何破坏，也无法将它们分开。有了氟的存在，钙就被牢牢地锁在牙齿上。

其次，氟能促进牙齿的再矿化，增加牙齿的坚固，即使牙齿有早期龋坏，经常使用含氟牙膏含氟漱口水，氟也能发挥其强大吸引力，吸引钙到已脱矿的牙齿表面，使脱矿区逐渐变浅，趋向完整和增厚，让龋损得到修复及重建。

最后，氟还能影响牙齿外形。牙齿形成时人体的含氟量对牙釉质的质地、牙齿的外形都有一定的影响。在恒牙发育时期，摄入适度的氟可以使牙咬合面变得圆钝，窝沟裂隙少且浅，不易积存食物残渣、软垢和堆积牙菌斑，易于自洁。

氟有如此强大而全面的作用，不愧为牙齿的忠诚卫士。随着生活水平的提高，人们对口腔卫生的重视程度不断加深，对口腔保健用品的要求也相应提高。尽管市场上的牙膏、漱口水五花八门、各有千秋，但含氟牙膏、含氟漱口水销量一直特别好，说明人们已经开始认识到氟对牙齿健康的重要性。氟这位牙齿的忠诚卫士，一定会越来越好地担负起保护人类牙齿的责任。

27 人体氟的来源途径有哪些？

人体氟大部分来源于每天摄入的食品和水。由于多种氟的暴露途径，在一些国家和地区，人体氟的摄入量有增加趋势。

①饮水。人体氟的主要来源是饮水，约占人体氟来源的65%。水中的氟很容易被吸收。机体从饮水中摄入氟量的多少直接受饮水氟浓度和饮水量的调控。饮水摄入量又与个体的年龄、生活习惯及当地的气温等因素有关，成人饮水量每日2500～3000毫升。热带地区饮水量显著大于严寒地区。习惯饮茶可增加人体氟的摄入量，茶叶干品中含的氟可被浸泡出来，在淡茶水中也含有1毫克/升以上的氟。一个嗜好饮茶的人，每日从茶叶中可摄入1～3毫克的氟。

②食物。人体每天摄入的氟约有25%来自食品。所有食品，包括植物或动物食品中都含有一定量的氟，但差异很大。故从食品中摄取的氟量不是恒定的。

③空气。虽然空气中的氟不是人体氟的主要来源，但在某些特殊环境条件下，如产煤地区等，会发生空气氟污染，给人体带来危害，造成机体氟中毒。

28 局部用氟的方法有哪些？

局部用氟是指采用不同的方法使氟化物直接作用于或者接近于牙的表面，以便于牙的摄取，通过这种局部作用可预防龋病。这些方法通常由专业人员或者一般个人使用。个人应用的氟浓度较低，比较安全。局部用氟的范围较广，它既适用于未实施全身用氟的低氟与适氟地区，也可与全身用氟联合使用，以增强其防龋效果。

局部用氟的途径包括含氟牙膏、含氟漱口水、含氟凝胶、氟溶液与氟涂料等。局部用氟适用于大多数人群，多用于儿童和青少年。无论在低氟还是适氟地区，局部用氟都可以获得一定的防龋效果。

局部用氟的防龋效果一般比全身用氟低，但相对比较安全，易于被采纳应用。对新萌出的牙，其防龋效果明显高于萌出已久的牙。因为新萌出的牙，其釉质表面矿化程度较低，多孔，局部用氟有利于它的继续矿化，可以增强抗龋力，尤其是对易感龋病的牙。通过局部用氟提供氟化物可使牙长期暴露于低氟环境中，这样就会使牙釉质外层形成氟化钙。当pH下降时，可释放出氟离子，参与釉质矿化与再矿化，易于取得良好防龋效果。

这里重点介绍目前应用最广泛的两种局部用氟方法。

①含氟牙膏。含氟牙膏在市场上已相当普及，适合于大多数人群，尤其是儿童和青少年。每天早晚使用含氟牙膏刷牙是一种简便的防龋措施。每次使用的牙膏量约黄豆大小，刷牙后要把牙膏漱干净，避免咽下。如果每天能认真地使用含氟牙膏刷牙，可以明显地减少龋齿的发生。

②氟化泡沫。这是由口腔专业人员在医疗机构采用的一种局部用氟方法。将氟化泡沫均匀挤涂在泡沫托盘内，然后将托盘放在上下牙列上，2分钟后取出。每6个月1次。此法简便，防龋效果好。

29 什么叫含氟涂料？

含氟涂料是一种有机溶液，涂布于牙齿表面，几分钟内硬化，以达到预防龋病的目的。作为一种局部用氟的防龋制剂，自1964年被Schmidt提出后在欧洲广泛使用，并取得了良好的防龋效果。它通常含有0.1%～5%的氟化钠、蜂蜡、乙醇、虫胶、乳香树胶、流动增强剂、糖精、调味剂等成分。含氟涂料大大延长了氟化物与牙齿表面的接触时间，从而改善了现有的局部用氟法。目前，常见的含氟涂料产品有Duraphat、Durafor、Fuor Protector及含氟Copal Varnish等，其含氟浓度为0.1%氟离子（1000毫克氟离子/千克），2.26%氟离子（22600毫克氟离子/千克）。近年来，含氟涂料已经在欧洲得到了广泛使用。

大量实验证明，含氟涂料能在釉质表面沉积氟化物，并且在脱矿牙面上沉积的氟化物比在健康牙面上多。它还能在牙本质形成的人工龋损上沉积氟化物，这就使它可以用于预防根面龋。最近十几年来对含氟涂料的防龋效果进行了系统评价，肯定了含氟涂料的防龋效果，特别适用于易患龋或患龋率高或中等的儿童与青少年。

使用含氟涂料方法简单，只需严格按步骤进行即可。彻底清洁牙面后，用气枪吹干牙面，医生可使用小刷子或棉签将0.3～0.5毫升涂料直接涂抹于牙上，停留几分钟后凝固，不受口腔内潮湿环境的影响。一般推荐每间隔4个月涂一次。

尽管含氟涂料中含有高浓度的氟化物，但用量少，平均每人0.5毫升，3～11毫克氟离子，远远低于很可能的中毒剂量，因此通常认为是安全的。

未见含氟涂料治疗有严重的副作用，但也有两例对含氟涂料产生接触过敏的病例报道，这可能是因为出血的牙龈组织与涂料中的松香基质发生接触性的变态反应，因此，有牙龈炎症的患者应禁止使用含氟涂料。

③① 什么是氟化泡沫，使用氟化泡沫就不会得龋齿了吗？

氟化泡沫是美国20世纪90年代研制出的最新防龋产品，是目前国际上较先进的行之有效的防龋方法，能有效降低龋齿发病率，促进龋齿的再矿化，控制已患龋齿症状。在美欧各国普遍使用，效果良好，并得到了美国食品与药品管理局（FDA）和美国牙医协会（ADA）的批准认可和推荐。

国际通行的氟化泡沫为氟离子浓度为1.23%（12300毫克氟离子/千克）的酸性磷酸氟。氟化泡沫富含氟离子，可增强牙齿的抗酸性，促进再矿化，预防易感儿童、老人以及放射治疗患者的龋病。临床上一般由口腔科医生亲自为患者操作。

在我国，龋病的防治主要在社区及学校群体中进行，操作人员大多数是经过培训的一般医务人员和校医，从安全角度考虑，如因用氟不当而引发群体事件会引起很大的社会反应，所以国际和国内专家都认为应该以"低浓度，多接触"为原则，建议使用低浓度的氟化泡沫。目前我国普遍采用的是0.6%氟化泡沫，同时低氟浓度的泡沫更可用于个人和家庭保健。氟化泡沫呈泡沫状，更易被牙齿釉质吸收，且不易被吞咽，不会造成恶心、呕吐及氟中毒，是一种安全有效的防龋方法。

与同类产品相比，氟化泡沫具有以下优点：

①以最小的氟含量达到最大的氟吸收（氟离子吸收率高达90%以上），从而产生最安全有效的防龋效果。

②操作简单，安全可靠，适于大面积群体推广。只需将氟化泡沫药物挤在一次性的牙托上，戴在牙上咬住3分钟，拿出牙托后吐掉剩余泡沫，保持30分钟不漱口、不吃东西即可。

③防治方法简单，不影响学校正常的教学秩序，费用低廉。氟化泡沫每半年防治一次，一般防治2～3次，就可以大大降低龋齿发病率。

④口味多样。氟化泡沫有多种口味，如苹果味、草莓味、蜂蜜味等。适合儿童口味，所以防治是在愉快中进行的。

氟化泡沫呈泡沫状，易被釉质吸收，不易被吞咽，不会造成氟中毒，是一种安全有效的防龋方法。

龋病发生的过程实际上是一个脱矿与再矿化交替进行的过程，并可在一定程度上达到相互平衡的状态，氟化物可以降低釉质表面的溶解度且能促进再矿化，增强其抗酸耐腐蚀性。但如果家长认为涂氟以后就可以高枕无忧，那就错了。如果不注意儿童的口腔卫生，产生了较厚的牙菌斑，不控制儿童甜品的摄入，甜且黏的精细食物在牙面停留时间较长，产生积聚较多的酸，脱矿速度大大快于再矿化速度时，会导致牙齿硬组织的破坏，形成龋洞。

🔍 31 护牙素是什么？

护牙素是一种保护牙齿的糊剂类用品。

最常用的护牙素，其主要活性成分为CPP-ACP。CPP-ACP是酪蛋白磷酸肽-无定形磷酸钙的缩写。酪蛋白磷酸肽（CPP）是一种牛奶提取物，它可与钙磷结合，形成稳定的无定形磷酸钙（ACP）。科学研究发现，CPP-ACP覆盖在牙齿和生物膜表面，可溶入唾液中，作为钙磷储存库，向牙面及生物膜内释放钙磷离子，促进牙面再矿化。此外，CPP-ACP还可能抑制细菌在牙面的附着，起到抗龋作用。众多临床试验结果显示，使用CPP-ACP有可

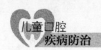
能促进脱矿牙釉质的再矿化。这种护牙素因其安全性，适用于各年龄段人群的龋病预防，包括：预防婴幼儿和孕妇的牙齿早期脱矿，促进脱矿白斑的再矿化；用于正在矫正牙齿的儿童及成人，预防矫正托槽周围的牙面脱矿；预防老年人牙齿根面龋齿的发生；减轻牙齿敏感症状等。但对牛奶蛋白过敏的人群，或特殊敏感的人群禁用。

不少爸爸妈妈会把护牙素和牙膏弄混，甚至用了护牙素就不用牙膏了。实则不然，护牙素与牙膏是不同的。牙膏的主要成分有清洁剂、摩擦剂等，其主要作用是清洁牙面；而护牙素则是以提供钙磷离子、增强牙齿结构为主要作用，并没有清洁牙面的功能。所以在使用上，并不能相互替代。护牙素可在每晚刷牙之后、睡觉之前涂抹于牙齿表面，保持5～10分钟后吐掉。如果可能，尽量延长护牙素与牙面接触的时间。由于CPP-ACP的安全性，即使不小心少量吞咽也没有关系。也可以于涂抹之后直接睡觉，第二天早晨起床后刷牙漱口去除。

有一些加强型护牙素，除了含有CPP-ACP成分外，还加入了氟化物，以此达到预防脱矿、增强再矿化的作用。但这类护牙素含氟，为避免误吞过量氟，使用时建议涂抹5～10分钟后即去除。

还有一些以氟为主要活性成分的护牙素，不含CPP-ACP，也可以预防牙齿脱矿，并促进脱矿的牙齿再矿化。

护牙素作为新兴的护牙产品，由于其安全性高、适龄范围广和易操作性，近来受到众多牙医的推荐，尤其在对婴幼儿和孕妇的龋齿预防方面有一定的功效前景。但家长们最好在牙医的指导下给孩子使用。科学家们在进一步研究护牙素，以使其发挥更加有效的抗龋作用。

32 宝宝习惯先刷完牙再喝奶睡觉对吗？

很对父母觉得宝宝入睡困难，喜欢让宝宝喝奶时睡着，这种先刷完牙再喝奶睡觉的习惯对宝宝的牙齿健康很不利。如果睡前刷牙后再喝奶，可导致奶中糖类在牙齿表面停留。由于人在睡眠期间口腔运动减少，唾液分泌量降低，口腔的自洁作用差，牙齿与奶中糖的接触时间变长，让牙菌斑有更多的时间产酸破坏牙齿，导致宝宝患龋。因此，宝宝应该先喝奶后刷牙，刷完牙不要再进食。

33 睡前吃零食有何坏处？

很多小朋友有睡前吃零食的习惯，尤其是在看电视时，手中常常抱着一堆零食，边吃边看；有些孩子的枕边总有几包糖果或是巧克力，即使已经上床睡觉了，嘴里还吃不停。这些都不是好习惯，这种习惯一旦养成，后果是很严重的，它可能会导致口腔中的牙齿迅速蛀坏。处在乳牙期及乳、恒牙替换期的儿童，口腔中的乳牙更容易蛀坏。因为乳牙的结构不如恒牙坚固，一旦蛀坏则进展迅速。临床上常可看到全口牙齿只剩残冠、残根，这种情况下患者不光疼痛，连咀嚼的功能都丧失了，再美味的食物也无福消受。

当我们在享用美味的甜食时，口腔中的细菌也在享受一顿丰盛的宴席。同时，细菌还会制造出酸性物质，这些酸性物质溶解和破坏了牙齿坚固的外衣而产生蛀牙。可是我们也有相对抗的武器，它的名字叫唾液，是口腔中分泌的液体，它的作用除了帮助消化食物外，还能杀灭细菌，减慢细菌在牙面上附着的速度，更重要的是，它能稀释细菌产生的酸性物质，以减少其对牙齿的破坏作用。而睡前吃零食的危险性在于：当人处于睡眠状态时，唾液的分泌量会大大减少，流动速度也减慢了，不能好好地洗刷牙齿。少了这么一个对手，细菌可就活跃起来了，放心地享用美餐，还产生大量的酸导致牙齿蛀坏。所以为了保护我们珍贵的牙齿，大家应养成良好的饮食习惯，少吃零食，睡前更是忌吃。可是对于已养成睡前吃零食的小朋友，要做到这一点是不容易的，面对美味的冰激凌、香甜的巧克力，常常经不起诱惑，那么千万不要忘记吃完以后应该刷牙。刷牙可去除口腔中残留的食物，细菌失去原料就不能制作酸了。让我们一起努力来保持牙齿的坚固健康，更好地享受美味食物给我们带来的快乐。

34 酸性饮料对牙齿有哪些危害？

酸性饮料（如果汁和碳酸饮料）的pH常低于5.5，频繁饮用这类饮料会让口腔长时间处于酸性状态，对牙齿产生脱矿作用，可引起酸蚀症（即牙齿受酸侵蚀），使牙齿的硬组织越来越薄，导致牙齿过敏，遇到冷热酸甜就敏感甚至疼痛。

酸蚀症在以前常发生于盐酸、硝酸等产生的酸雾或酸酐作用于牙齿而造成的牙齿硬组织损害，有严重胃酸反流的患者也可发生，最初往往仅感觉过敏，以后逐渐产生牙体实质缺损。碳酸类饮料的酸性度虽然极弱，但在长期饮用、摄入量多且频率高又不注意防护的情况下，也会造成累积性的酸蚀作用，特别是儿童期乳牙及恒牙钙化程度较低，很容易患

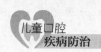

上这类病症；另外，碳酸饮料中含有大量糖分，糖被口腔中的细菌利用又产生酸性物质，使龋齿发生或加速。有学者通过流行病学研究发现，饮料的有效致龋性并不低于黏性固体含糖食物。

最好使儿童养成喝白开水的习惯，或尽量减少其喝碳酸饮料的量和频率，提倡用吸管喝饮料。需要注意的是，一瓶饮料喝一天的情况对牙齿的危害远远大于一次性喝完一瓶饮料。喝完碳酸饮料后不宜立刻刷牙，因为碳酸饮料浸泡过牙齿后，牙齿表面非常松软，牙刷与牙齿的摩擦会带走更多矿物质，使牙齿矿物质流失更快，导致牙齿越来越薄，牙本质更容易暴露。因此建议喝完饮料后用清水漱口，以稀释口腔内的酸性物质。

35 含糖食物和龋齿有什么关系？

众所周知，蔗糖是致龋性最强的糖，但饮食中的葡萄糖、果糖、麦芽糖等也具有一定的致龋性。牛奶中的乳糖及水果蔬菜中的内源糖等对牙齿健康的危害小，但是，在奶制品中额外加糖也易导致龋齿。马铃薯、面包、米饭等以淀粉为主要成分的食物不易致龋，但饼干、蛋糕等精制面粉与糖混合制成的食物则像糖一样具有致龋性。含糖饮料危害牙齿健康，也是儿童多个牙患龋的致病因素，孩子经常饮用这些饮料往往对牙齿有较强的破坏作用。摄糖频率对龋齿的发生也十分关键。如果频繁地摄入含糖食物，即使每次的摄入量有限，也会使口腔环境长期处于酸性状态，非常利于龋齿的发生。因此要减少摄糖频率。从某种意义上说，摄取糖的次数可能比总量的多少更具危害性。

强化甜味剂和木糖醇是不致龋的，而其他膨化甜味剂能被菌斑中的细菌代谢，但代谢率非常低，因而可以认为对牙齿是安全的。

研究证明每天食糖量的多少与龋齿的发生呈正相关，因此，要尽量减少摄取糖的量和频率，食用后用清水或茶水漱口，多饮水。除了限制儿童食用含糖的食物如饼干、蛋糕、饮料等，更要控制含糖食品的摄入频率，减少正餐之间进食的次数；可以食用含糖的替代品——甜味剂，如含木糖醇的食物。无糖口香糖或木糖醇口香糖不仅不致龋，而且可以通过刺激唾液分泌起到抗龋效果。

36 哪些食物可以帮助预防龋齿？

日常饮食中，很多食物可有助于预防龋齿。

①蔬菜。由于蔬菜富含膳食纤维，在口内咀嚼时，蔬菜与牙面之间产生摩擦，可起到清洁牙面的作用，相当于给牙齿进行一次大扫除，减少龋齿发生的机会。

②水果。咀嚼苹果、梨等水果，可起到机械擦洗作用，清除黏附在牙齿表面的细菌及食物残渣。

③奶与奶制品。由于奶与奶制品富含钙和磷等矿物质，可促进牙体硬组织的发育，所以奶与奶制品有保护牙齿的作用。

④茶叶。由于茶叶富含氟，可以和牙齿中的钙、磷结合，具有抗酸防龋的效果，所以茶叶可以帮助儿童预防龋齿。

⑤甜味剂如木糖醇、山梨醇和甜叶菊等。因为不能被口腔中的细菌所利用，可以抑制致龋细菌的生长，所以甜味剂可以帮助小朋友预防龋齿。

③⑦ 纤维性食物对儿童口腔健康有何益处？

大部分儿童都偏爱做工精细，入口即化且甜黏的甜品，这些食品无须用力咀嚼即可下咽，容易造成食物残渣在牙齿表面的堆积，诱发龋齿；长期食用这类食品不利于口颌发育和咀嚼功能的训练。近年来，在儿童替牙过程中，经常会出现恒牙已经萌出而乳牙未脱落的现象，这与牙齿缺乏咀嚼刺激存在一定关联。由于乳牙根不能顺利完成生理性根吸收的过程，替牙时不能正常脱落。

儿童正处于生长发育的关键时期，全面而均衡的营养摄入是保证身体健康成长的必要前提。健康的饮食结构和良好的饮食习惯是口腔健康和全身健康的基础，养成良好的饮食习惯会使儿童受益终身。儿童应注意平衡膳食，做到不挑食，特别要多吃蔬菜和新鲜水果等纤维含量高、营养丰富的食物，这样既有利于牙齿的自洁作用、不易患龋病，又有利于口腔颌面的生长发育，促使牙齿排列整齐，增强咀嚼功能。

③⑧ 重度低龄儿童龋和猖獗龋该如何防治？

对重度低龄儿童龋和猖獗龋的患儿的治疗取决于患儿和家长对口腔治疗的积极性、龋损程度、患儿年龄和患儿的合作情况。治疗的开始包括暂时性修复、饮食评估、口腔卫生指导。在任何综合修复治疗开始前首先都要进行家庭和诊室用氟。但一些患者由于出现了急性或严重的症状和体征，如大面积龋损、疼痛、脓肿或面部肿胀等，必须马上开始治

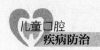
疗。一旦龋损得以控制，就可以进行综合性修复治疗。

下面列出对这些龋的综合防治措施。

乳牙期（0～6岁）：

①饮食建议。向家长提出合理的饮食建议，教会家长口腔护理技术。

②用氟。含氟牙膏（建议患儿具有正常的漱口能力时才使用）；滴剂/片剂（该地区水源未氟化），每6个月一次局部涂氟。

③控制菌斑。指导家长进行口腔清洁，家长督促或帮助患儿刷牙。

④就医指导。在孩子满12个月时就应接受口腔的第一次检查，之后每3～6个月检查一次。

混合牙列期（6～12岁）：

①饮食建议。同患儿及家长共同讨论饮食结构，养成良好的饮食习惯。

②用氟。含氟牙膏；在没有氟化水源地区用片剂，用氟水漱口；每6个月一次局部使用氟凝/氟涂料。

③控制菌斑。指导患儿进行口腔清洁，在家长的监督下刷牙，进行菌斑染色。

④窝沟封闭。

⑤复查。每间隔3～6个月复诊。

恒牙列期（12岁以上）：

①饮食建议。与患儿和家长讨论饮食结构，养成良好的饮食习惯。

②用氟。含氟牙膏；氟水漱口；每6个月一次局部使用氟凝胶/氟涂料处理。

③控制菌斑。指导患儿进行口腔清洁，刷牙；菌斑染色，用牙线或牙签。

④窝沟封闭。

⑤复查。每间隔3～6个月复诊。

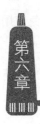

第六章 儿童牙髓病和根尖周疾病

儿童牙痛常见的原因有哪些?

儿童牙痛常见的原因有四种情况。

(1) 龋洞

孩子不吃饭牙不痛,一吃饭就牙痛。这一般是牙齿上有深龋洞了,进食时食物嵌塞入龋洞引起疼痛,必须去口腔科进行治疗。洞浅些的补好就行,洞深的可能需使牙神经失活后再补牙。

(2) 牙髓炎

急性牙髓炎疼痛比较剧烈,孩子即使不吃东西也一阵阵地哭闹,常常感到整个一边牙都痛,指不出哪一个具体的牙在痛,夜间时加重,往往一夜哭闹不肯躺下,这是典型的牙髓神经发炎。

遇到这种情况,止痛药难以奏效,只有马上带孩子到口腔科让医生用牙钻把牙钻开,放上一点安抚止痛的药。不过这样的牙不痛后还要失活牙髓,或在麻醉下拔除牙髓,需多次就诊治疗。

(3) 牙根尖周炎

孩子牙齿发生根尖周炎后不能咬合,咬合后疼痛加重。如果逐渐加重,会出现牙龈红肿,牙齿浮动,重者脸颊肿胀,颌下淋巴结也肿大,有发烧症状,有时发展成化脓性炎症。这样,就必须请医生将患牙钻开,将脓液引出来,口服或肌注抗生素,还要反复换药直至炎症彻底消除,最后再补牙。

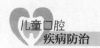

（4）外伤

孩子意外摔倒碰伤牙齿是常有的事，有时进食时咬到砂粒、骨头，也会使牙齿出现创伤性根尖周炎，引起疼痛。如果牙仅是有点松动，只需进食软食，避免使用患牙几天，让患牙休息一周即可；如牙已摔断，就需请医生在麻醉下抽出暴露的牙神经后补牙或拔牙。

上述是4种常见的儿童牙痛的原因，其中牙髓炎和根尖周炎引起的疼痛比较剧烈，是患者就诊的主要因素。

② 为什么有些牙齿不能一次补好？

许多人平时不太注意口腔的定期检查，等到发现牙齿上蛀了个大洞，好不容易抽出时间去看牙医时，又被告知一次不能完成治疗，需要复诊才可以，真是烦恼。那么，为什么补牙不能一次完成呢？患牙的治疗是否能一次完成，取决于牙齿及其周围组织的病变类型、病变程度和治疗的方法，当然还包括患者本人的配合程度。

一般说来，比较浅的龋洞一次可以补好；有时龋坏太深，接近牙髓，除了会出现牙齿的敏感症状外，还会有较明显的刺激痛。这时则需用暂时性材料试补一次，一方面是安抚牙髓，另一方面是观察牙髓的反应。这就需要两次才能完成治疗。

如龋坏牙齿没及时治疗，病变向下发展就会累及牙髓，出现牙髓炎，治疗就相对复杂，需要将发炎的牙髓炎失活、去除后才能进行最后充填。完成这样的治疗至少需要两次。

牙髓炎进一步发展，病变深入到牙齿根部及根周组织，就会出现根尖周炎。当牙齿出现自发痛、不能咬合咀嚼时，说明牙齿的根尖周组织已被感染。此时更不可能一次将病牙治好，就诊时需要先将牙髓摘除，俗称"抽神经"；再通过机械方法扩大根管，彻底去除牙髓和感染的牙本质。由于牙齿内部通往根尖的管腔非常细小，即使通过机械的处理和药物冲洗，一次也不易把细菌完全杀死，还需在根管内封入药物进行彻底消毒。每次一周左右时间。炎症较严重者需封药数次，直到症状完全得以控制，最后才能进行补牙。

由此可见，如果想减少补牙的烦恼，最好是重视牙病的预防，或发生牙病后及时治疗。

③ 什么是牙髓炎？

牙齿与其他人体器官不同，有自己的特点：①它是人体内最坚硬的组织。②它一部分暴露在口腔中，肉眼可看到；一部分埋藏在牙槽骨里，人们看不到。从外观结构上看，每个牙都由牙冠、牙颈、牙根三部分组成。③把牙纵剖开来，可以看到牙冠的中心是个空腔，牙根的中心是管状的空管，空腔和空管内装的是牙髓组织。

牙髓，人们称它为"牙神经"，其实牙髓里不只有神经，还有丰富的血管、淋巴管和细胞。牙髓是牙齿的生命中心，是牙体组织的营养供应站，负责维持牙体的正常代谢。如果牙髓因病发炎坏死，牙齿就不能从牙髓中得到营养，牙质就会变脆弱，失去光泽，变暗变黑，而且容易折裂破损。

牙髓炎就是牙髓组织的炎症。牙体解剖生理的特点，决定了牙髓炎的发病特点，即剧烈疼痛、缺乏定位能力，并容易造成循环障碍，导致牙髓坏死。

④ 儿童牙髓炎是怎么得的？有什么危害？

儿童牙髓炎的病因是多方面的，有感染、化学刺激、物理刺激以及全身性疾病等因素，最常见的是感染因素。在病变牙髓中发现的微生物感染大多是混合型感染，有需氧菌、厌氧菌、霉菌、放线菌以及病毒等。最多见的情况是，儿童龋齿未及时治疗任其发展，当破坏深入牙齿的牙本质深层时，龋洞里的细菌及其毒素通过破坏了的牙本质渗透到牙髓组织里（牙神经处），便引发了牙髓炎。牙髓炎除龋病感染外，还可因牙齿外伤引起。牙齿受到撞击或跌伤后，牙周膜损伤或根尖血液循环受阻，甚至引起血管断裂，有的使牙冠折断或牙髓暴露，从而引起牙髓病变。另外，在补牙备洞时意外穿通牙髓，牙齿发育畸形如畸形中央尖、畸形舌侧窝等，细菌和毒素也可进入牙髓致牙髓发炎。

化学性刺激因素也可产生牙髓炎，如某些补牙的材料，磷酸锌水门汀其凝固前的游离酸对牙髓有刺激性。儿童牙体壁薄，髓角高，补牙时如果上述材料接近牙髓，便可刺激牙髓，引起儿童牙髓炎，常产生难以忍受的剧烈疼痛，使儿童哭闹不止，无法进食和休息。牙髓炎尤其是慢性牙髓炎易致乳牙牙根吸收，使牙齿过早脱落缺失。

⑤ 儿童牙髓炎有哪些表现？

牙髓病分为急性牙髓炎、慢性牙髓炎、牙髓坏死和牙内吸收等，我们常说的牙髓炎大多是指急性牙髓炎和慢性牙髓炎。

急性牙髓炎往往引起剧烈的疼痛，它的特点是：①自发性、阵发性的剧烈疼痛。即使没有外界刺激因素，牙齿也会自发产生剧痛。疼痛呈间歇性发作，越到牙髓炎晚期，痛时越长，间歇时越短。②疼痛发作往往夜间比白天更剧烈。③温度刺激可使疼痛加剧。早期

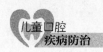
牙髓炎对冷刺激敏感，遇冷风、冷水刺激时疼痛加重；而晚期对热刺激敏感，冷刺激反而可使疼痛减轻。④疼痛不能定位。

牙髓的感觉神经来自三叉神经，但进入牙髓组织的神经末梢没有定位感受器，只有疼痛感受器。疼痛发作时常沿三叉神经分布放射至患牙同侧的上下牙及头、面部。患儿分不清牙痛部位，常上下牙误指。

儿童乳牙牙髓炎的发病特点是：①早期症状不明显，多在病变较严重或急性发作时就诊。②牙髓炎症大多为慢性过程。这是因为乳牙髓腔大，根尖孔大，牙髓组织血循环丰富，感染易扩散。但儿童生长旺盛，抵抗力强，牙髓炎症得到引流后就形成慢性过程。③慢性牙髓炎常并发根尖感染。

⑥ 牙髓发炎为什么特别痛？

俗话说，牙痛不算病，痛起来要人命。这种要命的牙痛就是指急性牙髓炎，或慢性牙髓炎急性发作。

牙髓发炎为什么特别痛呢？这与牙齿的组织结构有关，前面已经提到牙髓有丰富的神经，其神经末梢只能接受痛觉，一旦牙齿有病，对外界的任何刺激都以牙痛为信号向人们报警。

另一个主要的原因是牙髓处在牙髓腔内，它的四周是坚硬的牙本质壁。牙齿中间有牙髓，牙髓腔的空间是有限的，当牙髓受到强烈刺激而发炎时，牙髓里的血管就扩张充血渗出，使牙髓腔内压力骤增。由于四周是坚硬的牙本质壁，无法扩散炎症，降低压力，压力的增加进一步造成牙髓缺血、缺氧，渗出加重。不断增大的压力就会压迫神经末梢，引起人难以忍受的剧烈疼痛，而且牙神经疼时常向三叉神经放射，头也疼得厉害。

因此，这种痛用"痛起来要人命"来形容并不过分。

⑦ 为什么孩子晚上牙痛？

很多家长都是因为孩子晚上牙痛，彻夜哭闹，而第二天带孩子去就诊的。这种情况往往是牙髓炎发作。牙髓炎疼痛的四大特点之一就是疼痛在夜间加剧。这是什么原因呢？

这可能是由于夜间平卧，体位改变，患儿的头部放低了，于是流到头部的血流量增多，使牙髓进一步充血，髓腔压力加大，加剧了牙痛。另一原因可能是白天受环境影响，患儿对疼痛的注意力容易被分散，而夜间精神容易集中在疼痛上。

所以，牙髓炎的患儿常常夜间疼痛加剧，坐立不安。

⑧ 为什么有时含凉水可以缓解牙痛？

正常的牙齿能够承受冷热等温度变化。当牙髓受到损害发生炎症时，牙髓对温度的刺激就变得敏感起来。早期牙髓炎时，遇冷热刺激，尤其冷刺激时牙痛加剧。而晚期化脓性牙髓炎时，则对热刺激极为敏感，遇热水、热食物，疼痛加剧，而此时冷刺激则可缓解疼痛。我们常见到有的患儿口含凉水止痛的现象。这是因为急性牙髓炎时，血管充血、扩张，压力增高，热刺激加速了血流和压力使疼痛加重。当牙髓化脓或部分坏死时，牙髓里的疼痛感受器已不存活，因此冷刺激不仅不引发疼痛，还可使牙髓血管收缩，牙髓内压力降低而减轻疼痛。

⑨ 急性牙痛时，用什么方法可以临时止痛？

急性的剧烈牙痛，是患了急性牙髓炎。有条件的应速去口腔科，医生会用器械或机器将牙髓穿通，减轻髓腔压力，即可有效地缓解疼痛。如果缺乏机器设备，可采用局部麻醉，注射或口服镇痛剂，针灸双侧合谷或将"六神丸"置于龋洞内等方法，也能起到暂缓疼痛的作用，但效果肯定不及打洞减压。

⑩ 怎样治疗儿童牙髓炎？

成年人牙髓炎都是恒牙牙髓炎。儿童时期是混合牙列期，即6个月～12岁期间，口腔中既有乳牙又有年轻的恒牙，因此，儿童牙髓炎的治疗是指对乳牙和年轻恒牙的治疗，和成年人牙髓炎治疗是有区别的。

①乳牙牙髓炎的治疗原则和方法。患儿得了乳牙牙髓炎，应采取积极治疗的态度，尽量保存牙齿。治疗的方法力求简便有效，以消除感染和炎症，扩大乳牙保留范围，尽力将患牙保存到替换时期。

常用的方法有：

直接盖髓术：适用于意外露髓、外伤性露髓等牙髓未受感染的牙齿。乳牙有宽大的根尖孔，血液循环丰富，直接盖髓术对保存完整的活髓来说较易于成功。但操作上往往受限，影响疗效，导致牙髓发炎和坏死。直接盖髓术在乳牙中的应用十分有限，一般不推荐用于乳牙。乳牙龋源性露髓或去龋未净时的意外露髓，都有可能被感染，不宜进行直接盖髓术。因此，乳牙直接盖髓术较少用。唯一适用的情况是：牙髓活力正常，无任何症状或体征，备洞或外伤导致的机械性露髓，且露髓孔小于1毫米。

冠髓切断术：是从髓腔中切除冠部牙髓，在根髓断面上放置药物。此法疗程短、疗效高，一次完成手术，适用于深龋或冠髓发炎的牙齿。

干髓术：方法是用药物使牙髓失活后切除冠髓，在根管口覆盖干髓剂，使根髓干尸化，适用于急性、慢性牙髓炎。应注意的是，乳牙到了一定年龄，牙根开始间断性吸收，对于临近脱落期的乳牙，封失活剂应特别注意，防止失活剂从根吸收处溢出，烧伤尖周组织。对于临近脱落的乳牙最好用多聚甲醛剂失活，较缓和安全。干髓治疗简单，但容易引起牙根过早吸收或并发根尖周炎的现象，对于距离替换期比较远而又处于重要位置的乳牙应该慎用。

根管治疗：乳牙根管治疗术是先去除感染牙髓，再用有消炎作用并可被吸收的充填材料充填根管，防止发生根尖周病或促进根尖周病愈合，维持乳牙的正常功能至换牙，是保留牙髓坏死或根尖周感染的乳牙最后治疗手段。

②年轻恒牙牙髓炎的治疗原则和方法。年轻恒牙的牙髓组织除了具有营养和感觉作用外，与牙齿的发育有着密切的关系。

由于年轻恒牙牙根发育尚未完成，其根部的继续发育形成有赖于牙髓的营养作用，因此保存牙髓活力最有意义，应成为治疗时首要的原则。如不能保存全部活髓也应保存根部活髓，以保证牙根的继续发育。年轻恒牙的牙髓组织，细胞成分多，血管丰富，活力强，有一定修复能力，为保存活髓提供了有利条件。常用的方法有：

直接盖髓术：最常用的方法是将盖髓剂氢氧化钙直接置于新鲜的小穿髓孔处，其上方再暂时或永久充填。氢氧化钙为弱碱性药，能中和炎症产生的酸性物质，可使疼痛减轻，并有利于愈合。氢氧化钙接触牙髓组织后，可促进修复性牙本质形成，使其下方的牙髓保持活力。

活髓切断术：原理和乳牙的冠髓切断术一样，目的是除去冠部牙髓，保留根部正常活力的牙髓，用此法能促进牙根继续发育，效果好于盖髓术。

根尖诱导成形术：是指对牙根在未完全形成之前发生牙髓严重病变或发生根尖周衍生的年轻恒牙，在控制感染的基础上用药物及手术方法保存根尖部的牙髓或根尖周组织沉积硬组织，促使牙根继续发育和根尖形成的治疗方法。

🔍 怎样预防牙髓炎？

绝大部分的牙髓炎都是由深龋所引起的，因此预防牙髓炎的重点是防止儿童龋齿及对龋齿进行早期充填。近年来，随着人民生活水平提高，食品日趋精细，儿童龋病率也有逐年增高之势。因此，必须采用有效的防龋措施，降低其发病率。预防的方法主要有：

①婴幼儿时期注意保证各种营养物质的供给，补充足够的维生素A、D、C及钙、磷、氟元素，使牙颌系统、牙体组织发育完全、健康，增强牙体的抗龋能力。

②调整好儿童饮食，不偏食，增添一定硬度的粗粮、水果蔬菜、肉类，增强其牙体咀嚼力和自洁作用，提高防龋能力。

③教育儿童养成好的饮食习惯，保持口腔卫生习惯，少吃或不吃零食，睡前不吃糖、糕点，不口含糖块入睡，做到早晚漱口刷牙。

④应用氟化物防龋。实验证明，氟化物与牙体硬组织有强烈的亲和作用，可增强抗酸能力，从而提高防龋能力。

⑤若儿童已经患龋，应及时去口腔科治疗，填补患牙。控制了龋齿的发展，就预防了多数牙髓炎的发生。有些家长认为乳牙迟早会替换的，即使看到乳牙龋坏也不带孩子就诊，到最后往往发生牙髓炎而引起孩子痛苦。

⑥另外，有些儿童牙髓炎是由于牙外伤、畸形牙等疾病所引起的，这些疾病的早期发现、早期治疗都有助于预防牙髓炎。

🔍 牙齿"杀神经"治疗对孩子的身体和以后换牙有影响吗？

孩子得了牙髓炎去医院就诊，家长听到医生说患牙需要"杀神经"后往往很担心，很多家长认为神经是相连的，担心乳牙"杀神经"后，新长出的牙齿也会受到影响。其实这种担心是不必要的。"杀神经"治疗是指"牙髓治疗"，是对患牙牙髓炎及根尖周炎的一种治疗方法，以控制牙髓炎症的症状及炎症扩散，对孩子的身体没有影响，对换牙也没有影响。虽然恒牙在颌骨内的位置位于乳牙的根方，但它们是完全独立的两颗牙齿，各自有独立的神经系统。因此，乳牙杀神经或摘除神经不会影响恒牙的发育萌出，恒牙萌出后也不会没有牙神经。

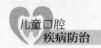

⑬ 为什么有些牙齿烂过"牙神经"了还会痛呢?

有些小朋友牙疼后去牙医那里做过"抽神经"处理就不痛了,但是过一段时间后又开始牙痛,不能咬东西,甚至脸都肿起来了,家长往往感到疑惑:牙齿的神经都没有了,怎么还会痛呢?牙神经处理后牙齿对冷热的感知没有了,冷热刺激不会影响疼痛。但乳牙生理性的牙根吸收、根充材料的吸收或者牙髓治疗的不彻底,都有可能引起乳牙牙根尖周围组织的炎症,表现为患牙的松动、浮起、不能咬合、起脓包甚至对应的面部肿胀。

⑭ 孩子的蛀牙牙床起"脓包"是上火了吗?

孩子的乳牙患龋后,家长担心孩子小不能配合牙科治疗,或认为乳牙迟早要换掉,而使龋齿没有及时得到充填治疗,进一步发展成牙髓炎、根尖周炎。当牙根周围的骨组织被破坏时,炎性渗出物会穿透骨膜、黏膜向外引流,导致牙床肿胀形成"肿包",炎症急性发作会出现明显的肿痛,甚至造成颌面部间隙感染、全身高热。有些家长误以为此时是孩子"上火"了,给孩子吃中药降火,其实孩子的蛀牙牙床起"脓包"不是上火,是表示孩子牙齿的牙根发炎了,应及时就医。

⑮ 孩子的牙齿从没有疼痛过,牙床怎么会起脓包呢?

儿童牙床起脓包大多是龋病向根方进展,微生物引起根尖周组织感染造成的。那么,孩子是不是一定会在牙床起脓包前有疼痛的病程呢?答案是不一定。

乳牙牙髓的神经纤维呈未成熟状,分布也比恒牙稀疏,对于各种感觉反应不敏感。加上儿童的自知能力和语言表达能力比较差,儿童乳牙患龋后常自觉症状不明显,在早期易被家长忽视。尤其是后牙邻面龋位置隐匿,家长不易观察到龋齿的发生,导致龋齿未能及时得到治疗,进而发展到慢性牙髓炎、牙髓坏死、根尖周炎。所以有些儿童没有明显的急性疼痛病史,出现牙床周围起脓包时才引起家长的注意。

⑯ 儿童牙痛,脸为什么会肿?

人体的皮肤下面是一层疏松的脂肪结缔组织,其形状排列很像蜂窝,也叫蜂窝组织。疏松结缔组织不仅分布在面部的皮下,还分布在各肌肉与肌肉之间、颌骨和肌肉之间,即面部的间隙，这些间隙借助筋膜彼此相通，且与颈部、胸部的间隙也相连。当龋齿向深部发展，导致牙根下面的牙槽骨感染，脓液、细菌毒素和各种代谢物，尤其是带有气体的代谢产物产生时，炎症会沿着各组织的间隙在骨和肌肉之间、肌肉与肌肉之间短时间内互相扩散，蔓延到邻近组织，形成颌面部蜂窝织炎，表现为病变区的明显肿大。

上颌牙齿的炎症会引起眼眶周围组织的肿胀，眼睛睁不开；下颌牙齿的炎症扩散可能引起咀嚼肌肉痉挛而张不开嘴，或者吞咽甚至呼吸困难。

幼儿颌面部蜂窝组织炎症常有局部的红肿发亮，体温升高，伴有食欲不振、头痛等全身不适，家长要及时带幼儿就诊。在确定为牙源性感染后，钻开患牙，排脓减压引流，在脓肿形成后还需要切开排脓。面部蜂窝织炎除了化脓期及时切开引流外，还需要全身应用抗生素。

如果是口底的蜂窝织炎，更应该重视，否则蔓延至咽部、胸部，可引起患儿吞咽及呼吸困难，出现面色苍白、口唇发绀，严重者可发生窒息或者败血症，有生命危险。

🔍 乳牙根尖周炎会影响恒牙发育吗？

每一个乳牙的下方都有一个对应的恒牙，如果乳牙的牙髓（牙神经）发炎没有得到及时的治疗，会进一步发展到牙根，炎症继续扩散可能会导致乳牙根周围的骨组织被严重破坏，波及乳牙牙根下方的恒牙，影响继承恒牙牙胚的发育，导致牙齿发育不全或矿化不良，甚至造成继承恒牙过早萌出或过迟萌出。如果乳牙牙根炎症发展到一定程度，牙根尖片显示病变破坏了下方恒牙胚外层的硬骨板，就会影响恒牙的发育。或者患有牙髓炎及根尖周炎的牙齿经过较完善的治疗后未能阻止炎症的扩展，就要考虑尽早拔除乳牙。

🔍 孩子的门牙变黑是怎么回事？

有的家长发现稍大点孩子的门牙慢慢变灰变黑了，孩子的牙既不痛也不松。这是怎么回事？这种牙正常吗？

如果孩子的个别门牙逐渐变黑失去光泽，这是牙髓坏死。坏死的原因有：①长时间深龋洞内的微生物进入牙髓，导致牙髓坏死。②牙齿因受暴力碰撞、打击或接受牙齿矫正力量过大，使根尖部的血管破裂或者离断，致使牙髓组织营养断绝，引起牙髓坏死。③强烈的化学刺激，如某些牙髓失活剂能在短期内使牙髓内血管充血破裂，牙髓可发生急性牙髓炎症而致死。

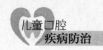

牙髓坏死为什么会使牙变色呢？这是因为牙髓内有出血坏死，坏死组织渗入牙本质小管后血红蛋白分解，牙齿的光泽消失了，变成灰黑色。

牙髓坏死可以没有任何症状，如果合并感染，则出现根尖周炎症状。如果牙髓坏死无症状，数年前有外伤史，X线片检查未见根尖有正在进行的病变，可以暂时不处理。但如有过肿痛史或根尖并发瘘管，则应去口腔科做根管治疗。

⑲ 怎样治疗儿童根尖周炎？

儿童患了根尖周炎，家长一定要带孩子去口腔科诊治。医生治疗儿童的根尖周炎一般要掌握以下要点：

①乳牙的急性根尖周炎开髓引流后，牙髓如仍有活力，应先失活牙髓，缓解剧烈的牙髓炎疼痛。要掌握好失活剂的量和时间，防止加重根尖感染。

②乳前牙患根尖周炎时，如接近换牙期，可行根管开放，缓解疼痛后暂不进一步处理，待其自行脱落或拔除。如离换牙期尚远，应做根管治疗及充填。乳牙的下方有继承恒牙，要求根管充填材料应具有无损害、可被吸收的作用。

③年轻恒牙根管粗、根尖孔大，有的根尚未完全形成，因此，在进行根管治疗术中应注意切勿超出根尖，避免损伤牙乳头而影响牙根的继续发育。根管消毒要使用刺激性小的药物，如木榴油。采用根尖诱导成形术中的充填剂，如氢氧化钙、氧化锌丁香油糊剂、抗生素糊剂等。

④处理急性根尖周脓肿时，除了开髓引流、切开引流外，还应给予儿童全身抗生素治疗，以及退热止痛等对症处理及良好的护理。

⑳ 牙齿补好后为什么还要戴个"保护套"？

有些乳磨牙在补好后，医生还会建议给牙齿加个"保护套"。这是因为牙齿龋坏的范围较广，一则充填物固位差，在咀嚼时容易脱落；二则牙齿本身残存的组织薄，在咬合过程中容易造成牙齿折断。如果将患牙补好后，再戴上一个"保护套"，既能防止充填物的脱落和牙齿的折断，又能恢复牙齿本来的外貌特征，建立良好的咬合关系，这就是戴"保护套"的意义所在。

那么，这个"保护套"究竟是什么材料呢？在戴"保护套"的操作过程中，孩子有没有什么痛苦呢？

这个"保护套"是不锈钢全冠，是一种金属材料，称为镍铬合金。其厚度为0.14毫米，富有弹性，可任医生剪、磨与修整。医生根据患牙牙冠的大小选择合适的预成冠，然后修整颈缘并磨光、试戴、黏结。它的优点是可以预防充填物的松动、折断或脱落，恢复其牙齿的外形和牙冠的高度，并能保持该患牙原有的间隙。同时，也可预防继发龋产生，有利继承牙萌出。

预成不锈钢冠在国外普遍使用，在国内应用偏少，主要是宣传的力度不够。有些家长和医生认为乳牙反正要换的，没有必要再做冠修复，使得许多原本可以保留的乳牙提前拔除或脱落，影响儿童的咀嚼功能和生长发育，造成继承恒牙排列不齐或错𬌗畸形，给儿童和青少年带来了心理障碍。

预成不锈钢冠多用于牙体大面积缺损的修复或间隙保持器的固位，尤其是乳磨牙牙髓治疗后。在戴不锈钢全冠前，医生已对患牙做根管治疗，通过几天的观察，患儿一般没有任何咀嚼不适，即咬食物时无疼痛、不松动，牙龈也不红肿。在这个基础上医生会对患牙进行适当的牙体预备修整，有利预成金属冠密合就位，并在咬合时不出现任何不适感觉。所以，给乳磨牙制作佩戴金属全冠时孩子是没有痛苦的，金属全冠犹如自身的牙齿，可使其重新恢复咀嚼的功能。

21 新萌出不久的恒牙"露神经"应该怎么办？

恒牙在萌出后3～5年牙根才发育完成，对于牙根没有发育完全的恒牙，如果"露神经"，应根据牙髓（牙神经）炎症的严重程度来确定治疗方案。如果没有牙髓炎症或者炎症比较局限，可行活髓切断术，即去除感染的牙髓，保留正常的牙髓可发挥生理功能并促进牙根继续发育。

如果牙髓炎症病变扩散或有根尖周组织病变，可做根尖诱导成形术，即在控制感染的基础上，用药物和手术的方法保留根尖部牙髓或使根尖周硬组织沉积，促使牙根发育和根尖形成。

22 什么是口腔病灶的感染？

口腔病灶感染学说是由Hunter（1900）首先提出的，他认为口腔微生物及其产物与某

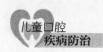

些全身疾病如关节炎等有关。此后，不少临床报道表明，口腔病灶导致全身疾病，或在除去病灶后全身疾病得到了痊愈或缓解。

在20世纪50年代以前，有关口腔病灶的理论曾经非常流行，以致当时人们大量地拔除了患根尖病及牙周炎的牙齿。但除去病灶后，仅有一小部分患者的全身性疾病得到治愈，加上那时的资料来源仅限于临床个案观察，缺乏科学的临床分析和验证，病灶学说在20世纪中叶以后逐渐被冷落和否定。这一理论经历了由狂热地拥护、接受到完全否定的过程。20世纪80年代以来，尤其进入90年代后，世界各国的报道重新引起人们对口腔疾病与全身疾病关系的关切，学者们进行了大规模的流行病学观察或病例对照研究，采用了科学的统计分析手段，确实发现两者有一定的关系。已有大量研究事实表明，既不能无根据地把所有病因不明的疾病都归之于口腔病灶，也不能完全否定口腔病灶在一些全身性疾病中的影响和作用。

病灶感染应包括下述概念：人体内存在的病灶，并不一定都会引起病灶感染；并非临床上所有不明原因的疾病都是病灶感染所致；病灶不是口腔所特有。因此，不能将所有可能与病灶有关的疾病都归因于口腔病灶。目前已有较完善的手段治疗牙髓病、根尖周病等口腔病灶。因此，经过妥善处理的口腔病灶，不能再将其视为病灶感染的来源。

23 口腔病灶感染的发生机制是什么？

病灶感染的机制可分为两类。其一，微生物由感染灶释出，通过血液播散或淋巴播散而转移。其二，细菌毒素或毒性产物通过血流或淋巴管道由感染灶到达远离部位，在这些部位产生变态反应。这种定位倾向可能是一种环境现象，而不是微生物所特有或获得的特征。风湿性心脏瓣膜病患者拔牙后可能并发亚急性细菌性心内膜炎，这便是定位倾向的一个例子。风湿热是溶血性链球菌使组织反应性或敏感性发生改变的结果。在许多风湿热患者中发现了高浓度的抗溶血性链球菌抗体，但不能由血液或任何受害的组织中培养出微生物来。这说明该病不是由细菌直接感染引起的。有研究认为，病灶感染有时与机体的过敏状态有关。口腔是链球菌的重要来源，细菌毒素和代谢产物的蛋白成分可作为抗原，使某些组织致敏，对病灶感染产生变态反应而致病。值得指出的是，口腔病灶在住院患者的口腔中颇为常见，但只引起很少一部分人病灶感染。与此相反，有些病灶并不严重的患者却有病灶感染，其原因与机体抵抗力有关，如种族、家族、个体状况、接受被动免疫情况等。

24 现在对口腔感染的危害性有哪些新的认识？

现在，人们对由牙根和牙龈发炎而引起的感染的危害性又有了新认识。牙周疾病不仅会破坏牙齿支持组织，造成牙龈红肿、出血、牙齿脱落，还会对全身健康造成威胁。口腔病灶感染能导致和加剧许多全身性疾病，成为病灶感染的微生物不外乎草绿色链球菌、溶血性链球菌、白色或金黄色葡萄球菌等。因为牙病有时是没有疼痛感的，所以细菌就可以长期在人体内漫游而不被发现。当某些牙病细菌侵蚀人体器官和关节时，这些细菌还会改变自己的结构，从而使人体免疫力对细菌失去作用，导致或加剧某些全身性疾病，如冠心病、糖尿病、肺部感染等的发生发展，严重危害人体健康。

这就是说，一颗发炎或者坏死的牙齿有可能造成像网球肘、胸部疼痛、抑郁症、风湿病、变态反应甚至不育症之类的疾病。例如：德国牙科医生维尔纳·贝克尔认为近70%的内科疾病与病牙有关。此外，其他研究也表明牙周病与数种重要的疾病存在联系，这些病症不仅包括动脉粥样硬化和心肌梗死，也包括卒中、肺炎、骨质疏松和导致自发性早产的产科并发症。

口腔病灶感染与肾脏病关系不甚密切。但有些报告认为，慢性肾小球性肾炎可能是口腔病灶内的毒素不断作用的结果，清除口腔病灶后不仅可缩短急性期，还能防止肾脏继续受损。与口腔病灶感染有关的主要皮肤疾病是痤疮脂溢性皮炎、癣、湿疹、中毒性皮炎、脓疱病、疥疮、荨麻疹、牛皮癣、玫瑰糠疹等。此外，多形性红斑等，以及长期原因不明的低热、头痛，口腔、鼻腔自觉有臭味等，也可能与口腔病灶感染有关。神经炎、眼静脉炎、男子不育症、周围性面神经麻痹等都曾有过与口腔病灶感染有关的报告。还有一些疾病也可能与口腔病灶感染有关，尽管这种关系还没有确凿证据，但消除口腔病灶对于这类患者是有益的。

第七章 儿童牙外伤

🔍 儿童牙齿为什么容易受伤？

儿童牙齿外伤是牙齿受到外力所发生的牙体、牙髓和牙周组织的急剧损伤，是儿童的常见病之一。乳牙外伤好发于1～4岁，恒牙外伤好发于学龄时期，男孩多于女孩。主要由于这个年龄段的儿童运动能力、反应都处于发育阶段，心智尚不健全，加之儿童活泼好动，特别在学龄期，剧烈的运动或者玩耍容易摔倒或撞在物体上，另外诸如车祸之类的意外事故，也容易造成外伤。牙齿尤其是切牙处于面部较为突出的部位，受伤时容易累及。随着社会经济的发展等，儿童运动、游戏内容向多样化、刺激化发展，儿童牙外伤有增加的趋势。

🔍 儿童牙外伤的分类和特点是什么？

儿童牙外伤多为急诊，常发生于上颌前牙。牙齿遭受外力的大小、方向和程度不同，受伤原因不同，牙齿受损伤的程度也不一样。大致可分为牙齿震荡、牙齿折断、牙齿脱位三种类型。

乳牙外伤好发于上颌前牙，尤其是中切牙。乳牙外伤易发生牙齿脱位，因其牙根较为粗短，牙周组织疏松，而不易发生牙齿折裂，根折更少。由于儿童不易合作，外伤后的检查受到限制，有时甚至难以确定受伤的程度和范围，也难以采取相应的处理。

家长和医生都需要详细了解患儿外伤发生的时间、地点和所受外力的大小和方向等。医生在做口腔检查时，X线片是不可缺少的，X线片可以帮助医生了解牙齿外伤情况和牙根发育状态，这对正确诊断、处理和疗效判断十分重要。需要特别注意的是，医生在检查时不可忽视患儿的全身情况，如是否有其他部位的骨折和颅脑损伤等。

③ 如何接诊急诊牙外伤患儿？

学龄期儿童由于体育运动或嬉戏玩耍较多，容易发生碰伤、跌伤等外伤事故，前牙的外伤更是多见。牙外伤是一种口腔科急症，需要尽快就诊以进行检查和治疗。当牙齿外伤儿童来院就诊时，牙科医生要做以下处理：

①首先要观察患儿全身情况。在检查外伤牙齿前，需要观察患儿的全身情况，包括神智、语言、步态等，排除全身重要器官的损伤。从患儿往诊疗椅走时开始观察，注意其走路姿势有无异常，是否有能力自己坐到诊疗椅上。面部颜色有无改变，眼神是否呆滞，以及有无呕吐现象。如果走路姿势异常，应考虑患儿是否有平衡器官的障碍。出现呕吐时，应考虑颅脑部损伤的可能。若有发烧及面部颜色的改变，要考虑感染的存在。

②详细询问受伤的情况。听取本人对受伤经过的叙述是很重要的，也可以向在场的目击者了解。要详细询问受伤的时间、方式。如果是摔伤应了解受伤地点的卫生状况。如果发现颅脑部外伤，即使可疑，也应该及时介绍到综合医院先诊查，待综合医院诊查结束后，再进行牙科处理。

③仔细地检查外伤的部位。全面了解了患儿的全身病史和外伤史后要进行口腔的检查。要特别注意，为了准确地评估局部状态，应对患部进行清洗。如果有泥土等污物，必须用生理盐水清洗，有出血时应进行止血。为了防止新的感染，要对局部进行彻底的清洗和消毒。口腔的专科检查包括以下内容：

检查牙齿完整性和颜色。如有折断应确认部位、范围、程度和有无露髓。

检查牙齿的位置有无改变。如有改变，应确认移动的方向和程度，是否伴发牙槽骨骨折、牙周组织损伤和咬合创伤。

检查咬合创伤的方法是将手指放在外伤牙唇面，嘱患儿做牙尖交错位咬合，检查牙齿是否有异常动度，或数个牙动度是否一致，从而判断咬合早接触牙。

牙齿动度、对叩诊的反应。

④X线片检查。X线片对于外伤的诊断是必不可少的，不能因患儿哭闹而省略拍X线片。对哭闹患儿可以给予镇静剂，家长帮助固定胶片或躺在家长身上拍照。总之要采用可行的手段使X线片拍照成功。对于因外伤来院治疗的患儿，只拍牙片是不够的，可根据情况拍摄曲面断层、咬合片或侧位片等。观察颌骨骨折或髁状突骨折、牙槽骨骨折等综合检查分析。X线片检查应主要观察以下方面：牙齿是否有折断，特别是是否存在根折；牙周间隙有无改变，是否存在牙槽骨折断；邻牙情况；是否存在陈旧性外伤。年轻恒牙外伤的X线

片检查还应观察牙根发育情况；乳牙外伤应注意牙根有无吸收及其吸收方式，观察继承恒牙胚情况。

以上是外伤患儿来院时的急诊处理，这些检查内容和过程都是不可缺少的。如果没有获得完整的资料就进行诊断治疗，有时是很危险的。

④ 儿童乳牙牙外伤要不要治疗？可以直接拔掉吗？

乳牙外伤需要治疗，且治疗不宜太保守。因为：

①年幼儿童治疗时很难合作，难以取得预期治疗效果。

②乳前牙早失后出现的间隙不足和错𬌗现象并不多见。

③乳牙外伤的主要并发症是对恒牙胚的影响，较复杂的乳前牙受外伤后大多可以拔除。完全脱位的乳牙也不宜再植。

⑤ 什么是牙震荡？

外力使牙周和牙髓组织受到损伤，而未出现牙体硬组织缺损或牙齿脱位者称为牙震荡。儿童牙齿撞伤后出现牙齿松动，叩痛，有的牙龈沟溢血，有的因缺乏临床症状，未能及时就诊，出现牙冠变色或根尖周病变才来就诊。

牙震荡的表现如下：

①牙周组织损伤的临床表现。牙周组织损伤后出现急性创伤性牙周膜炎的症状，患牙咬合痛、有伸长感，并有不同程度的松动、叩痛和触痛。

②牙体牙髓损伤的临床表现。牙髓损伤后出现冷热刺激敏感症状。有时会出现感觉迟钝，牙髓活力试验无反应的现象。牙髓活力试验无反应并不一定说明牙髓已坏死，这可能是牙髓"休克"，暂时失去感觉，通常可以恢复。但牙周膜创伤后可因根尖血管损伤而使牙髓发生渐进性坏死、牙髓钙变、根尖牙齿外吸收或髓腔牙齿内吸收等，此种牙髓变化过程较长，有的达数年之久。

可对牙齿进行以下检查：

①牙齿松动度叩痛。

②釉质是否有裂纹，这种裂纹是从釉质表面开始于与釉柱方向平行的折断线，可止于釉质内，也可达釉牙本质界。

③X线片检查可见牙周膜无明显异常或牙周膜增宽，同时注意有无根折和牙齿脱位现象。

④软组织是否损伤。

⑥ 牙震荡该怎么治疗？

对于牙震荡的治疗，有如下方法：

①调𬌗以消除𬌗创伤，或做𬌗垫升高咬合，以使患牙脱离接触；让患牙充分休息，至少2周内避免用患牙咀嚼食物。

②患牙松动明显者应结扎固定，固定时间一般为4～6周。

③定期观察，如果出现牙髓、根尖周病则应及时治疗。所有牙齿外伤后都可出现牙齿撞伤后的牙周或牙髓组织损伤，其预后与患牙的牙根发育状况有关。年轻恒牙的牙周膜间隙宽，牙周膜纤维和牙槽骨骨质疏松，血液供应丰富，因而牙周组织损伤较易恢复。乳牙可采用降低咬合的方法，并定期观察。

⑦ 牙齿碰伤出血了怎么办？

儿童牙外伤除了有牙松动、牙折断损伤外，还常常伴有出血，有时满口是血。家长看见就异常紧张，往往是用些纸、布头、棉花堵在孩子嘴里。这些东西都是不卫生的。应该找些消过毒的纱布或药棉做成小卷让孩子咬住，一般情况下就可以止住血了。随后应到医院做进一步检查、处理。

医生遇到这种病儿，应注意：

①弄清出血原因，是牙龈出血还是牙髓出血。

②给予止血，如是牙周挫伤出血，采用牙齿固定，局部压迫很快会止血。牙龈撕裂出血则应清创缝合伤口，达到止血目的。

③因冠折牙髓外露出血，应在局麻下去髓。

⑧ 牙齿脱位就是牙齿完全掉出来了吗？

临床上患儿牙齿外伤后到医院检查，医生说孩子的牙齿脱位了。家长们都感到很奇怪：孩子的牙齿还在口腔里面，怎么就脱位了呢？

原来，临床上医生所说的牙齿脱位是指外力的作用使牙齿脱离了正常位置，只要牙齿

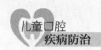
不在原来正常的位置就称为牙脱位。根据外力的方向和大小不同，可发生不完全脱位、完全脱位、侧向脱位和牙齿嵌入。牙齿外伤后部分脱出牙槽窝称为牙不完全脱位。牙齿完全脱出牙槽窝称为牙完全脱位。侧向脱位是牙齿外伤后发生唇向、舌向或近中、远中向的错位。牙齿嵌入是牙齿向根尖方向嵌入牙槽窝内。牙齿脱位包括这么多种情况，我们家长所理解的牙齿完全脱出口腔只是牙齿脱位的一种类型。

牙齿脱位后的临床表现如下：

①不完全脱位的牙齿伸长，松动明显，咬合时有创伤，X线片显示根尖周膜腔增宽，甚至出现半圆形透射区，而硬板较为完整。

②完全脱位的牙齿游离于牙槽窝，或仅有软组织附丽，或已脱落，若牙齿脱落，就诊时要同时带来已脱落的牙齿。

③侧向脱位的牙齿偏离长轴，唇舌向或近中远中向错位，不松动或微松动。X线片显示移位受压侧的牙周膜间隙消失，而移位牵拉侧的牙周膜间隙增宽。此种脱位有时并发牙槽骨折断。

④牙齿嵌入后临床牙冠变短，不松动，X线片显示根尖进入牙槽窝内，根尖周膜间隙和硬骨板消失。

牙齿脱位的检查：

①牙齿的松动度，临床牙冠的长短、长轴方向等是否异常。

②X线片检查牙周膜间隙是否有增宽或消失，增宽或消失的部位是否有牙槽骨骨折的影像。

处理的方法：乳牙外伤容易发生脱位、松动。儿童年龄小，外伤后的检查和处理都受到限制，很难治疗。乳牙脱位一般不需复位和固定，可降低咬合，定期观察。乳中切牙早失引起错𬌗少见，因此，较复杂的乳切牙外伤时大多数可以拔除。

对于年轻恒牙，应立即在局部麻醉下为脱位受伤的牙复位，然后用不锈钢丝结扎固定或者用光固化树脂夹板法、全牙列𬌗垫法固定。一般固定3～4周，并定期复查。

⑨ 牙齿碰松了、碰歪了怎么办?

牙齿外伤后的亚脱位、半脱位和侧方移位时可出现牙齿松动。

牙外伤后患者自觉牙齿有明显的松动，上下牙咬合时可有疼痛感，临床检查牙齿有明显松动，但是牙齿位置没有改变，这种情况称为亚脱位。亚脱位在没有咬合创伤时，可以不做特殊处理，避免用患牙咬硬物2周左右，并定期复查，临床观察牙髓组织的转归。

牙齿遭受到较大外力打击时，有时会部分脱出牙槽窝，这种情况称为半脱位。半脱位时检查可见牙齿伸长、松动，咬合时患牙首先接触而疼痛，其他正常牙无法咬合。

有时牙齿会向唇舌或近远中向移位，称为侧方移位。侧方移位的牙齿检查可见牙齿不正，偏向一侧，可有松动或不松动，可并发牙槽骨折断。

乳牙的半脱位和侧向脱位，一般情况下不需要复位与固定。因操作困难，患儿难以接受，可定期观察或者拔除外伤的乳牙。

对于年轻恒牙半脱位和侧方移位，应该及时在麻醉下进行牙齿复位、牙槽骨复位，固定患牙，同时消除咬合创伤，并定期复查牙髓、牙周情况和牙根状况。

松动的牙齿如何固定？

外伤引起的牙松动，有保留价值的需行固定术。常用的固定方法有不锈钢丝结扎法、唇弓＋树脂夹板固定法、全牙列殆垫法等，医生可根据具体情况选择采用。

①不锈钢丝结扎法。最多用的是单丝"8"字结扎法，此法结扎简单，不易脱落。缺点是不美观。

②钢丝唇弓＋树脂夹板固定，即先用0.4～0.6毫米的钢丝按照牙弓形态制成唇弓，再用全酸蚀技术＋复合树脂将唇弓黏结到牙面上。

值得注意的是，脱位性损伤的牙齿，常有牙周膜充血、撕裂、出血，在愈合过程中，患牙应保持一定的生理动度，否则易发生牙齿固连，所以应采用弹性固定。做弹性固定的材料可有多种选择，可以是正畸托槽＋弹性唇弓，或预成钛链（或玻璃纤维束）＋复合树脂构成的夹板。无论采用哪种固定方式，都要求所弯制的唇弓与牙弓弧度相匹配，不对外伤牙施加额外的力量。黏结固定时，应适当离开牙龈，黏在牙面中的1/3，减少对牙龈的刺激。如果牙龈撕裂严重，可考虑放置在牙齿切1/3。黏结物表面应尽量光滑，便于牙齿清洁。在使用中应注意，正畸托槽＋弹性唇弓要求术者正畸弓丝弯制技术较好，才能保证不对外伤牙施加额外的力量；预成钛链（或玻璃纤维束）＋复合树脂构成的夹板价格较贵，且在急诊现场常不易获得，使用受限。对于简易的弹性固定树脂夹板，可采用直径为0.025毫米或0.04毫米正畸结扎丝，对折4～6股拧成1股，再按照牙弓形态制成弓丝，代替预成钛链（或玻璃纤维束）＋复合树脂构成的夹板。

常用的固定单位是1个外伤牙＋两侧各2个正常邻牙构成的。在临床中，根据外伤牙位

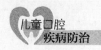
和邻牙情况会有所变化，如果邻牙是刚刚萌出的年轻恒牙，或牙体较小的乳牙，需要增加支抗牙数，甚至利用磨牙固定。

③全牙列𬌗垫。全牙列𬌗垫的主要功能是消除咬合创伤，同时，对外伤牙也有一定程度的固定作用。牙外伤时的咬合创伤，一部分是牙齿发生位置改变造成的，但还有相当一部分是由于儿童自身咬合状态造成的，如错𬌗畸形，发育中出现的暂时性深覆𬌗等，这种情况不能通过调𬌗解决，且新萌出的年轻恒牙不适合调磨，全牙列𬌗垫是最佳治疗方法。儿童牙外伤治疗中常用的全牙列𬌗垫材料是1.8～2.5毫米厚的一面软（聚羧酸酯）一面硬（聚丙烯酸酯）的夹层材料，在热压成型机下一次性制成。临床上制取印模时，对极其松动的牙齿，应先行固定后再取印模，避免在取下印模托盘时，由于负压吸引作用把松动的牙齿带出，造成医源性损伤。

全牙列𬌗垫在口腔中佩戴的时间因损伤程度、类型和患者咬合情况不同存在较大差异。临床上应佩戴至外伤牙基本不松动，正中咬合时没有异常动度时。

🔍 牙齿嵌进牙床怎么办？

牙齿嵌进牙床是由受重大外力后撞入牙槽窝所致，这是牙齿错位的结果。检查时发现外伤的牙比对侧同名的牙看起来短，严重时牙齿可全部被撞入牙槽窝内，只能看见牙冠的切缘。

乳牙嵌入较为常见，严重时几乎整个牙冠均嵌入牙槽内，仅能见到切缘。由于乳前牙的继承恒牙牙胚位于乳牙的舌侧并与乳牙根尖紧密相邻，所以乳牙外伤很容易影响恒牙牙胚。如果乳牙根尖直接损伤到恒牙胚，多数会使恒牙胚发育障碍，如恒牙牙冠局限性釉质发育不全、恒牙根弯曲畸形等。当乳牙嵌入牙槽窝时，应拍摄X线片，观察乳牙根尖与恒牙胚的距离，如果距恒牙胚极近，则可拔除乳牙以减少对恒牙胚的损伤。如果与恒牙胚尚有一定距离，可定期观察，让其自行替换。

对于年轻恒牙的嵌入处理方法如下。

①轻度、中度嵌入的牙齿。年轻恒牙由于其根端粗大，血管神经愈合能力较强，对于轻度和中度嵌入的牙齿不必强行拉出复位，以免二次损伤。一般可观察2～3周，嵌入的牙齿应有再萌出的迹象，整个再萌出过程持续时间较长，一般为6个月，但个体间存在很大的变异，可为2～14个月不等。

②严重嵌入的牙齿。因根尖部组织创伤严重，牙根不能再继续发育，萌出几乎不可

能。对于严重嵌入牙冠2/3以上，观察4周左右仍没有再萌出的迹象，且牙齿生理动度降低者，应在局麻下将嵌入的牙拉出来复位、固定，或采用正畸牵引方法渐渐复位，如观察到牙髓有变化应及时做根管治疗。

乳牙脱落了要不要再植?

乳牙列的门牙一旦受伤后主要表现为移位，甚至完全脱位。临床上常碰到家长拿着孩子脱落的门牙，焦急地要求医生把脱离的牙齿种回去，担心孩子没了门牙，影响美观和发音。家长的心情和愿望是可以理解的，但是，此时在乳牙牙床的深部，已有替换该乳牙的恒牙（继承恒牙）牙胚在生长发育。若照家长所说，把脱落的门牙种回去，可能会因感染而伤及后继恒牙的牙胚，使后继恒牙胚出现以下几种可能发育异常：后继恒牙发育成牙冠，与牙根成一定角度的弯曲牙；牙根停止发育；恒牙胚受伤，无法萌出等。因此，临床上主张乳门牙外伤脱落不再植，只需要给予全身口服抗菌药以防创口感染。

新长出的门牙碰伤脱落了怎么办?

恒牙大约从6岁开始萌出，以后逐渐替换掉第一副牙的所有乳牙，并完成每颗恒牙的萌出。全部恒牙萌出在12岁左右。刚替换好门牙的儿童，年龄在八九岁，此时的儿童好活动，但自我保护意识较差，常因小孩间的玩耍、追逐等击中门牙或不小心摔跤引起门牙的外伤脱落。学校的老师、同学或家长此时应该迅速找到脱落的门牙，马上带上患儿去看牙医。

恒牙在口腔的时间不像乳牙那样短暂，它们在口腔中帮助人们咀嚼、消化食物，维护人们开口说笑的形象，时间长达几十年，由此可见维护恒牙的重要性。恒牙再植入口腔后，无伤及继承恒牙胚之忧，因此，对恒牙来说，原则上主张再植。

完全脱位牙齿应立即做再植术，其步骤如下。

①用生理盐水彻底冲洗脱位牙齿。此时不要损伤牙髓组织和根面的牙周组织，以保持牙髓组织和牙周膜的生物学活性，冲洗后将牙齿浸泡于生理盐水中备用。不应将牙齿浸泡于抗生素内，否则会损伤根面的正常生活组织，不利于再植成功。

②清理牙槽窝。清除牙槽窝内的异物和过多的血凝块，不进行搔刮，保持牙周膜生物活性。

③植入患牙。局麻下将牙齿植入牙槽窝内。

临床观察表明：牙齿脱位的时间越短，再植成功的可能性越大。最好在脱位后2小时内完成再植；牙齿脱位后半小时内完成再植，其成功率可达90%以上；牙齿在口外停留1天以内再植，也有成功的可能。

④固定牙齿。可采用釉质黏结、钢丝夹板固定或全牙列殆垫固定，通常固定3～4周。固定后定期复查牙髓、牙周和牙根情况。

⑤抗生素应用。为预防感染可口服抗生素。

🔍 牙齿因外伤脱位后该如何保存？

恒牙因外伤脱落后，是否合理保管好对牙齿再植成功与否具有重要的影响。那么，如何正确地保存外伤后脱落的牙齿呢？牙之所以健康牢固地长在口腔牙床内，除了牙龈、牙槽骨将牙包裹住外，还有牙髓和牙周膜这两种很重要的组织供应牙体营养、牢固牙齿。应尽量确保牙髓和牙周膜组织不受或少受伤，这就要求牙脱落后马上再植回牙床内。在口腔科门诊中常见到一些家长，把孩子撞掉的牙齿用水搓洗或者卫生纸包着后送到医院，要求医生把牙齿植上。这样处理过的牙齿是无法再植了。牙根上的牙周膜组织是再植成功的重要条件，搓洗后会损伤组织，用卫生纸干包也会导致组织脱水坏死。正确的做法是把脱落的牙放在液体内，以保持牙的湿润，保护牙周膜及牙髓，而这种液体最好与人体的组织液是等渗的。

目前推荐保管好脱落牙的方法有：①把患牙含在患儿或家长口内。②家长或小孩吐些唾液在杯子里，再把患牙放在杯子中。因为唾液内有细菌，所以放在唾液内保存的牙齿不宜超过20分钟。③把患牙放在盛有医用的、等渗的生理盐水杯子或瓶子里。④新鲜的全脂牛奶也是储存脱落牙很好的液体。⑤自来水中存放，一般存放的时间不宜超过30分钟。

再植的效果还和脱位的时间非常相关，在口腔外时间太长的门牙，再植的效果相当差。在30分钟内进行再植，90%的再植牙在口腔内保存的时期较长；超过2小时再植者，95%以上的再植牙因牙根发生内吸收而无法保存。在此提醒老师和家长遇到孩子牙齿脱位后，要在保管好脱位牙的同时及时到医院就诊，以提高再植效果。

🔍 牙齿脱位治疗中的注意事项有哪些？

①外伤脱位、嵌入的牙齿，在复位、固定之前不必急于处理牙髓。

现在不主张再植术前进行牙髓治疗。年轻恒牙有宽阔的根尖孔、丰富的血运和较强的抗感染能力，是保存活髓的有利条件。在牙齿脱位的再植术中，为了避免术前时间过长和对根面的损伤，一般不去除牙髓而进行根管充填，可以根据术后追踪开展下一步治疗。有关资料表明：年轻恒牙及时再植，其牙髓有可能恢复活力。在半小时之内完成再植，成功率可达90%以上；牙根吸收率比在24小时内完成的吸收率少80%。如果脱位在2小时之后再就诊，牙髓和牙周膜内细胞已经坏死，不可能期望牙周膜重建，只能在体外完成根管治疗术，并经根面和牙槽窝刮治后，将患牙植入固定。

②牙齿外伤后牙髓可能暂时失去感觉，在相当长时间内牙髓活力试验无反应，而后牙髓活力可能渐渐恢复，因此，须定期观察，不宜过早地轻易去除牙髓。

③在定期观察中，一旦出现牙髓坏死，则应进行根管治疗术或根尖诱导成形术。

16 孩子门牙摔断了，能不能不处理等长大再镶牙治疗？

儿童的好动性较强，尤其是学龄期的儿童。剧烈的运动或玩耍时，常会发生碰伤、撞伤或跌伤，另外，意外事故如车祸、骑自行车跌倒等，均易造成牙齿受伤而折断。

门牙一旦外伤而折断，这不仅是口腔局部组织的损伤，也会给儿童的生理和心理带来不良影响：门牙摔断，开口说话和说笑时会暴露这一缺陷，久而久之，儿童就表现为少说话、不敢说话等。这就要求牙科医生能及早地解决患儿摔断门牙这一麻烦。但折断的门牙，尤其是年幼患儿门牙刚萌出不久，其髓腔（位于牙体中央，内含神经血管）较大；牙根尚未完全发育形成，牙根显得较为短小；刚萌出的门牙，牙冠萌出高度不足等。以上这些因素，给修复牙冠带来很大困难。因此，很多家长觉得孩子还在发育中，不如等长大成年了再一并镶牙治疗。

这种想法是不对的。孩子门牙摔断了，要及时处理。首先，孩子门牙受到撞击后，牙根中的血管以及牙齿周围的组织已经受到了损伤，未经保护在一段时间后很可能出现牙髓坏死、牙齿根尖周围出现炎症、牙根吸收等情况；其次，根据牙齿折断的位置不同我们需要对牙神经也就是牙髓进行不同程度的保护；最后，由于这个年龄段的孩子牙根还没有发育完成，及时对缺损的牙齿进行充填修复，一方面有利于孩子的身心健康，另一方面也可以防止邻牙的倾斜和扭转。所以当孩子的牙齿受到外伤后，无论是否有疼痛，都应该到医院及时就诊，以明确牙齿的损伤程度和治疗、保护的方法。因此，孩子门牙摔断了应尽早地到牙科医师处就诊。

牙齿折断有牙冠折断、牙根折断和冠根折断。医师会根据牙冠折断的多少，有无牙髓穿髓，选择适当的治疗。如保存活牙髓，切断部分牙髓，或全部摘除牙髓，使外伤尽快得到修复。或可将牙冠暂时补起，为成人时做人工牙冠修复奠定基础。

最后提一下，儿童新长出的门牙摔断了，不宜做烤瓷冠尤其是联冠等固定修复，这会影响儿童的生长发育。但是过渡性的修复可以暂留患牙，为儿童成年后的永久修复奠定基础。

牙冠折断怎么办?

牙冠折断为牙齿折断中最常见者，好发于上颌中切牙的切角或切缘。按其折断部位分为釉质折断，釉质、牙本质折断和牙冠折断牙髓暴露等3种类型。

牙冠折断临床表现如下：

①釉质折断一般无明显症状，仅感觉折断面粗糙不光滑。

②釉质、牙本质折断由于牙本质暴露，可出现牙本质感觉过敏症状，有时可见近髓处透红、敏感。

③牙冠折断牙髓暴露症状较明显，常出现冷热刺激痛和触痛。如果未及时就诊，露髓处可出现增生的牙髓或出现牙髓炎症症状。牙冠折断多数伴有牙撞伤，患牙除以上表现外，还可出现牙周或牙髓组织损伤的症状。

牙冠折断的检查：

①牙冠折断部位和折断类型是否是切角、切缘折断、牙冠中部折断、牙冠颈部折断或釉质折断，牙本质折断等。

②牙齿松动和叩痛情况。

③牙髓是否暴露，探诊是否出血、疼痛等。如果牙冠折断而牙髓暴露，其折断面有微小或明显露髓孔，有探诊疼痛和冷热刺激敏感等表现。

④X线片检查是否有根折和根折的部位，根尖是否发育完成，是否有牙槽骨骨折，根尖周组织是否有异常。

⑤软组织是否损伤。

⑥陈旧性牙冠折断是否有牙髓、根尖周病。

牙冠折断的治疗：

①如牙冠折断只是在浅层牙釉质而牙齿无松动，可不做处理，或将粗糙面磨光，有碍美观者，待牙髓、牙周组织损伤症状消失后再用光固化树脂修复缺损。

②牙本质暴露者须施行间接盖髓术，以保护牙髓，防止外界刺激通过牙本质小管损伤牙髓，且在盖髓后做即刻带环、临时壳冠或选用树脂冠保护，待修复性牙本质形成或牙根发育后再取下壳冠做永久性修复。接近露髓而盖髓困难者也可选用活髓切断术，以保存根部生活牙髓，有利于牙根继续发育。

③冠折露髓孔不大者，可施行直接盖髓术，并在盖髓后做即刻带环、临时冠或选用树脂冠保护盖髓剂，待修复性牙本质形成和牙根发育完成后再做永久性修复。

乳牙冠折露髓的牙齿可在局部浸润麻醉下去除牙髓，再用可吸收的根管糊剂充填。由于乳牙体积小，操作复杂，牙根容易吸收，不易成功，乳牙冠折露髓很少做盖髓术，但在不易去尽根髓的情况下，也可以在局部浸润麻醉下磨去冠髓，在根管口处覆盖盖髓剂或FC糊剂，使其根尖处牙髓保持活力。

④冠折露髓不宜做直接盖髓者，可在局麻下施行活髓切断术，保存部分活髓，治疗成功后再进行永久修复。

活髓切断术可根据患牙牙根发育状况和牙冠修复的需要选择切髓部位，通常以牙颈部或牙颈下方为宜。外伤牙齿盖髓术或活髓切断术等活髓保存治疗术后可能出现髓室和根管钙变，因而在根尖发育完成之后，为了避免根管闭锁，可考虑进行去髓术，充填根管，以利修复。

⑤冠折露髓的患牙如果牙根已发育完成，也可施行去髓术，去除牙髓并充填根管。

⑥牙髓已经坏死或活髓切断术失败的年轻恒牙应做根尖诱导成形术。如果牙冠在牙颈部折断，则可在根管治疗术后进行断冠粘冠术，用钉固位和黏结法将牙冠黏结复位。

总之，年轻恒牙冠折的治疗应根据折断类型、牙髓状况和牙根发育情况而选择不同方法。牙冠的永久性修复应在牙根发育完成之后，并根据牙冠折断类型而进行。

🔍 牙根折断怎么办？

儿童牙根折断不如牙冠折断多见，多发生在牙根已基本发育完成的牙齿。根据折断的部位分为三种类型：近冠1/3折断、根中1/3折断、近根尖1/3折断。

上述三种类型的牙根折断的临床表现如下：

①根折后可出现牙齿松动、咬合痛或叩痛。有时可见患牙牙冠稍显伸长。

②根折后的症状与根折部位有关，越接近牙冠部的根折，症状越明显。有时近根尖1/3折断无任何感觉。

牙根折断须做以下检查：

①牙齿松动和叩痛情况。越接近牙颈部的根折，松动度越为明显。

②X线片检查。根折均须拍X线片，X线片可以显示根折的部位和牙根发育的状况，牙片上可见在牙根的不同部位出现透射的折裂线。

③牙槽嵴或软组织是否损伤。

乳前牙外伤根折较少发生。为了避免伤及恒牙胚，一般只摘除冠部断端，不需将根尖折断部分取出。有的只有根折而无脱位，冠部折断无明显松动，则无须立即拔除，可定期观察。

年轻恒牙牙根折断的治疗方法如下：

①调𬌗消除创伤性咬合。大多数需做𬌗垫升高咬合使患牙脱离接触。

②牙根冠1/3折断。折裂线位于龈下不超过2毫米时，可摘除断端冠，施行去髓术，然后做冠延长术，以备接冠或桩冠修复；如果折裂线位于龈下超过2毫米，可在去髓术之后，采用正畸牵引方法将牙根拉出，使牵引拉出的长度能够达到做桩冠修复的要求为止。牵引完成之后再用细钢丝结扎固定，待尖周组织完全修复后拆除固定钢丝，一般约需固定3个月。

应当注意，采用根管-正畸联合治疗的患牙牙根应已基本发育完成；牙周、根尖周应无明显病变；牙根稳固且牙根长度不短于该牙牙冠长度。

③牙根中1/3折断。过去常用拔除法，现在可于去髓后，根管内植桩，行内固定。如果折断时间不长，牙髓活力尚好，断端无移位，则可尽快固定患牙，调整咬合，定期观察；如果牙根发育完成，断端无移位，可施行去髓术，并于牙根内加钉固位；如果折断时间较长，断端分离移位，常需拔除。

④牙根尖1/3折断。如果牙髓状况良好，可调𬌗定期观察，有的折断可自行愈合，且牙髓保持活力。只有当牙髓发生坏死，或根尖出现病变时需做根管治疗术或根尖切除术。

🔍 冠根联合折断怎么办？

冠根折断是贯穿牙冠和牙根的斜形或纵形折裂，斜形折裂为近远中向，从牙冠向牙根斜行，纵形折裂与牙长轴平行，自切缘向根方。

冠根折断的临床表现如下：

①牙齿叩痛。折裂片松动，因与牙龈和根面相连，松动而不脱落，探触折裂片常见龈

沟溢血，或裂缝溢血。

②牙髓多已暴露。症状较为明显，常出现冷热刺激痛和触痛。

冠根折断的检查：

①冠根折断的类型，斜折或纵折，折裂线位于龈下的深度。

②牙齿叩痛、松动情况。

③牙髓是否暴露，暴露者探诊出现疼痛、出血。

④X线片检查折裂类型，冠根斜折可见牙冠和牙根的冠1/3处出现连续或分离的X线透射线，冠根纵折可见贯穿牙冠和牙根的纵行或斜行的折裂线。

冠根折断的治疗需在局部麻醉下摘除断冠，检查根部断面距离龈缘的深度。

①根部断面在龈缘附着线以上，或断面位于龈下不超过2毫米时，可施行去髓术，以备接冠或桩冠修复。

②根部断面位于龈下超过2毫米时，可行去髓术，以后采用正畸牵引方法将牙根拉出，使牵引拉出的长度能够达到桩冠修复的要求为止。

③根部断面位于龈下深部者，常需拔除。

🔍 20 牙根折断经过治疗后会和原来长得一样吗？

牙根折断后愈合的形式是修复性愈合，不是再生性愈合，一般有以下几种。

①硬组织愈合。在折裂处的近髓端有牙本质，骨样牙本质修复，外周端有牙骨质沉积。此种愈合形式为理想的愈合形式。硬组织愈合的患牙无临床症状，无叩痛、不松动、牙龈正常，功能良好；牙髓活力正常或略迟钝；X线显示原折裂线消失，牙周、根尖周无异常。

②结缔组织愈合。在折裂处为结缔组织。患牙无明显症状，无叩痛，不松动，牙龈正常，功能尚好，X线片上原折裂线仍清晰可见。该类愈合临床表现并不少见，常在牙根折裂后错位，或复位、固定不当时出现。

③骨和结缔组织愈合。临床表现同上，X线片见断片分离；其断端有骨组织长入，和（或）牙周组织包绕断裂处的两侧断端。

④折裂线感染不能愈合。断牙出现松动、叩痛、牙髓坏死、牙龈瘘管，或并发急、慢性根尖周炎。X线片见折裂增宽，周围牙槽骨出现X线透射区。发生这种情况，则应拔除。牙根折断的愈合形式与外力的大小、方向、折断部位、折断复位、固定等因素有关，上述

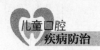

折断愈合形式多见于根尖1/3折断的病例。

21 宝宝门牙磕碰后变黑需要治疗吗?

在婴幼儿和学龄前儿童的意外伤害中,乳牙外伤是较为常见的意外伤害,其中1岁半至2岁半的孩子最容易发生乳牙外伤。乳牙外伤可以表现为多种形式:移位、脱落、松动、冠折、牙龈出血等。但是牙齿完整的外伤,一般不会引起家长足够的重视。其实乳牙外伤后,即使牙冠正常,它的牙髓组织和牙周组织也会受到损伤,称之为"牙震荡"。牙髓组织坏死后可引起牙齿变色。

即使宝宝还没到换牙的时候,恒牙牙胚也已经埋伏在每个乳牙下面了,且这些继承恒牙往往处于不同的发育阶段。乳牙在受到外伤时,可能对继承恒牙造成不同程度的影响。乳牙外伤发生的年龄越早,对继承恒牙牙胚发育的影响就越大。若外伤导致根尖周炎、牙龈反复肿胀或起脓包,轻者可发生继承恒牙釉质矿化不良,出现黄、白色斑块,或者位置发生偏移导致排列不齐,严重者可导致恒牙胚扭转、移位,甚至可造成继承恒牙出现牙根弯曲,使牙齿不能萌出或萌出异常。

所以牙齿外伤后,即使无任何症状,也一定要到口腔科就诊,并定期复查,直至继承恒牙萌出。

22 牙齿外伤的并发症有哪些?

牙齿外伤后牙髓和根尖周组织都会有一些变化,需要长期的复查追踪。牙齿外伤后可能出现以下并发症。

①牙髓出血。外伤发生的当时或经过一段时间,牙冠呈现粉红色、深浅不等的黄褐色。

②牙髓坏死。牙齿撞伤、牙齿折断和牙齿脱位等牙齿外伤均可发生牙髓坏死,其中嵌入性脱位的牙髓坏死率高达96%。牙根发育完全的牙齿外伤后发生牙髓坏死的可能性较大。临床常见牙冠损伤较轻而根周或牙髓损伤较重者,易造成根尖部血液循环障碍,常导致牙髓坏死。

③牙髓钙变。患牙多无症状,牙冠呈淡黄色,牙髓活力迟钝或无反应。X线片可见髓室和根管影像狭窄、闭塞或消失。如果无症状,不需治疗。

④牙体内吸收和外吸收。牙齿外伤可发生牙体内、外吸收。内吸收多发生在冠髓的近牙颈处，但也可发生在根管内，一般无自觉症状，当牙体吸收使牙齿硬组织过薄时，在唇侧颈部可见局限性的粉红色区，称为粉红点。如果继续吸收，牙面破裂，牙髓暴露则出现较明显的症状。根管内吸收呈对称性，X线片显示根管影像局限性的膨大，严重时可导致牙根折断。发生内吸收的牙髓组织为肉芽组织。外伤牙齿一旦出现内吸收，则应去除牙髓，使吸收停止。外吸收多发生于根尖和根面，使牙根变短，根面粗糙呈圆钝状，有的还伴有骨性愈合。

🔍 23 牙齿外伤治疗后有哪些注意事项？

牙齿外伤后牙周组织也不同程度地受到了损伤，由于牙周组织与口腔相连，所以口内细菌可以造成牙周组织的感染，从而影响患牙的预后。牙齿外伤后有以下注意事项。

①保持孩子的口腔卫生是最重要的，除了常规刷牙外，还应该配合漱口水含漱。

②一定要严格遵守医嘱，几乎所有外伤牙都需要避免冷热刺激和咬硬物，按时佩戴𬌗垫以避免二次创伤。

③如果发现折断牙上的护髓材料或充填材料脱落，以及牙齿出现冷热刺激不适、咬物不适、自发痛等情况，一定要及时就诊并尽早处理。

④定期复查。牙外伤后定期复查的时间一般为外伤后第1，3，6个月和1年。

🔍 24 牙外伤治疗后为什么要复查？

牙在受到外力撞击后可影响牙齿的牙髓组织和牙周组织，出现牙髓坏死或牙髓钙化等病变，这种影响大多发生在外伤后3～6个月，甚至几年后，所以外伤牙需要观察6个月以上并拍摄X线片，定期复查。观察牙周膜间隙变化，髓腔宽度和密度的变化，辅助诊断牙髓状态。

牙震荡或牙移位在调𬌗或复位结扎固定时，牙髓组织都会有不同程度的损伤。牙髓充血是可恢复的，但如受伤较重出现牙髓出血、根尖部血管扭曲，或因牵拉而断裂，远期可引起牙髓组织感染坏死、感觉丧失、根尖周炎症、牙髓钙化等情况；还可能引起牙根的内或外吸收。因此，要定期到医院检查牙齿的颜色、牙髓活力、牙齿的松动度，并通过X线片检查牙髓腔、牙周膜、根尖组织的情况。如出现牙冠变色，牙龈瘘管或牙齿疼痛松动，

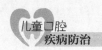

要及时进行根管治疗，一般需观察一年以上才能做出牙髓是否正常的结论。当存在明显咬合创伤时，应该使用全牙列粭垫或少量调粭的方法消除创伤。

牙折断露髓后对于牙根尚未形成的年轻恒牙，露髓孔小的可直接盖髓，露髓孔直径超过1毫米可行活髓切断术或取出牙髓做根尖诱导成形术。术后要定期观察：直接盖髓的牙髓活力是否正常，活髓切断术后剩余牙髓的活力和根髓断面有无钙桥形成（一般需3个月），牙根是否继续发育，有无根管内钙化；根尖诱导成形术的药物是否吸收，牙根是否继续生长。

牙齿脱出再植后也要观察牙根与牙槽骨之间的愈合情况，是否有牙根吸收或牙根固连（即牙根与牙槽骨骨性融合）。

因此，牙外伤后一定要按医生的要求定期复查，有问题及时解决，以免引起不良后果。

外伤复查时应详细询问患牙有何不良反应，如有无疼痛，对冷热刺激的反应，咬合时有无不适感觉等，还应重点进行以下检查：

①牙齿修复体是否完整，是否存在微渗漏。

②牙齿是否有变色，如有变色，应分析变色的原因。

③叩诊、牙齿动度检查。

④牙髓感觉测试应与初诊时比较，观察其变化。

⑤复查咬合，特别是牙尖交错粭时是否存在咬合创伤。

⑥检查原有牙龈、牙周和口腔软组织损伤的愈合情况，是否存在继发感染。

⑦X线片检查观察原片中存在的病理性改变的转归，是否出现新的病变。对于乳牙，还应观察继承恒牙情况；对于年轻恒牙应观察牙根继续发育的情况。

25 如何预防儿童牙外伤？

生长发育中的儿童心智发育尚不健全，较成人更易成为意外事故的受害者，如交通事故、群体性踩踏挤压事故等，所以预防儿童牙齿外伤需要全社会提供危险事故风险防范，加强未成年人保护措施，从根本上预防意外事故对儿童的伤害。另外，儿童具有活泼好动、探知新鲜事物的天性，同时，儿童由于心智发育不成熟，危险意识淡薄，低龄儿童协调能力差，四肢的应急条件反射不健全，在剧烈运动或玩耍时，易发生碰撞、跌倒出现外伤，所以应教育儿童平时最好穿胶底不滑的旅游鞋、运动鞋；参加体育活动和游戏时，要熟悉场地的情况，避免盲目冲撞、奔跑；不要用石子、碎砖等危险物品互相投掷；在进行滑板、滑轮等高速度、高风险运动，以及篮球、足球、滑冰等容易跌倒、撞击导致牙外伤的高强度、对抗性运动之前，最好佩戴头盔、运动防护牙托等防护用具，尽量减少牙齿受伤的危险。

预防儿童牙外伤不仅是儿童家长和监护人的责任，也是全社会的责任，应当提高全民防范意识。对政府相关机构来说，应该建立健全相关法律法规，对涉及儿童的公共场所，从设计到使用管理上都要注重保护儿童的安全，如地板应防滑，尽量平坦，在台阶、楼梯等处设置醒目的儿童易懂的标志；设施的角尽量圆钝或有明显标志；对儿童鞋等实行强制性的防滑标准；对儿童骑自行车、滑轮等项目，强制性要求佩戴防护头盔，并制定头盔相关标准；制定强制儿童乘车使用儿童座椅等相关交通规则等，只有全社会共同行动，才能使儿童远离伤害和威胁。

另外，还应加强儿童工作者有关儿童牙外伤防护和救助知识的普及教育，使他们在日常工作中注重儿童牙外伤的防范，在遇到儿童牙外伤时，具有正确的简单处置能力；使幼儿园、学校老师和保健医师知道，无论乳牙还是恒牙，牙外伤后都需要到正规医院的口腔科或口腔医院的儿童口腔科处理。全脱出的牙齿是可以再植的，时间是再植成功的关键；对于脱出的牙齿，最好是手持牙冠部，用冷水简单冲洗干净，把牙齿放回到牙槽窝内，再带孩子尽快诊治；也可把脱落的牙齿泡在冷牛奶、生理盐水、接触镜保存液内，尽快带孩子到医院就诊。对于折断的牙齿，可把断片带到医院，医师会视情况行断冠再接术。

26 什么是运动防护牙托?

运动防护牙托是一种弹性片状减震装置，覆盖并包裹在牙齿、牙龈以及牙槽骨上，隔绝上下牙齿、牙齿与面颊等组织，具有力量传导与再分配作用的防护器具，它能在运动中保护牙齿及周围组织、颌骨和脑，避免其受到冲击和损伤。孩子天生喜欢运动，曾经有过牙外伤史的孩子，应考虑在运动时像运动员一样佩戴运动防护牙托。

按照美国检测与材料协会的标准，运动防护牙托可以分为三类。第一类为市售成品，买回去后直接放在口中使用；第二类为市售半成品，买回去后放在沸水中软化后，在口中咬合后冷却成形；第三类为定制式，必须先获得个体牙列模型，由专业机构制作完成后才能佩戴使用。定制式防护牙托根据年龄、运动类型、运动对抗程度、自身牙齿条件、个人喜好等不同情况而有各自的设计和要求，更符合孩子个体的口腔条件，佩戴会更舒适，不易脱落。

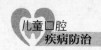
有效的防护牙托必须达到如下要求：①佩戴舒适，与牙齿及牙龈有良好的贴合性和固位性；②根据不同的保护需要，有一定的厚度，能覆盖所有易受伤区域，减少冲击力；③佩戴后上下牙齿咬合时，能确保最大范围的上下牙齿接触关系，减少骨折的可能性；④使用和说话时，不会推挤牙齿而出现牙齿移动等。

比较三类运动防护牙托，只有根据每位个体的特点，临床制作的定制防护牙托才能够达到以上要求。所以，定制式防护牙托是真正有效的运动防护牙托。

在使用防护牙托前，请将牙托浸湿以增强吸附力，有助于牙托在口腔中的固位。使用完毕后，请使用牙刷牙膏认真清洁防护牙托，然后晾干或置于清洁水中保存。可使用较为温和的化学药剂消毒，再用清水彻底清洗，但禁止使用高温、高压法消毒。初戴时可能对说话有一定影响，时间稍长即可适应，不要因此而排斥防护牙托。

需要注意的是，孩子的颌面部以及口腔、牙齿都在不断发育中，佩戴的防护牙托需要定期调改，必要时需要更换。若防护牙托重度磨耗及材料变硬，也需更换。

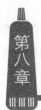

儿童牙周黏膜疾病

🔍 儿童口腔里有哪些不清洁的东西？

儿童口腔里不清洁的东西很多，它不利于口腔健康，可以使牙齿得病。口腔里常见的不清洁物有食物残渣、牙垢、牙结石、牙面色素、牙菌斑等。食物残渣是口腔里最多的不清洁物。食物经过咀嚼，吞咽下去以后，可在口腔里遗留一些残渣，积存在牙缝、牙龈边缘，龋洞和牙面的窝沟里。食物残渣是各种细菌生长繁殖的最好养料。如果口腔卫生不好或身体抵抗力弱，很容易发生牙龈炎、龋齿，甚至引起牙槽脓肿、牙髓炎等。

①牙垢，是一种常见的污物，它由食物残渣、细菌、黏膜上皮及唾液中的黏液素混合形成。儿童清除口腔不清洁物的能力很差，牙垢附着在牙面上时，同样可以引起牙龈炎。

②牙结石，即唾液中的钙盐在牙垢中逐渐沉积起来，好像水壶里的水垢样硬物，紧贴在牙齿颈部的表面。牙结石一般在唾液腺开口的附近区堆积得最多，如在下颌前牙的内面和上颌后牙的外面。牙结石存留在牙颈部直接压迫刺激牙龈，使其充血、水肿、糜烂，引起牙龈炎。

③牙面色素，是由饮料、食品、药物等的色素引起的，可使牙齿表面变成黑色、黄色、红色等，一般比较容易清除。

④牙菌斑，是由唾液中的糖蛋白与细菌形成的非常致密的细菌斑块，不能用漱口或用水冲洗的方法把它去除，只能由机械方法清除，是口腔中对牙齿健康危害最大的不清洁物。牙菌斑的代谢产物可以产酸使牙齿脱钙，造成龋病、牙周疾病。

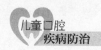
② 什么是牙菌斑?

牙菌斑是黏附于牙面、牙间表面的软而未矿化的细菌性生物膜。很多人认为附着在牙齿表面的食物残渣就是菌斑,这种看法不够确切。菌斑不是单纯的食物残渣,它是以口腔内各种微生物及其产物为主体所形成的污秽物质,是引起牙龈炎症和龋齿最主要的直接因素。

牙菌斑是怎么形成的呢?细菌先在牙釉质表面形成一层薄膜(获得性膜),再附着在这层薄膜上并开始繁殖。细菌也可以不通过薄膜,直接附着在牙釉质表面进行繁殖。口腔内的微生物如同苔藓一样附着在牙齿表面形成牙垢。1毫克(湿重量)的牙垢内含2亿个微生物。形成菌斑的细菌种类很多,在初期以链球菌、奈瑟氏菌属、诺卡氏菌属等需氧性球菌为多。随着这些细菌的增殖,牙垢的细菌丛则交替变为厌氧性的梭状杆菌及韦永氏球菌属等。细菌的增殖,使牙垢的厚度也迅速增加。微生物在代谢过程中,其代谢产物就蓄积于牙垢内,其黏性很高又难溶于水,因此含漱很难把牙垢去除干净。牙垢内的细菌可以产生各种毒素和酶,可直接侵袭牙龈而使其发生炎症,甚至破坏牙周组织。由此可见,牙菌斑是引起牙龈炎症的主要直接因素,彻底去除牙菌斑是防治龋病、牙周疾病不可缺少的基本措施。

③ 如何控制牙菌斑?

口腔是一个充满各种微生物的环境,而牙菌斑就像是由不同细菌组成的"细菌社区"。这些细菌形成一个相对稳定的"社区团体"定居在牙面上,它们很牢固地附着于牙面,不能被水冲去或者漱掉。控制牙菌斑最有效、最方便的措施是认真刷牙和使用牙线。牙菌斑被清除之后还会不断地在牙面重新附着,因此,生活中必须坚持认真清除牙菌斑,使这些牙菌斑维持在一个较低数量,防止它发展壮大形成牙石。如果已经钙化形成牙结石了,就需要到医院做牙齿的超声波洁治。

当牙菌斑量较少时,肉眼是很难观察到的,通常用菌斑指示剂进行染色可以很好地显示。片状的菌斑色剂使用比较方便,取一片菌斑指示剂放入口中,嚼碎后舌尖舔至全部牙面内外两侧,将口中残余物吐出,并使用清水漱口。这时对着镜子检查口腔,可以看到部分牙面被染色,这些就是牙菌斑附着部位。通过菌斑染色可以直观地看到口腔内菌斑分布的部位和菌斑的量,刷牙之前使用菌斑染色,可以帮助指导刷牙,刷牙后可再检测一次是否已去除菌斑,若有牙菌斑残留可以再次刷牙。

4 什么是牙周病？儿童会得牙周病吗？

牙周病是指发生在牙支持组织即牙周组织（牙龈、牙周膜、牙槽骨、牙骨质）的疾病，包括仅累及牙龈组织的牙龈病和波及深层牙周组织（牙周膜、牙槽骨、牙骨质）的牙周炎两大类。

牙龈病是指发生在牙龈组织的疾病，最常见的是菌斑性龈炎。根据世界各国的调查资料，患病率在70%～90%。儿童3～5岁时便可患牙龈炎，随着年龄的增长，恒牙萌出，乳牙替换，患病率增高。12～14岁时可高达90%。14岁以前女性牙龈炎患病率略较男性高。儿童时期口腔清洁卫生工作难以完善，又加上不同发育时期牙列的情况复杂，受细菌感染易发生炎症，主要包括萌出性龈炎、菌斑性龈炎、口呼吸型增生性龈炎及青春期龈炎等。

牙周炎则是累及牙周支持组织的炎症性、破坏性疾病，是引起成年人牙齿丧失的主要原因之一，最常见的牙周炎是慢性牙周炎，主要临床表现是牙龈炎症、出血、牙周袋形成、牙槽骨吸收、牙齿松动移位。早期症状不易引起患者重视，到后期出现咀嚼无力，严重者牙齿可自行脱落或者导致牙齿的拔除，不仅损害口腔咀嚼系统的功能，还会影响全身健康。儿童时期牙周病的发病率很低，但一些局部因素，包括食物嵌塞、咬合创伤等都会导致局部牙周的破坏。研究证明，几乎所有成年人的牙周炎都与儿童时期牙周组织的健康基础有关。因此，在儿童时期就应及早预防牙周疾病的发生发展。

5 儿童牙周疾病有哪些表现？

儿童牙周疾病与成人相比，表现的症状和疾病的发展过程都不相同。一般来讲，儿童对疾病的反应强烈而迅速，但是由于生长和组织修复的机能旺盛，疾病的恢复也比较容易，除了营养缺乏的儿童，多数儿童预后是良好的。另外，儿童很少患慢性病和退行性变化。

牙龈炎是儿童牙周疾病中最主要的疾患。儿童的牙龈组织较成人稍红，是由于血管丰富、上皮薄、角化较差的缘故，因而也较成人更容易受到外伤和疾病的影响。其主要表现为：牙龈充血、水肿、疼痛，刷牙、吃较硬的食品（如水果、饼干等）时容易出血。严重者可出现牙龈乳头的坏死，口腔有臭味，伴有口水增多，低热，幼儿有烦躁，影响进食。儿童患了牙龈炎除到医院就医外，要特别注意口腔卫生。

患病期间进无刺激的软食，饭后漱口。

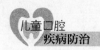

⑥ 什么是牙龈炎? 什么是儿童边缘性龈炎?

牙龈组织发炎统称牙龈炎, 它是只发生在牙龈组织而不侵犯其深部牙周组织的一种炎症性病变。牙龈炎也是世界范围广泛存在的疾病, 多数成年人的一生中均患过程度不等的慢性龈炎。1983年对我国29个地区部分中、小学生流行病学调查结果表明, 在7, 9, 12, 15, 17岁5个年龄组的学生中, 牙龈炎患病率为69.1%。我国成年人牙龈炎的患病率达70%。

牙龈炎分很多类型, 最多见的是单纯性龈炎, 又称边缘性龈炎或不洁性龈炎。儿童所患的牙龈炎多数是指此种。单纯性龈炎早在儿童5～7岁时即可发生, 随年龄增长而增多, 至14岁左右达高峰。约16岁以后, 单纯性龈炎逐渐减少而牙周炎却逐渐增多。

儿童单纯性龈炎有什么表现呢? 正常的牙龈呈粉红色, 质地坚韧。患有炎症的牙龈颜色变为暗红色或鲜红色, 质地松软, 表面肿胀光亮, 易出血, 在刷牙、咬硬物时出血更明显, 偶有胀痛, 多有口臭。发病部位可以是个别牙龈, 也可以是全口牙龈, 以前牙区为主。

⑦ 儿童单纯性龈炎是怎么得的?

儿童边缘性龈炎即单纯性龈炎的病因主要是口腔卫生不好。儿童饭后不漱口或刷牙不认真, 食物残渣就黏附在牙面上, 堆积在牙缝中, 很容易在牙颈部形成菌斑、软垢及牙结石。这些有害物质不时地刺激牙龈, 致使牙龈发炎。6～8岁的儿童开始换牙后, 口腔中同时有松动的乳牙、萌出不全的恒牙以及未治疗的龋齿和残根, 有的还有牙齿排列不整齐, 这种情况下, 很难将牙齿表面的菌斑、软垢刷干净, 所以容易患牙龈炎。

⑧ 牙齿萌出时感觉不适怎么办?

牙齿萌出时可能会有异样感, 儿童感觉不适, 不敢刷牙, 导致菌斑、软垢大量堆积, 有的孩子会用牙咬或用手抠; 由于牙齿萌出时龈瓣未完全退缩, 咬合创伤、食物残渣、软垢、菌斑堆积在牙龈周围或覆盖在牙冠的龈袋内, 导致牙冠周围的牙龈组织充血、感染, 称为萌出性龈炎。这在儿童乳磨牙或恒磨牙萌出时经常发生。大部分萌出性龈炎仅表现为牙龈组织充血发红, 但并无自觉症状, 随着牙齿的萌出而自愈, 可不予治疗, 注意饭后漱口, 加强口腔卫生即可。少数可能出现牙龈红肿, 龈袋内溢脓, 感到疼痛, 严重时甚至有炎症扩散造成间隙感染面部肿胀，这时就需要就医。医生可以局部使用3%双氧水和0.9%的生理盐水冲洗龈袋，上碘甘油。伴有淋巴结肿大或者间隙感染时需要全身应用抗生素进行治疗。

有的乳牙萌出前，可见覆盖牙的黏膜呈青紫色，内含组织液和血液，这是萌出性囊肿。它一般不会影响牙齿的萌出，但若萌出受阻，则需切开去除部分组织，使牙冠外露。

🔍 ④ 儿童牙龈出血有哪些原因？

牙龈出血是口腔科常见症状之一，是指牙龈自发性的或由于轻微刺激引起的少量流血。轻者表现为仅在吮吸、刷牙、咀嚼较硬食物时唾液中带血丝，重者在牙龈受到轻微刺激时即出血较多甚至自发性出血。一般而言，正常的牙龈不会出血，牙龈的慢性炎症是牙龈出血的常见原因，故牙龈出血多见于牙周炎和牙龈炎患者；但有时也可以是某些系统性疾病的口腔表现，应予以足够重视。

下面来谈谈引起牙龈出血的几种常见病因。

①萌出性龈炎。它是在乳牙和第一恒磨牙（六龄牙）萌出时常见的暂时性牙龈炎。其发生的原因多为：牙齿萌出时，牙龈常有异样感，儿童喜欢用手指、玩具等触摸或咬嚼，使牙龈黏膜擦伤；牙齿萌出过程中，尚有部分残留的牙龈覆盖于牙面，被咀嚼咬及而受伤；萌出中在牙冠周围，有牙垢、食物等堆积而感染。

②单纯性龈炎。下列儿童易患单纯性龈炎：不能掌握正确的刷牙方法的低龄儿童；由于牙列拥挤、排列不齐或者口腔内有修复体或正畸装置引起口腔的清洁难度增加，食物残渣易滞留的儿童；有鼻咽部疾患而习惯于张口呼吸的儿童因冷空气直接刺激前牙区的牙龈，使黏膜表面干燥，唾液变稠，口腔自洁功能减退，食物残屑易附于牙面及牙龈上，使牙龈发生炎症；因生理缺陷导致无法刷牙、口腔卫生极差的儿童。

③青春期龈炎。常见于小学高年级和中学低年级处于青春期的学生，与其内分泌的变化有关，在性激素和黄体酮激素升高的影响下，牙龈组织受到轻微刺激，引发非特异性炎症，导致牙龈出血、渗出增多、牙龈增生等。起初患儿的口腔卫生尚好，只是牙龈出血，后来有的患儿怕触及牙龈而出血，往往不愿刷牙，以致口腔卫生不良而加重病情。

④血液病。这种情况比较少见。患有血液病（如急性白血病、血友病、再生障碍性贫血等疾病）的儿童，牙龈常有肿大和易出血症状，有时会在无刺激下发生广泛的自动出血，量多且不易止住。

遇到儿童牙龈出血时，首先应做口腔检查，菌斑性龈炎容易诊断。如出血量多不易止血时，应考虑有无全身性因素，必要时做血液检查，保证孩子的健康成长。

什么是洗牙? 儿童可以洗牙吗?

口腔内的菌斑不断形成，如菌斑清除不到位，再加上唾液中的矿物质逐渐沉积，日久天长，就会形成牙结石。牙结石和牙周病关系密切，主要危害来自其表面堆积的菌斑，牙结石的存在使菌斑与组织表面紧密接触，引起组织的炎症反应。此外，牙结石的多孔结构也容易吸收大量的细菌毒素，并且牙结石还会妨碍刷牙。如果长时间不清除牙结石，可能引起牙龈出血、口臭，最终引起牙齿松动，甚至脱落。洗牙的主要目的是去除牙结石及牙菌斑，达到防治口腔疾病的目的。洗牙又称龈上洁治术，是指用洁治器械包括手动和超声洁治器去除龈上结石、菌斑和牙面上沉积的色素，并抛光牙面，以延迟菌斑和牙结石再沉积，是一种最基础的牙周治疗和口腔保健方法。

牙结石形成后无法通过刷牙去除，成年人应保证每半年到一年洁治一次。很多家长会问:"孩子到底该不该洗牙? 能不能洗牙?"答案是肯定的。儿童一般都喜爱甜食和饮料，加上口腔清洁往往不到位，很容易导致牙齿色素沉着、软垢堆积，久而久之就导致儿童龋齿的发生。洗牙可以有效帮助儿童清除牙垢，预防蛀牙。

但是儿童洗牙和成人洗牙有所不同。6岁以下的儿童有大量的牙垢和色素，但很少有牙结石，所以用手动的毛刷和磨光的东西便可以清除，用柔软的橡皮杯或抛光刷配合儿童喜欢的水果味的抛光膏对牙齿表面进行抛光清洁，以去除牙垢及色素，从而达到保护牙齿的目的。

乳牙牙龈炎症严重时，可做局部治疗，但应控制力度，因儿童牙龈上皮薄，角化差，容易受伤，建议用手动洁治器。恒牙完全萌出后（12岁以后）就可以洗牙了，特别是有下前牙拥挤的儿童，舌侧可有牙结石沉积，可以选用超声洁治器械洗牙，但由于这个阶段的儿童牙齿虽已萌出到口腔，但牙齿还未完全发育完成，医生使用超声洁治器械洗牙应根据儿童的发育阶段适当降低功率，以减轻洁治过程中对牙齿的刺激。

儿童为什么会口臭?

有些细心的父母发现孩子口腔里有臭味，认为是没有刷干净牙齿，口里有食物残渣引起的。这种看法大致是对的，但不仅仅如此。口臭是一种症状，是局部或者全身性疾病的临床表现之一。最常见的口臭原因多半是牙病和口腔不清洁，如舌背、牙缝或者龋洞里食物堆积，经细菌分解发酵后，产生含硫的氨基酸等有臭味的气体。舌背上布满舌乳头，使得舌表面形成无数凸起和凹陷，提供了细菌极佳的黏附生长空间，舌背是口腔细菌最密处，也是唾液细菌最主要的来源。滞留于舌背的食物残屑、脱落细胞成为细菌降解的底物，是口腔异味主要的来源。进食刺激性食物后也会引起口臭。

有些儿童刷牙马马虎虎，口腔里的食物残渣太多，口腔内有未治疗的龋病，龋洞内的食物残渣腐烂发酵，或者食物嵌塞在牙缝里等也可因细菌堆积和食物残留而产生异味。在仔细刷牙并且治疗坏牙后，这类口臭的症状会消失。

儿童常见的原发性疱疹性龈口炎、手足口病、疱疹性咽峡炎等引起口腔黏膜的破损、溃疡和感染，往往也伴随口臭。还有一些口臭可能是吃了葱蒜、韭菜等刺激性食物，带腥味的鱼、虾、羊肉等等引起的，只要重视饭后漱口、刷牙，这些异味不难去除。

然而，有些儿童的口臭不一定由口腔疾病引起，而是身体其他部位的毛病。患慢性鼻炎或副鼻窦炎、气管炎、肺病、胃病都可能在呼吸、讲话时发出臭味。

胃肠道疾病如食管憩室、反流性食管炎反流的胃酸刺激黏膜发炎而产生异味。呼吸系统疾病如肺结核、化脓性肺炎等可通过痰和呼出来的气体引起口臭。

有些不良气味并不直接产生于呼吸道或者胃肠道，而是代谢异常产生一些臭味物质进入血流，通过肺泡气体交流携带至呼吸道呼出而导致口臭。如糖尿病患者口腔中有烂苹果气味。某些金属中毒如铅中毒，口腔内也有异常气味。

儿童口臭不单纯是口腔不卫生，可以引起口臭的原因很多。要消除口臭，除治疗口腔疾病外，必须找到引起口臭的原因，进行根治，才能收到效果。

🔍 宝宝嘴里有许多白膜擦不掉该怎么办？

新生儿和6个月以内的宝宝嘴里出现白膜且擦不掉，多是小儿"鹅口疮"的表现。"鹅口疮"又称"雪口"，医学上称之为"急性伪膜型念珠菌病"。病原菌是白色念珠菌，这种真菌广泛存在于自然界，也存在于正常人的口腔、肠道、皮肤、阴道等部位。婴儿鹅口疮往往是在分娩中，接触了被白色念珠菌感染的物品或通过人工哺乳等不同途径感染而得病。口腔不清洁、营养不良的婴儿均可发病。

鹅口疮可发生于口腔的任何部位，以舌、颊、软腭、口底等处多见。黏膜上出现乳白

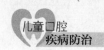
色的绒状斑膜，很像在黏膜上覆盖了一层凝结的奶块，微凸出于黏膜表面，不易剥离，若强行撕脱，则暴露出血创面。

婴儿患鹅口疮过后，常不愿意喝奶，时而哭闹，但有的孩子却玩耍如常，没有多大痛苦，检查时才发现有口腔黏膜上白膜、白点。虽然暂无症状，但白膜可以逐渐扩大，自面部、食道、肺部蔓延引起食道念珠菌病和肺部的念珠菌感染。特别是因为长期大剂量应用抗生素所致的鹅口疮不可掉以轻心，应及时就诊治疗，一旦确诊，要及时停用各种广谱抗生素，注意全身营养。

患鹅口疮的婴幼儿可以用3%苏打水在哺乳前后擦拭口腔，使口腔保持碱性环境，以阻止白色念珠菌的生存与繁殖。通常经过这样的治疗，1～2天后其口腔白膜会完全消退，不必加用其他药物。为巩固疗效，也可继续用药擦洗数天。小儿所有的喂养用具都要消毒，哺乳应擦洗乳房，以免交叉感染。紫药水和美兰也是有效的外涂药物，但着色后不易检查治疗效果。对于严重白色念珠菌感染者，可以用制霉菌素治疗，口服或用制霉菌素水溶液漱口均可。

另外，儿童冬季要防止口唇干裂，摒弃舔唇及用手背擦鼻涕等不良习惯。平时不可随便给孩子吃抗生素，更不能多种抗生素合用及长期应用，否则，引起的霉菌感染很难控制，重者可危及生命。

❸ 引起儿童口腔溃疡的常见疾病有哪些？

儿童口腔内常见的溃疡可分为两类：一类为原发性溃疡，另一类是继发性溃疡。

原发性溃疡，即指口腔黏膜的最初病损就表现为溃疡。表现为原发性溃疡的常见儿童口腔疾患有：

①李-弗（Riga-Fede)病。溃疡常位于舌系带自中央的两侧，类似希腊字母的"φ"形，左右对称。

其病因主要有两种，新萌出的下颌乳中切牙的切缘锐利，舌体运动时，舌系带不断与下颌乳中切牙的切缘摩擦而发生溃疡；或是舌系带过短，且偏近舌尖，或下颌乳中切牙萌出过早，即使是正常的吮乳动作也可发生此病。

②贝氏口疮（Bednar病）。溃疡位于上腭部，为浅表性溃疡，常呈圆形或椭圆形，且左右对称，其病因是婴儿上腭黏膜较薄，常因吸吮拇指、橡胶乳头或玩具等摩擦，或在护理婴儿口腔时用纱布擦洗不当，造成上腭黏膜损伤。

③创伤性溃疡。这类溃疡发生的部位常有创伤因子存在，如乳牙残冠、残根以及慢性根尖周炎导致根尖外露等刺激，持续损伤相对应的黏膜，可形成局部溃疡。如儿童有不良习惯，如习惯性咬舌、唇、颊等软组织，或以手指、异物等刺激上述软组织，也会引起所谓"自伤性溃疡"。

④复发性阿弗他性溃疡（RAU）。这是口腔黏膜疾病中发病率最高的一种疾病，普通感冒、消化不良、精神紧张、郁闷不乐等情况均能偶然引起该病的发生，好发于唇、颊、舌缘等，在黏膜的任何部位均能出现，易发于口内角化较差的黏膜，在角化完全的附着龈和硬腭则少见。愈合后不形成疤痕，有自限性，一般在10天左右自愈。这种浅表性溃疡具有明显的灼痛，故国内外常沿用源出希腊文的"阿弗他"（灼痛）的译音来表示。

继发性的溃疡指的是口腔的溃疡在发病初表现为各类水疱，后溃破成为溃疡。表现为继发性溃疡的常见疾病有疱疹性龈口炎、手足口病、疱疹性咽峡炎等，这些疾病将在下文中介绍。

⑭ 疱疹性口炎和感冒有关系吗？

口腔科医生常会听到家长有如此的叙述：前几天孩子因感冒而发热，最近几天孩子口腔发了好多溃疡，疼痛不愿进食。这种情况大多发生在冬季。

在人类所患的疾病中，感冒也许是最常见的了，可以说，几乎每一个人都得过感冒。婴幼儿假如患上了感冒，有时会出现口腔内散的溃疡等口唇部的病损，到医院就诊时，许多家长会这样问医生："这是感冒引起的口腔溃疡吗？还是口腔溃疡引起的感冒？它们之间究竟是怎么回事？"

我们知道引起感冒的病因之一是病毒感染，当病毒入侵体内时，为了抵御这些肉眼看不到的敌人，机体会自发地采取各种措施，便出现了打喷嚏、流鼻涕、发热等症状，人们此时称自己患上了感冒。一种叫作单纯疱疹病毒的病原体，可通过接触或呼吸道传染在人群中传播。此病毒对6岁以前的儿童，特别是出生后6个月～3岁的婴幼儿特别偏爱，小孩常常会在感染上此病毒后1周，突然流口水，高热达39～40摄氏度，2～3天后出现口腔黏膜、咽喉、口周及颜面皮肤的疱疹。这些小水疱样的疹子很快会破溃而出现溃疡，同时伴有颌下淋巴结肿大、流涎、拒食、烦躁不安等症状，医学上把这种病叫作单纯性疱疹性口炎。

疱疹和溃疡又存在着怎样的关系？得了疱疹性口炎的患儿，首先在口腔黏膜的任何部

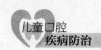

位，如唇、颊舌、牙龈和上腭黏膜，出现黏膜充血、水肿，长出平伏而不隆起和界限清晰的红斑，随后，在红斑基础上出现针尖大小或直径约为2毫米左右、数量不等的圆形小水疱。水疱一般都丛集成簇，但少数也可为单个散在。由于口腔黏膜上皮很薄，疱壁容易破裂，故临床上难以看到完整的黏膜疱疹而多见溃疡。单个水疱所形成的溃疡一般较小，簇集的水疱则融合成大而不规则的溃疡面，边缘常呈不规则弧形的痕迹。儿童患者常常伴有急性龈炎，舌背有明显的白苔。临床症状一般在7～14天逐渐消失，溃疡愈合后，不留疤痕。唇、口角、鼻、颏等部位发生的皮肤损害，通常在水疱发生前出现瘙痒、灼热与肿胀感。随即在红斑的基础上出现小水疱，以后逐渐干燥结痂，痂皮脱落后可留有暂时性的浅黑色素沉着，无继发性感染者不会留有瘢痕。

此病确诊后，如果没有全身合并症，可以在家治疗，首先注意口腔卫生，因患儿口腔集中了大量引起发病的病毒，可用淡盐水或者0.1%的氯己定溶液漱口（婴儿用棉棒擦拭），保证患儿口腔清洁；同时应用退热药及适量抗生素，也可以用板蓝根或双黄连抗病毒制剂，同时给以维生素B、C。如果有继发感染，可用抗生素治疗。疱疹净对该病有较好的疗效，但应在医生的指导下使用。口腔内疱疹可用冰硼散、西瓜霜以及表皮生长因子等涂擦患处，可起到止痛的作用，同时可促进病变早日愈合。

幼儿园、托儿所如有小孩患这种病，应与其他小孩隔离，活动室或卧室可用醋熏。

🔍 15 什么是手足口病？

手足口病是由肠道病毒引起的传染病，多发生于夏秋季，常见于婴幼儿，它会像感冒一样，可通过接触或呼吸道的传染在人群中得以传播。

患了手足口病的幼儿，一般会有一段时间的前驱症状，表现为低热、困倦、淋巴结的肿大、烦躁和拒食等，有的小孩以上症状均有，有的小孩只表现以上症状的某几种，随后，在手掌、足底及口腔黏膜发生散在的水疱、丘疹或斑疹。斑疹的直径为2～10毫米，数量不等，可几个至近百个。斑疹四周红晕，无明显压痛，中央有小水疱，如不破溃感染，常在数日后干燥结痂，脱落后无疤痕。唇、颊、舌、腭等处的口腔黏膜出现小水疱后，会迅速地变为溃疡，故口腔损害较皮肤为严重，5～10天后愈合。本病一般可自愈，并发症少见。个别重症患者可能出现脑膜炎、肺炎等并发症，需积极配合医生治疗。

该疾病为病毒感染所致，临床上以对症和抗病毒治疗为主，全身可服用抗病毒药如板蓝根冲剂、蒲地蓝口服液等。皮肤病损可用3%的阿昔洛韦软膏局部涂擦。口腔的病损可将抗生素片碾成粉末局部涂擦。对较为严重的病例，如伴有发热者，可通过物理降温或药物降温退热进行对症处理。

对于手足口病的预防，可通过控制传播源，切断传播途径等手段来控制该疾病在人群中的传播，家长在本病流行高发季节里要尽可能少带孩子到人群密集、空气流通差的公共场所，教育孩子平日养成良好的卫生习惯，做到饭前、便后洗手；不喝生水，不吃生冷的食物；对玩具、餐具要定期消毒等。另外，家长们应提高孩子的抗病能力。平时除了让孩子有足够的蛋白质的摄入外，还要让孩子做到不挑食，多吃些蔬菜、水果。合理的饮食才能使孩子有良好的体质，才能抵抗住各种病毒细菌的侵犯。

16 什么是疱疹性咽峡炎？

疱疹性咽峡炎是柯萨奇病毒A4引起的口腔疱疹损害。临床表现类似疱疹性龈口炎，但前驱症状和全身表现相对较轻，病损的分布只限于口腔后部，如软腭、悬雍垂、扁桃体等口咽部。初起为丛集或成簇的水疱，疱破后形成溃疡，损害少见于口腔前部，与疱疹性龈口炎不同的是疱疹性咽峡炎患儿的牙龈不受损害，病程大约1周。

17 如何预防和治疗复发性口腔溃疡？

复发性口腔溃疡又称为阿弗他口炎，是口腔黏膜疾病中最常见的溃疡性损害，具有周期性复发的特点。病因尚不清楚，可能与某一阶段的消化不良、便秘、腹泻、发热、睡眠不足、疲劳、月经周期及食物过敏有关。另外，还可能与患者的精神因素及免疫状态有关。

口腔溃疡易发部位通常在嘴唇的内侧、舌的边缘及口底和颊部黏膜。症状多半是突然发作，先出现圆形或椭圆形的溃疡，有烧灼样疼痛。

复发性阿弗他口腔溃疡分为三型：轻型复发性阿弗他溃疡、疱疹型复发性阿弗他溃疡、重型复发性阿弗他溃疡。轻型复发性阿弗他溃疡起初，病变处敏感，或出现针尖样大小或稍大的充血区，短期内即直径发展成2～4毫米。圆形或椭圆形、边界清晰的浅小溃疡。中心微凹陷，表面覆有一层淡黄色假膜，溃疡周围黏膜充血呈红晕状，其底扪之不硬。溃疡数目一般为2～3个。溃疡形成后有较剧烈的烧灼痛。

疱疹型复发性阿弗他溃疡又称口炎型口疮。此型病变溃疡较轻型小、数目多（可达

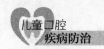
20～30个），呈"满天星"状，溃疡散在，分布广泛，黏膜充血明显。

重型复发性阿弗他溃疡又称复发性坏死性黏膜腺周围炎或腺周口疮，为各型中最严重的一型。溃疡深大，常单个发生。好发于唇内侧及口角区黏膜。初起时溃疡与轻型复发性阿弗他溃疡相同，但其直径逐渐扩大至1～2厘米，并向深层发展至黏膜腺。溃疡为紫红色或暗红色，边缘不规则，呈瓣状隆起，中央凹陷，似"弹坑"。溃疡基底不平、微硬，呈小结节状，溃疡周围有红晕，局部有剧烈疼痛，可伴局部淋巴结肿大、发热等。病程常在月余以上。愈后遗留瘢痕，严重者可形成组织缺损或畸形。

由于复发性阿弗他口腔溃疡的病因十分不明确，故在治疗上多以局部对症治疗为主，并以减轻疼痛、促进愈合、延长复发间歇期作为治疗的目的。

局部溃疡可漱口水含漱口，涂布冰硼散、锡类散、珠黄散、养阴生肌散等中药制剂或糖皮质激素类制剂、重组人表皮生长因子等生物制剂促进愈合，用复方苯佐卡因凝胶或复方甘菊利多卡因凝胶止痛。

预防复发性口腔溃疡应该做到以下几点：饮食宜清淡，营养均衡，不偏食，注意有规律的进食；每天保证7～8小时的睡眠时间，提高睡眠质量；保持心情舒畅，乐观开朗；保持口腔卫生；避免口腔黏膜创伤，防止咬伤、硬性食物等对黏膜的物理创伤以及烫食的刺激。

如何防止儿童烂嘴角?

"烂嘴角"医学术语是口角炎，该病常见于儿童，主要病因有创伤、感染以及核黄素即维生素B_2缺乏等。

局部刺激引起的口角炎，一般发生在单侧，多见于稍大点的孩子，主要是不良习惯所致。如用舌头经常舔口角，或用手指、铅笔等物摩擦唇角，导致口角创伤，糜烂皲裂。

除了创伤引起的口腔炎，一般口角炎都是双侧性。儿童口角区易潮湿，给细菌、真菌、病毒等感染提供了有利条件。口角炎发病时表现为红唇部干燥、脱屑、充血并有可能伴有糜烂、化脓、口角皮肤皲裂、张口疼痛。因维生素B_2缺乏所致的口角炎可以伴发角膜炎，干痒性皮炎等。按理说，目前的生活水准是不会出现营养缺乏的，但是如果食谱搭配不当，孩子偏食，加上地区季节原因，就有可能出现口角炎。

单纯性口角炎治疗较为简单，口服维生素B_2 5毫克/片，每日三次，同时服用复合维生素B，每次1～2片，每日3次。口角糜烂处可以涂紫药水，无渗出时可以涂含有抗生素或激素的软膏，促进创口愈合。在怀疑有真菌感染时，可以涂布抗真菌软膏。冬天口唇干裂时可以涂油脂加以保护。此外饮食要多样化，不要偏食，同时戒除舔唇、咬异物等不良习惯。

🔍 ⒆ 儿童出现唇干裂、变色怎么防治？

唇部的毛细血管比较丰富，所以嘴唇外观为红色。它的表面没有汗腺和唾液腺，平时仅靠局部比较丰富的毛细血管和少量发育不全的皮脂腺维持湿润。在冬春季，气候干燥、寒冷，局部毛细血管收缩，血液循环减慢，加上干燥空气作用，嘴唇水分蒸发，红唇表皮细胞抵抗力降低，韧性变差，从而引发嘴唇裂口，出现疼痛，甚至发生白色糜烂。

有些儿童有舔唇这一不良习惯而造成唇轻微肿胀，伴皮肤色泽的改变等症状。临床上常看到小孩的嘴唇因慢性炎症而轻微地肿胀，唇稍稍翘起；同时，口唇周围一圈的皮肤有明显的色泽改变，呈暗红色、干糙、皲裂，严重者可有血痂形成，有的有唇红黏膜脱屑，有的小孩可有刺痛感。以上的临床表现不是舔唇引起的唇炎均会有的症状，一般来说，有的表现多一点，有的表现少一点。

以上都是唇炎的表现，那么该如何防治呢？

①家长们在冬季给孩子的脸上用护肤品的同时，可给嘴唇局部涂甘油、油脂或食用油，以达到防护的目的。

②要多饮水，多吃水果蔬菜：并适当用些维生素A、维生素C、维生素B_2及维生素D丸。

③告诫小朋友们一定要改掉舔唇这一不良习惯。改掉后，轻者就会很快愈合；重者，于唇部用硼酸液、朵贝尔漱口液等消毒液湿敷，再给一些局部抗感染的药如金霉素油膏涂擦等，可很快地愈合。

④在唇干裂时不要用药水涂擦。对已患严重口唇干裂者来说，在冬春季户外活动时戴口罩是个很好的保护方法。

🔍 ⒇ 宝宝舌头上有部分没有舌苔要治疗吗？

舌头上有部分没有舌苔一般是"地图舌"的表现，是一种舌部浅层的慢性炎症。常常发生在舌尖、舌缘及舌背部，口腔其他处黏膜也可以受累。幼儿患此病会常用小手去抓或刮舌头或用上唇、上前牙去舔舌头。病损有两个不同区域，外围为白色或黄白色弧形边缘，且微微隆起，宽2～3毫米。此边缘所围绕的区域为火红色圆形、椭圆形或不规

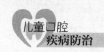

则的红色斑块状舌乳头剥脱区，多个红斑扩大融合在一起，损害区呈边缘清楚的地图状，故称作地图舌。这种斑状剥脱位置不定，损害区移动位置后原部位能自行愈合，由于损害具有不定性及游走性，舌头在舌不同部位出现萎缩和恢复，故又称为游走性舌炎或剥脱性舌炎。

这种病的病因尚不明确，可能与乳牙萌出、肠道寄生虫或消化不良、免疫因素、微量元素缺乏等有关。某些患儿具有明显的家族史。某些为全身性脓疱病型牛皮癣的早期表现。

这是幼童比较常见的一种舌黏膜病，女性多于男性。随着年龄的增长可自行消失。本病有自限性，有间隔缓解期，舌黏膜表面能完全恢复正常，没有症状或继发感染可以不做处理。若经常发病，持续时间长，要观察患儿睡眠、食欲、大便情况及是否有药物过敏史等。检查血及便常规，根据不同结果给予处理。孩子可用低度碱性漱口液如3%小苏打漱口，经常保持口腔卫生。同时服用多种维生素，特别是B族维生素及鱼肝油。成年人要注意全身情况。对于长期迁延的患者要了解家族史，必要时要到皮肤科诊疗。

21 什么是裂纹舌？

宝宝舌面上有很多沟裂称沟纹舌，又称为裂纹舌，是指舌面上出现深浅不一、长短不等的纵向或横向裂纹。出现沟纹舌的宝宝一般没有什么不适，舌体柔软、运动自如，味觉正常存在。但如果舌体沟裂较深，会因存留食物残渣而引起微生物滋生，容易继发感染，出现轻微刺痛。

目前，出现裂纹舌的原因不明，多认为是一种先天性的发育畸形，也有人认为和维生素缺乏有关。裂纹舌一般不需要治疗，但出现裂纹舌的宝宝要特别注意口腔卫生，防止口腔感染。

22 舌苔能刮吗？

正常舌表面有一层薄薄的白苔，它是舌背部黏膜上的丝状乳头新陈代谢脱落角化的上皮。其中也混杂着食物残屑、唾液、细菌等东西。平时由于口腔在咀嚼、吞咽等机械运动作用下，唾液及饮食的冲洗，舌苔会不断脱落，更新。但是在患病时，如上呼吸道感染、急性胃炎、传染病早期，由于食欲减退，咀嚼功能对舌的机械摩擦减弱，唾液分泌也减少，舌苔便堆积形成白而厚的苔。在湿热重时形成黄苔。因为舌苔重，有些人在病中或病愈后不断地用金属片、篦片、牙刷等刮舌头。有些健康人出于"讲究卫生"也加入了刮舌苔的行列。刮舌苔久了便形成习惯和快感。从此便像刷牙一样天天不断，事实上经常性刮舌苔是一种极不良的习惯。

众所周知，舌背部小乳头中埋藏着很多可以辨别酸、甜、苦、咸各种味道的小体。医学上叫味蕾。每个味蕾均由味觉细胞组成，每个味觉细胞上有一毛状突起叫味毛，味毛接受口腔内的味觉感受及刺激。习惯性刮舌苔很容易刮伤舌乳头，刺激味蕾，时间长了舌乳头便会角化，增生，局部变厚变硬，发麻，味觉减退，最终导致味觉功能障碍。常年刮舌苔还可能导致局部恶变。因此，有刮舌苔习惯者应尽早戒除。

舌背黏膜上有很多乳头，是高低不平的，里面容易藏污纳垢，造成细菌堆积。刷牙的时候可以用软毛刷轻轻地刷洗舌头，如果感到口腔无味，舌苔变厚，可以通过调整饮食，用些含漱剂漱口及刷牙来解决。

第九章 咬合诱导

➊ 什么是错𬌗畸形?

错𬌗畸形是儿童在生长发育过程中，由于先天遗传因素或后天环境因素（指牙齿生长环境如乳牙延迟脱落、口腔不良习惯等）的影响，牙齿、颌骨、颅面发生畸形，如牙齿排列不齐、上下牙弓间的咬合关系异常、颌骨大小形态位置异常等。错𬌗畸形影响容貌的美观，使咀嚼和发音等功能欠佳，影响身心健康。错𬌗畸形、龋齿和牙周病是口腔器官的三大主要疾病。错𬌗畸形十分常见。据我国部分城市调查，以正常𬌗为标准，其发生率为29.33%～48.87%。由此可见，错𬌗畸形是一种常见病、多发病，应当引起普遍重视。

错𬌗畸形的发生发展有其人类演化的背景，猿人颅颌骨上均未发现有牙颌畸形，尼安德特人的颅骨上才有轻微的牙齿畸形，而现代人的发病率则更高。错𬌗畸形的发生从无到有，从少到多，表明人类咀嚼器官随着人类进化中生产方式和生活方式的改变而逐渐发生不平衡的退化。人类从古至今生活环境的变迁，原始人从爬行到直立行走，身体重心随之发生改变，支持头部的颈背肌肉逐渐减弱，为达到头部前后的平衡，颌骨逐渐退化缩小，颅部逐渐增大而演变成现代人的颅骨外形。在人类进化过程中，火的发现使食物由生食到熟食，由粗到细，由硬到软，在此过程中，咀嚼功能日益减弱，咀嚼器官退化缩小。其退化有不平衡的现象：肌肉首先退缩，牙槽骨、颌骨的退化缩小速度快于牙齿。这种不平衡的退化，骨量小于牙量，导致牙齿排列不齐及其他类型的错𬌗畸形出现。

➋ 错𬌗畸形有什么危害?

错𬌗畸形有很多危害，不仅危害咀嚼器官，还会影响全身健康甚至心理健康。

①排列整齐的牙齿比较容易清洁，牙齿咀嚼食物时，食物流的通过会对牙齿产生生理

性的自洁作用；相反，如果牙齿排列不齐，会使自洁作用减弱，也不易进行清洁，所以容易发生龋齿、牙龈炎及牙周炎等疾病。

②在上下牙咬合时，错位牙可能会承受过大或方向异常的咬合力，日积月累，引起错位牙牙髓或牙周的损伤。

③上下颌牙弓关系异常时，正常后牙尖窝交错的咬合关系被打乱，不能良好地行使研磨和切割功能，会降低咀嚼效率，甚至妨碍吞咽功能和语言功能。严重的牙𬌗畸形也可影响全身健康。如咀嚼能力下降，胃肠负担加重，引发胃肠疾病，进而影响对营养物质的吸收，引发消化不良等胃肠道疾病。

④某些咬合关系的异常，如反咬合，可能会影响患者的发音功能，尤其是发一些特殊的唇齿音等。

⑤牙齿及颌骨大小、形态、位置异常会影响唇齿关系，鼻、唇、额的协调性及面部的对称性等被破坏，进而影响容貌美观。反𬌗等牙𬌗畸形会影响颌面部软硬组织的发育。

⑥小下颌畸形会影响气道的宽度，进一步影响正常呼吸或诱发鼾症等。

⑦咬合关系的异常还可能影响到颞下颌关节的功能，或者诱发磨牙症、头面部酸痛及偏头痛、耳鸣等病症。

⑧牙𬌗畸形容易潜在地影响孩子的心理健康，造成心理负担，甚至影响其学习和将来的择业。

③ 错𬌗与遗传有关系吗？

错𬌗畸形是多基因遗传病的一类。错𬌗畸形的发病有一定的遗传基础，常表现有家族倾向，也就是说，儿童的错𬌗畸形与遗传有一定的关系。

错𬌗畸形的遗传因素有两个来源，即种族演化和个体发育。从古至今，错𬌗畸形是从无到有，其发病也是从少到多。在原始人类中未发现错𬌗，而在现代人类中普遍存在错𬌗。有调查表明，90%以上儿童有程度不同的错𬌗，其中必须矫治者约占50%。由此可见，错𬌗畸形是随着人类的种族演化而发生和发展的。在现代人中，有少数人牙齿排列比较整齐，上下牙的咬合关系在正常范围，多数人牙齿不整齐，伴有不同程度的错𬌗畸形，这与父母的遗传有关。

以上说明，错𬌗畸形和遗传的关系非常密切，遗传因素在导致错𬌗畸形的因素中占比最高。错𬌗畸形具有多基因遗传特性，有家族遗传倾向。很多孩子在牙齿排列和颅面形

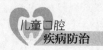
态上继承了父母的特征。遗传性牙殆畸形的表现有三种方式：①畸形在亲子之间直接重现；②畸形在数代之间断续出现，又称越代遗传；③变化表现，即畸形在数代之间、子代与亲代之间表现不同，但实际上子代的基因与亲代是有联系的。

这种遗传特性受生长环境、不良习惯和营养障碍等多方面的影响，会有变异。很多时候表现为与父母之间的非直接重现有关。有科学家对生长发育进行纵向研究得出的结论是：骨性特征遗传性高，如面部比例及颌骨关系异常。

遗传性错殆畸形的常见症状有：牙齿拥挤、牙形态和数目异常、上下颌骨形态或大小异常，上颌或下颌前突，上颌或下颌后缩，上牙弓前突，颅面狭窄、腭盖高拱、深覆盖、深覆殆、唇腭裂等。

遗传性错殆畸形的矫治较为困难，需要及早进行，并要注意长期随诊监控，有的要借助成年后的正颌手术才能达到比较好的治疗效果。对于替牙期的孩子，我们可以通过病史、家族史及X线片等对其未来错殆畸形的发展做出预测。从临床的角度了解错殆的原因，对于采取预防和治疗措施以及对预后的判断，都有很重要的指导意义。

④ 错殆畸形的原因有哪些？

造成错殆畸形的原因很多，主要有遗传性因素和环境因素两种。遗传因素上文已经讲过，下面介绍几种常见的环境因素。

①疾病因素。妊娠期母体的营养不良或患病会造成胎儿牙颌面发育不良或发育异常。儿童时期的一些急、慢性疾病能影响牙、颌、面及全身的生长发育。如维生素D缺乏引起钙磷代谢障碍，而致颌骨、牙弓发育畸形，临床上常呈下颌前突、下颌角大、前牙开颌、牙列拥挤等错殆表现。又如甲状腺功能低下、垂体性巨大症等内分泌疾病也均可引起错殆畸形。

②目前孩子的食物过于精细（软质食物较多、水果切块或榨汁等），颌骨在发育的过程中得不到充分的咀嚼刺激，致使颌骨发育不足，而恒牙数量没有减少且体积较乳牙大，从而导致牙量大于骨量，发生排列拥挤。因此，我们经常看到乳牙列有间隙的孩子，换牙后的牙齿排列会较乳牙列紧密的孩子整齐。

③乳牙延迟脱落。替牙过程中，乳牙因得不到充足的咀嚼刺激而延迟脱落，或者乳牙炎症致使乳牙根与周围牙槽骨粘连而延迟脱落，引起对应恒牙的错位萌出。一旦发现恒牙萌出，而对应乳牙尚未脱落，就要及时就诊拔除乳牙，给恒牙在萌出过程中提供调整位置

的机会。

④乳牙早失。有的孩子乳牙早失而未及时进行缺牙间隙管理，邻牙向缺隙移位，恒牙萌出时没有足够位置和空间而错位萌出，也会发生拥挤不齐。乳牙早失常常是由于龋齿没有得到及时治疗，或者外伤引起脱落折断。乳牙过早脱落后，就出现一个空隙，这时候恒牙还没长出，两旁的牙齿就向空隙移位，使空隙变小，以后长出的恒牙就没有足够的位置而向另一个方向长出，使牙齿排列不整齐。乳牙到了应该替换的时期还未脱落，称之乳牙晚脱或乳牙滞留。新长出的恒牙因为没有位置，出现与乳牙重叠现象，造成错位。乳牙早脱或晚脱均可造成牙齿萌出排列不齐。

⑤儿童的不良习惯也是造成牙齿排列不整齐的原因之一。比较常见的不良习惯有咬手指、吮拇指、咬铅笔、咬嘴唇、平躺吃奶、口呼吸及单侧咀嚼等。如果家长和学校的老师发现有这些情况，应帮助儿童及早纠正。

错殆畸形的病因、机制是十分复杂的，同一因素可以造成不同类型的畸形，而同一错殆畸形又可由不同因素引起。错颌畸形的形成也可能是若干因素共同作用的结果。

⑤ 儿童错殆畸形对健康有什么危害？

一旦发生错殆畸形，就会对牙、殆面、颌面的生长发育，给口腔功能、颜面美观及全身健康带来不同程度的影响和损害。大致有以下几种情况。

①前牙发生反殆（俗称"地包天"）以后，下牙弓妨碍了上牙弓、上颌骨的发育；而上颌向前生长的推动力又使下颌过度向前发育，由此形成恶性循环，随着年龄的增长，错殆畸形愈趋严重。

②由于牙齿的错位，上下牙弓不协调，大多数患儿咬合不平衡而造成牙齿松动，牙龈萎缩。牙齿排列拥挤时，不易清洁，食物残渣滞存在牙面上容易发生龋齿和牙周疾病。

③一些严重的错殆，可使咀嚼功能大为降低，引起消化不良等胃肠疾病，影响儿童的生长发育。

④有些错殆畸形严重影响颜面美观，例如上颌前突，开唇露齿的"龅牙"。开殆畸形，面部下份过长，形如"马脸"。下颌前突形成的"地包天"等，使部分儿童在精神上思想上蒙受刺激，渐渐形成孤独自卑的性格，导致智力发育迟缓等。

⑤前牙开殆及牙列间隙影响患儿的发音。

⑥ 怎么预防儿童错船畸形的发生？

错船畸形是一种发育畸形，是在生长发育过程中由各种因素引起的牙齿排列不齐、上下牙弓关系错位、上下颌骨位置或大小异常及牙颌与面颅关系不协调等畸形，不仅影响美观、颜面发育和口颌功能，而且易发生龋齿、牙周病和颞下颌关节病，以至于影响身心健康。上文已经提到错船畸形的病因十分复杂，一般由遗传因素和环境因素造成。据调查统计，错船畸形中的60%～70%是由后天环境因素引起的，因此错船畸形中的多数是可以预防的，主要应做到以下几点。

①从优生学上解决由遗传导致的错船畸形。注意母体的营养保健，预防母体疾病，是保证胎儿正常发育的先决条件。胎儿出生时防止产时的外伤。

②注意婴幼儿的喂养。对婴幼儿进行合理的喂养及采取正确喂养姿势是非常重要的。提倡母乳喂养，健康的母乳中，含有婴儿需要的全部营养物质。婴儿吮乳时颌骨的运动，面部肌肉的活动都是相协调的。采用人工喂养时，最好能使用近似母亲乳头的奶嘴，奶嘴的开孔不可过大，直径以1～2毫米为宜。儿童能够咀嚼食物后，应吃些稍硬而易消化的食物，锻炼咀嚼肌，促进咀嚼器官的发育。

③注意幼儿身心健康，加强营养并重视口腔卫生。及时发现和治疗全身性疾病，如佝偻病、消化不良、内分泌失调及鼻咽部慢性炎症等。

④保护好乳牙，不要以为以后要换牙，乳牙就不用保护了，有很多小孩都不刷牙，吃完奶就睡觉了，这样很容易形成龋齿，严重的龋齿会使乳牙过早脱落，造成换牙不整齐。所以保护好乳牙是非常重要的，若发现乳牙龋坏，不要轻易拔除乳牙，乳牙列的完整对后继恒牙的正常萌出、建立咬合十分重要。

⑤适当的咀嚼对颌骨产生一定的刺激，也会对将来错船畸形的减少有帮助，所以要让孩子适当咀嚼一些粗纤维有硬度的食物，而不是一味地吃细软食物。

⑥纠正婴幼儿不良习惯（如口呼吸、咬下唇、吐舌习惯及偏侧咀嚼习惯等）。首先是去除不良习惯的病因，对发生不久、持续时间不长的不良习惯，经过父母引导提醒和耐心说服，是不难改正的。必要时可使用各种不良习惯破除器，帮助孩子克服不良习惯。

有些儿童期的错船畸形如果早期干预，会防止畸形向更严重的方向发展，所以对于一些早期的错船畸形，家长应该找专业的口腔正畸医生咨询并诊治。

7 怎样治疗儿童错殆畸形?

治疗儿童错殆畸形的方法主要为预防性矫治和阻断性矫治。

预防性矫治是在错殆畸形未发生之前进行预防，它包括对乳牙早脱及滞留的处理；恒牙早萌、迟萌和阻生的处理；牙齿数目异常、牙齿大小、形态异常的处理。另外，还包括协助儿童纠正口腔不良习惯及手术治疗异常唇、舌系带。

阻断性矫治是矫治最初发生或正在发生中的错殆畸形，防止其严重发展。乳牙列或混合牙列时期是颜面部生长活跃的时期。这个时期的错殆常常预示着正在发育中的恒牙列的紊乱。如果能得到早期诊断，及时治疗，戴以适当的阻断或诱导矫治器，只需使用轻微的矫治力就可达到改变牙齿位置及颌骨形态的目的。

治疗儿童错殆畸形，若能做到早期预防，早期发现，早期进行矫治，均可收到较满意的效果。

8 喂奶姿势会影响孩子颌面部发育吗?

喂奶姿势会影响婴幼儿颌面部的生长发育。正确的姿势应该是抱着喂，最好让婴儿取半坐位，奶瓶与面部成90度。奶瓶放置过高或过低均可能造成颌骨发育异常。奶瓶放置过高，瓶口压迫上颌和上唇，导致上颌发育受阻，下颌过度前伸，形成反颌，严重者可形成月牙形脸；奶瓶放置过低，瓶口压迫下颌和下唇，久之，下颌发育受阻，上颌骨前伸，形成上前牙前突。

9 奶瓶开口大小·与颌面畸形有关吗?

奶瓶喂养时应选用穿孔大小合适的奶嘴，以奶瓶倒置时奶汁一滴一滴地滴出为度。要避免孔洞太大，奶液不需吮吸就流出来会导致宝宝下颌前伸运动不足，形成下巴后缩畸形；同时也要避免孔洞过小，以免婴儿在吮吸奶汁时很费力，不得不拼命地往前伸下颌，这样时间久了，会造成下颌前突和反颌，俗称"地包天"。

1岁时就应该鼓励宝宝用杯子喝水，1岁半时最好停止使用奶瓶，可以减少龋病发生且有利于孩子颌面部的发育。

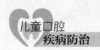

🔍 0～3岁乳牙不齐需要矫治吗？

0～3岁期间的乳牙不齐暂不需干预，因为该阶段孩子的配合度不佳。但此时乳牙列正在建牙合阶段，家长需要关注错𬌗的发展变化。在乳牙列完整后，家长不要一味给孩子吃粥糊类食物，要鼓励孩子进行咀嚼训练，循序渐进地接受蔬菜水果等，以给颌骨足够的咀嚼刺激，利于颌骨发育，颌骨得到充足的发育，牙齿就不再那么紧密了。

另外，还需要关注孩子的口腔卫生，因为牙齿不齐的孩子容易有卫生死角，更容易发生龋病，龋齿的发生会使牙体直径减小，使牙弓长度进一步缩短，牙齿更为拥挤。所以，除了日常刷好牙齿外，建议家长在排列紧密的乳牙部位使用牙线清洁牙间隙；由于该年龄段孩子的精细动作还不够完善，家长要监督甚至可以代做牙齿清洁，以杜绝龋齿的发生。

此外，应该形成好的定期口腔检查习惯，请口腔正畸医生随诊观察孩子的咬合发育过程，提供合理指导。

🔍 为什么孩子乳牙长得很整齐，换牙后有些会变得不整齐呢？

一般儿童的乳牙都长得比较整齐，但在换牙的时候，常常出现前面恒牙排列不整齐的现象。6～12岁是儿童乳牙和恒牙替换的时期，牙齿排列不整齐就出现在这段时间内。有时这种牙齿不整齐是暂时的生理现象，因为儿童的颌骨在乳牙和恒牙替换时期继续生长发育，乳磨牙脱落被恒牙的双尖牙代替，空出多余的位置，恒牙会自动调整，排列整齐。

🔍 孩子新换的门牙中间有缝儿怎么办？

儿童7～8岁时，长出上颌恒中切牙，8～9岁时，长出上侧切牙。有的儿童在上中切牙长出后，常在2个中切牙之间有一条1～2毫米宽的牙缝。它既影响发音又影响美观。常见引起门牙间隙的原因有以下几种。

①侧切牙挤压。最常见的原因是中切牙已经萌出，而侧切牙尚未萌出，侧切牙牙胚位于中切牙牙根方，牙胚会挤压中切牙牙根引起中切牙冠部出现间隙。这是替牙过程中的暂时现象，属正常现象。随着恒侧切牙、尖牙的萌出，间隙会逐渐缩小直到消失。

②上唇系带附着过低。正常时将上唇外翻，可见唇正中有一条薄而窄的黏膜皱襞，由唇内侧延至牙龈，附着在距龈缘上方3毫米处，叫上唇系带。在婴儿时期，唇系带与牙槽嵴相连。随着乳牙的萌出与牙槽骨的发育，唇系带逐渐退缩。

有些孩子上唇系带附着点位于两个中切牙之间，且附着点与正常相比位置过低，唇系带宽厚，与牙槽嵴顶相连，嵌在中切牙之间，就会使中切牙靠不拢，形成缝隙。这种情况需要适时进行唇系带手术，为间隙闭合提供条件。

③埋伏多生牙。中切牙靠不拢的另一个原因是两个中切牙间有可能埋伏多生牙，影响两个中切牙间隙的闭合。这种情况需要通过X线片确诊后及时拔除多生牙。以上现象都需要正畸医生诊辨。所以，当孩子刚换出的门牙中间有缝，经观察随着旁边恒牙萌出没有缩小趋势时，需要到医院就诊。

所以，家长若发现孩子中切牙间有缝，可带孩子到医院口腔科检查治疗。若2颗中切牙靠不拢，经检查排除唇系带位置过低和埋伏多生牙等障碍后，在其生长发育过程中，待上恒侧切牙萌出后，多能自行调整而靠拢排齐。待前牙乳、恒牙更替完毕后，间隙仍不能自行调整，可用正畸的办法使其靠拢。

🔍 虎牙能拔吗？

虎牙是指上颌的尖牙向唇侧方向错位萌出，突出在牙弓之外。上颌尖牙移位萌出时，张口时就显得两侧尖牙特别地向外突出，因而得名。日常生活中有人还称上颌尖牙为"犬牙"。由于上颌尖牙的牙冠大、牙根长，当它突出支着嘴唇时，显得十分难看。家长和孩子为了好看，都希望拔除虎牙。其实这种观点是错误的，虎牙是绝不可随便拔掉的，因为上颌尖牙在口腔中起着其他牙无法替代的重要作用。

首先，尖牙是口腔中存留时间最长的牙，它不易患病，牙根长而且牢固。它的牙尖锐利有力，在咀嚼中起撕碎食物的作用。其次，尖牙排列在嘴角两边的转弯处，支撑着嘴唇保持面部的丰满。若尖牙缺失会引起上唇塌陷，影响面容，如果单侧拔除会出现双侧面部不对称，影响美观。

虎牙在牙齿的排列上所处的位置，正好在上下颌骨的转角处。因此虎牙的表面并非像前牙那样平坦，而是从牙尖至牙颈部有一条突起的嵴，牙面呈现2个平面，并偏向远中，使牙齿排列显得整齐而美观。如果将虎牙拔掉，牙齿的排列就呈现近似直角状，显得不协调也不美观。因此正畸科医生往往拔除虎牙后面的邻牙，将虎牙牵引到正常的位置，就让人感觉自然了。家长发现孩子虎牙位置移位时，千万不要轻易叫医生拔掉，否则悔之不及。

造成虎牙移位的因素有很多，但是做好早期预防是很必要的。首先当孩子乳牙出齐

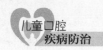

后，要逐步加强孩子咀嚼功能的锻炼，改变食谱，增加含纤维的食物，充分利用牙齿的咀嚼功能，刺激颌面部的骨骼和肌肉的发育。一般情况下，通过长期的咀嚼锻炼颌骨生长就会加快。乳牙之间会出现缝隙，医学上称为生理间隙。继承恒牙的牙冠近远中径宽度除乳磨牙外基本都大于乳牙，当乳牙正常替换时，恒牙在乳牙牙根的诱导下，就能整齐地排列在牙列之间。若对颌骨的刺激不足，乳牙到替换时仍较紧密的排列，势必造成间隙不足，继承牙就不可能在正常位置上。

另外就是乳牙邻面的龋损和早失造成的危害。第一恒磨牙6岁时开始萌出，其萌出的方向朝上向前，紧靠第二乳磨牙。由于乳牙邻面龋损或早失，不仅影响间隙的改变，还会造成继承恒牙萌出困难。从临床大量的病例观察可以证明，乳牙丧失的年龄越小，邻牙倾斜的机会就越多，继承牙萌出过程就会局部移位。同样，乳牙排列拥挤的患儿，牙齿向缺失牙间隙移动会加快。由此可见，对乳牙的邻面龋坏必须加以重视，要及时修复牙体的外形，确保乳牙的咀嚼功能和固有间隙。同时，对早失的乳牙应做缺牙间隙的保持器，维持该间隙的宽度，有利于继承恒牙的萌出排列。

长了虎牙后应去医院就诊，医生会根据儿童的情况给予相应的治疗，有些需要拔除其他相对不重要的牙齿后，将上颌尖牙排入牙列；有些则可以通过不拔牙的方法直接排齐牙齿；只有在尖牙发育不正常或非拔除难以矫治时才考虑拔除"虎牙"。

🔍 什么是龅牙，有什么危害？

龅牙是东方人最为常见的一类牙颌面畸形，在医学专业上实质是上颌前突畸形或双颌前突畸形，可伴有或不伴有功能障碍，但非常影响美观，患者求治的目的主要是改善容貌。

龅牙患者常常表现为开唇露齿，自然状态下双唇不能闭拢，微笑时牙龈外露过多。常常伴有下颌后缩，强迫闭口时，下唇下方与颏部之间有明显的软组织隆起及皱褶。口内上下前牙唇倾，常伴拥挤不齐、前牙深覆𬌗、深覆盖。

龅牙已知的病因有先天遗传因素和后天不良习惯。最重要的原因是随着人类进化，食物越来越精细，造成咀嚼力下降，使牙弓发育所受的刺激减小，牙弓越来越小，而牙齿的数量和大小不变，牙列就会出现拥挤或前突，前突的表现形式就是龅牙。该病具有明显的种族发病特征和家族聚集倾向。后天不良习惯方面，如口呼吸、吐舌、咬下唇、吮指等也是造成该病的原因。

龅牙有以下几种危害：

①影响美观，患者非常不自信，不敢笑，给人呆傻的感觉。

②儿童时期的龅牙患者，上前牙外伤（磕断、磕松或磕掉）率可达30%。

③上前牙过度唇向倾斜同时伴随下前牙咬合过深，导致上前牙舌侧牙周组织在反复咀嚼力的作用下，舌侧骨板破坏吸收，有的甚至发生上前牙松动。

④伴有下颌发育不足患者，可能因气道狭窄，伴发口呼吸或鼾症等。

⑤儿童时期的深覆𬌗未及时纠正，反复咬合创伤已经引起上前牙脱落的患者，镶牙非常困难，需要先解除深覆𬌗引起的咬合创伤再镶牙。

龅牙大部分可以通过正畸的方法得到纠正，具体方法是减少牙齿的数量或大小，以匹配变小的牙弓。纠正龅牙还能使微笑时牙龈的外露减少，从而使牙齿变得既好用又好看。最主要的是改善了孩子的正侧貌美观度，使孩子可以拥有健康自信的微笑。还有一部分严重畸形的龅牙无法通过单纯正畸的方法得到纠正，可以在成人后接受正颌外科手术治疗，同样可以达到美观健康的效果。

15 现在的孩子为什么牙齿不齐的比较多？

临床上常常有家长提出这样一个问题：为什么我们小时候牙齿不齐的人比较少，而现在的孩子中牙齿不齐现象这么多见？回答这个问题，需要从种族演化和食物的演变两方面说起。

远古时代，钻木取火发明之前，人类食用的是生肉、生食，需要很大的咀嚼力才能嚼碎食物，而这种大的咀嚼力正是颌骨发育的一种刺激因素，所以我们的祖先拥有着宽大的颌骨及与之匹配的32颗牙。随着火的发明，食物开始变软，咀嚼力相应变小，颌骨在生长过程中所受的刺激减小，颌骨开始退化性减小，而牙齿的数量和体积并没有相应地退化和减少，于是在变小的颌骨上，无法排齐过多的牙齿，牙列拥挤不齐或前突出现了。另外，从爬行到直立行走的转变，要求头部变小以利于颈部对其的支撑，而大脑的发育又要求颅骨容积增大，于是颌骨进一步变小。

在以上两个因素的综合作用下，颌骨越来越小，牙多颌骨小的矛盾越来越明显，表现是最后萌出的智齿因没有空间而出现阻生，导致许多人需要拔除智齿。从父辈到我们到下一代，随着食物进一步精细化，颌骨发育过程中所受的咀嚼刺激进一步减小，颌骨也进一步变小，28颗牙的排齐也成为困难，于是现在的孩子表现出更多的牙齿不齐。

从另一个角度讲，生活水平的提高使我们对牙齿健康和美观的关注度及要求进一步提高，这应该也是我们发现现在的孩子牙齿不齐的现象越来越多的原因之一。

16 乳牙过早缺失有哪些危害？

有些儿童年龄不大，不到换牙时间，但口腔内乳牙却少了好几颗。

造成乳牙过早缺失的常见原因有龋坏、外伤、恒牙异位萌出、医生处理上的错误拔除等。牙齿在牙弓中各占据一个空间，能排列在正确位置是很多力量相互作用的结果。其中某一个牙缺失，力量就发生了改变，相邻的牙齿就会向缺隙处倾斜或移动而改变其位置。结果缺隙变小，影响后继恒牙顺利萌出在正常位置上。

乳牙的存在可以借其功能促进颌骨发育，维持后继恒牙萌出的位置，引导后继恒牙萌出。乳牙既然如此重要，应尽力保留到换牙时。乳牙龋坏虽造成牙髓感染，但仍可通过适当的治疗以保存，不要轻易拔除。有些乳牙缺失后，缺隙可能很快就缩窄、对颌的牙齿伸长，这就要根据具体情况，由口腔科医生来决定是否需要制作间隙保持器。

17 乳牙过早丧失后如何进行间隙保持？

在乳牙列和混合牙列期间，如果发生了乳牙过早丧失的情况，为了保证继承恒牙的顺利萌出，必须保持早失乳牙的间隙，这种做法又叫被动咬合诱导。那么，早期丧失乳牙的部位是否都必须进行间隙保持？这就需要对牙列全面检查后综合分析来决定。如果乳牙丧失后恒牙很快就会萌出，则不需要做间隙保持。若牙列存在错𬌗畸形，同时继承恒牙的近远中径长度远大于牙弓的长度，则应结合错𬌗畸形的矫治采取全面完整的治疗方案，这种做法又称主动咬合诱导。对于需要做间隙保持的病例，还应通过X线片检查继承恒牙的情况，如有无先天性牙齿缺失，以及其牙根发育程度、牙槽骨的发育状态等来分析考虑。

间隙保持的意义：

①维持𬌗及颜面的正常发育，诱导继承恒牙的正常萌出和良好的咬合，防止间隙丧失造成的咬合紊乱。

②有错𬌗畸形的患儿保持乳牙的正常间隙，可减轻恒牙替换时错𬌗畸形的严重程度，恒牙列进行矫正处理时则减少拔牙。

③乳牙列期间对失牙间隙保持除以上两点意义外，对减轻患儿及家长的咬合管理负担

（时间和经济方面）也是有意义的。

目前对乳牙列、混合牙列使用的间隙保持器主要有两种：固定式间隙保持器和可摘式间隙保持器。

固定式间隙保持器包括丝圈式间隙保持器、远中导板式间隙保持器、舌弓式间隙保持器、Nance弓间隙保持器等。

丝圈式间隙保持器包括全冠式丝圈间隙保持器和带环式丝圈保持器等，具体选择哪一种根据基牙的牙体缺损情况来定。丝圈式间隙保持器适合于单侧第一乳磨牙早失的病例，第一磨牙萌出后、第二乳磨牙单侧早期丧失的病例，以及双侧乳磨牙早失，用其他间隙保持器困难的病例。丝圈式间隙保持器制作时要考虑丝圈的位置和大小，丝圈弯制时尽可能向根端方平缓弯曲，以避免咀嚼食物时压力的影响，丝圈宽度过窄易妨碍下方继承恒牙的萌出，丝圈过宽会使牙龈黏膜形成溃疡。

远中导板式间隙保持器应用于第一恒磨牙未萌出、第二乳磨牙需要拔除的病例。第二乳磨牙拔除后，在牙槽窝远中根或远颊根处插入导板，引导牙槽骨内未萌出的第一恒磨牙从正常位置萌出。为了防止第一恒磨牙的近中倾斜，术前必须通过X线片来确定第一恒磨牙和第二双尖牙的位置关系。

舌弓式间隙保持器适用于下颌乳牙列及混合牙列期双侧多个后牙早失。这种保持器将舌弓的两端固定在两侧第二乳磨牙或第一恒磨牙上，以保持牙弓周长和牙齿间隙。

Nance弓间隙保持器与舌弓式间隙保持器用途一致，适合于上颌。

可摘式间隙保持器多用于乳前牙早失或多个乳磨牙早失的病例，可摘式间隙保持器可以保持近远中的间隙、垂直的间隙，还可恢复咀嚼功能，也叫功能性间隙保持器。可摘式间隙保持器的牙托与黏膜组织面的接触面积大时有利于固位，但为了不妨碍牙槽骨和颌面部的发育，在唇颊侧的牙托要短。可摘式间隙保持器很容易影响口腔卫生，使用间隙保持器装置后要指导患儿摘戴和清洁保持器，嘱其注意口腔卫生并定期检查口腔。

🔍 戴间隙保持器应注意什么？

刚开始佩戴间隙保持器的时候小朋友有可能会有些不习惯，讲话、进食都很不方便，家长应督促自己的孩子坚持佩戴，时间长了小孩会逐渐适应的。但如果佩戴以后口内黏膜出现了疼痛或溃疡，应及时到医院就诊，可能是保持器不太合适，需要调整。可以自己摘戴的间隙保持器应在医生的指导下，学会正确的摘戴方式，以防止因为摘戴用力不当造成

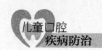

保持器折断。并且要注意保持口腔卫生，活动保持器饭后要刷洗干净再戴上，固定的保持器更要仔细地刷牙，这样可以防止龋病的发生。如果有条件，可半年到医院去将其他的牙涂上防龋药物。进食时，不要吃太黏太硬的食物，固定保持器一旦发生脱落，应及时到医院重新粘固。如果不及时粘固，间隙有可能会发生改变，使保持器不再合适。

需要提醒的是，不是戴好保持器就万事大吉了。因为儿童是在发育阶段，并且牙齿也在不断地替换，由于颌骨的发育，过一段时间保持器不一定仍然合适。另外，如果戴间隙保持器期间骨内的牙齿正常萌出，就需要及时拆除保持器。如果儿童不注意口腔卫生，可能有钢丝卡环的牙齿会龋坏，应及时治疗。所以，定期到医院去检查是非常重要的。如果发现保持器不合适应重新制作；而如果有牙齿萌出，活动义齿式的保持器相应的塑料部分应适度地缓冲、调磨，固定式的应及时拆除。

给孩子咬空奶嘴是个坏习惯吗？

有些家长为了使小孩子不哭闹就给孩子咬空奶嘴，临睡前也喜欢给婴儿含空奶嘴。咬空奶嘴的幼儿看上去很可爱，但这对孩子面部发育和乳牙列咬合都会产生有害影响。

第一，长时间地咬空奶嘴，由于过分的吮吸产生负压，会使口腔内上腭变得拱起，牙齿容易向前突出，咬合错乱，前牙开𬌗，影响咀嚼和颜面发育。

第二，吮吸空奶嘴时口腔和胃通过神经反射作用引起消化液分泌，而此时并没有乳汁流入，这些消化液白白流失了，正常进食时消化液可能减少，从而影响正常消化吸收。

第三，吮吸空奶嘴时胃里吸入大量空气，不仅会导致孩子吐奶，还会引起腹胀腹痛。

吸吮的频率、强度和持续时间均对牙齿错𬌗畸形的发生有影响，其中持续时间是形成深覆盖、前牙开𬌗和后牙反𬌗的最具影响力的因素。2岁或3岁以后仍然使用安慰奶嘴会导致错𬌗畸形的发生，且将来通常需要正畸治疗。

所以，给孩子吸空奶嘴是个坏习惯，父母应该足够重视。及时停止或纠正这类非营养性的吸吮习惯可以防止或显著减少错𬌗的发生。

如何戒除安慰奶嘴习惯？

医护人员可以先向家长展示正常的乳牙列模型，让家长了解什么是正常的𬌗关系。然后，让儿童坐在父母的腿上进行检查。检查者可以给家长一个大镜子，让儿童的牙齿咬于正中颌位，拉开嘴唇就可以清楚地看到患儿前牙开𬌗以及后牙反𬌗。这种视觉检查通常会使父母很直观地了解到安慰奶嘴造成的不良后果，对父母下定决心戒除孩子不良习惯是非常重要的。

戒除安慰奶嘴的方法是在安慰奶嘴上穿孔或进行修剪使奶嘴变短，把奶嘴浸泡在白醋中或立即终止使用，建议使用突然戒断法。可以用装满水的吸管杯作为奶嘴替代品。在睡前轻轻摇晃，给孩子唱歌或阅读，都可以替代安慰奶嘴。在儿童2岁时停止安慰奶嘴习惯既满足了儿童早期的身体和生理需求以及吸吮的需求，又使错𬌗的风险降到最低。3岁前戒断安慰奶嘴，错𬌗畸形可以在6个月至1年间自行解除。商品的安慰奶嘴戒断系统只需要5天的时间。

㉑ 儿童常见口腔不良习惯有哪些？

处在生长发育中的小儿，长期伴随某种不良习惯会使牙弓内外肌力失衡，牙齿排列紊乱，牙弓形态异常以及颌骨形态位置异常，甚至会影响颅颌面部的发育。口腔不良习惯多种多样，小儿最常见的口腔不良习惯是吮指、吐舌、咬唇、口呼吸、偏侧咀嚼以及夜磨牙等。其危害的产生及其程度，依不良习惯的频率、强度及持续时间而异。

不良口腔习惯的矫治，大致可分三个方面。

①持续不断地强化破除不良习惯的意识。继续采取行为疗法和心理疗法。多数小儿经过这方面的治疗可以治愈。

②舌肌及口轮匝肌训练，也叫肌功能疗法，唇、舌肌肉的运动有助于牙齿的排列。

③强化患儿的自尊心。当采用①②方法无效时要强化患儿的自尊心，使其有强烈的矫正治疗的愿望，若有中等以上的错𬌗畸形，如上颌牙弓狭窄伴有交叉咬合，开𬌗明显，面部变长，口唇闭合困难以及吞咽时吐舌等，应采用矫正治疗。加强患儿自尊心的方法如果引起患儿的反感，会对患儿身心产生较坏影响，要慎重使用。

需要注意的是，一些存在顽固不良习惯的孩子均有不同程度的心理暗示，所以在矫正不良习惯的过程中，家长切忌言语和行为的粗暴，要分散孩子的注意力，引导孩子破除不良习惯，单纯地训斥不但不能使孩子去掉吮指习惯，反而有可能使其沾染其他不良习惯。

④必要时求助于正畸医生。破除口腔不良习惯，正畸医生常用的矫治器有指套、腭网、腭刺、唇挡丝、唇挡、颊屏等，孩子一般都能很快地适应和接受。

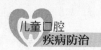

22 4岁孩子总喜欢咬手指有危害吗？如何纠正吮指习惯？

吮咬习惯多发生在婴儿时期。吮指的发生率与年龄有很大的关系，在1岁以内，几乎所有的婴儿都会有吮指现象，在婴儿期末期发生率直线下降。在婴儿期一般从3～4个月起常有吮手指的动作，这个时期的吮指动作，并不是不良习惯。这个习惯性动作一般在2岁以后逐渐减少或自行消失，1岁半以前可不必破除吃手指习惯。如果这个习惯性动作不消失而仍坚持到4岁以后，就属于不良习惯的范畴，可形成明显的错𬌗畸形。

吮指的病因不明，弗洛伊德的精神分析理论认为，吮吸在黏膜上会令人产生愉快的感觉，而随着儿童心理的成熟，他们会趋向放弃这种习惯带来的愉悦。多数正常的儿童在2岁或3岁时终止吮指习惯。如果看到4岁或更大的孩子吮指，则可能是有某种潜在的心理问题的表现。

吮指的原因很多，主要有授乳时间不足，使用不良形态的乳头以及不适当的授乳方法，使乳儿的欲求不能满足，可导致心理上的不满足感。吮指不足理论认为，吮吸是婴儿与生俱来的欲望。当大量的吮吸需求没有被满足时，婴儿就表现出非营养性吮吸。有研究证实，母乳喂养的时间短与吮指不良习惯有关。另外，也有认为吮指与饥饿时寻求安慰、紧张焦虑、父母与孩子感情交流不够等因素有关。

吮指可导致口颌系统在生长发育过程中受到异常的压力，破坏正常的肌力和咬合平衡，从而造成牙弓、牙槽骨及颌骨发育及形态异常。有吃手指习惯时，手指（多是拇指，其次是食指）含在上下牙弓之间，牙齿受压力而呈局部圆形小开𬌗畸形。上前牙前突及开唇露齿，拇指压在腭盖上，还可能造成腭盖凹陷，妨碍鼻腔向下发育，出现上牙弓狭窄、下前牙拥挤等错𬌗畸形。有长期吃手习惯的儿童，常见其手指弯曲畸形或胼胝。错𬌗多发生在牙弓的前段，而且是暂时的，只要不再继续吃手指，畸形会自动消失。

对于吮指所引起的错𬌗，牙科医生要找出原因并指导患儿及家长去除诱因，要请家长配合治疗。

吮指习惯的纠正应根据不同的年龄区别对待。一般认为吮指习惯在4岁前停止，对咬合的影响很小，是暂时性的。因此，在4岁之前一般不加干预，主要要求家长进行严密观察，家长可以陪同儿童游戏玩耍，转移儿童兴趣，多关心爱护孩子，减少其不安和孤独感，还可以握住小儿的手指讲故事伴小儿入睡。对4～6岁儿童，主要采用言语教育、提醒或奖励的方法鼓励其戒除不良习惯。言语教育主要是告知孩子吮吸会造成牙颌面的改变，影响美观。提醒治疗是采用一些方法提醒孩子不要把手指放到嘴里，如将手指缠上胶布或绷带，或者戴上不分手指的手套，在手指上涂苦味剂等，且一定要向孩子讲清楚这些只是提醒不是惩罚措施。小儿吮指时有异样感，就会慢慢放弃吮指。奖励方法是孩子和家长之间建立起一个约定，孩子在规定时间内破除不良习惯就会得到奖励，如自制一份日历，若孩子一整天没有不良习惯，则在日历上贴上一颗小星星，在规定的时间段结束时，达到了约定的条件，则给予奖励，该过程中应不断地口头表扬鼓励孩子。也有人用给小儿看有不良习惯引起错殆畸形的宣传画，教育小儿自动放弃吮指。

如果6岁以后不良习惯持续，且孩子确实有愿望戒除不良习惯，只是做不到，可以采用口内矫治器的方法，通常可戴上腭栏。一般3～6个月可明显改善，然后继续保持6个月。矫治器的成功需要孩子的合作，开始佩戴时会有发音和进食的不习惯，很快就可适应。

23 吐舌习惯有哪些危害，如何预防？

有吐舌习惯的患者，常将舌头放在上下前牙之间形成开殆，一般会引起局部牙齿打开咬合（开殆），牙弓形态不对称，不仅影响功能还会影响容貌美观。前牙开殆打开的间隙呈与舌头外形一致的梭形。由于舌经常放在上下牙之间，颊肌张力增大，导致上牙弓缩窄；后牙咬合打开使后牙继续萌出而使下颌向下、向后旋转生长造成面部的下部过长、下颌后缩等畸形。

防治方法：应该教育儿童改正吐舌习惯，必要时可用舌刺、腭屏或腭网破除。

24 孩子咬嘴唇有何危害，如何纠正？

有些儿童被老师或家长批评后情绪不好，或模仿别人而养成咬嘴唇的习惯，在女孩中较多见，多发生在6～15岁。咬嘴唇是一种很不好的习惯。

咬上下唇对牙齿压力不同，所造成的错殆畸形也不同。咬下唇可表现为开唇露齿，上唇短而厚，上前牙前突和下颌后缩。咬上唇，容易形成前牙反殆，下颌前突等畸形会造成以下影响。

①牙列不齐。正常情况下，牙齿位于唇舌之间，舌肌和唇颊肌的压力在牙齿内外处于平衡状态，这对维持牙齿的正常排列和唇部的自然形态有非常重要的作用。如果孩子有咬唇的习惯，尤其在儿童生长发育时期，则破坏了这种内外平衡，势必使牙齿的排列和唇部的自然状态遭到破坏，出现一系列的畸形。

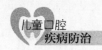
②影响容貌及咀嚼功能。咬下唇会使上前牙舌侧和下前牙唇侧（指上、下门牙）受压，这种异常压力会推动上前牙向前逐渐倾斜，压迫下前牙向后移动。结果造成上前牙过度前突，牙齿间出现缝隙；下前牙排列拥挤；上下前牙前后距离过大，咀嚼时不容易咬断食物；上嘴唇也会被前突的上牙撑得向外卷缩而变厚，与下嘴唇难以并拢，形成"齿露唇开"的龅牙面容，既影响牙齿的功能，又影响美容。咬上唇时恰与上述情况相反，会造成上前牙内陷，排列拥挤，下前牙稀疏有间隙及前突，严重者甚至形成前牙反𬌗，使整个面部显得凹陷。

③黏液腺囊肿。此外，有咬唇习惯的儿童，除了唇部常有牙齿的咬迹、易发生唇炎外，还易造成唇部的黏液腺囊肿。口腔黏膜包括唇黏膜的下面分布着好些孤立且分散的小唾液腺，当这些小腺体的导管因儿童不断啃咬嘴唇的机械性的压迫而发生阻塞，黏液排不出去时，就会导致黏液腺壁膨胀而形成蓝色透明的囊性肿物，就是医学上所说的黏液腺囊肿。当它膨胀到一定程度时，就会自行胀破，但导管还是阻塞的，只要表层的黏膜上皮过几天愈合，囊液一经积累，就会重新鼓胀起来，如此反复。由此可见，黏液囊肿的发生和儿童啃咬下嘴唇的不良习惯有密切关系，预防的关键在于及时纠正孩子的咬唇习惯。

家长一旦发现孩子有咬嘴唇的习惯，应该及时协助纠正，讲明利害关系，此时的孩子（6～15岁）能够接受正确的劝导。当孩子咬下嘴唇时，家长要保持冷静的态度，耐心、细致、循循善诱地引导教育孩子，使其懂得保护好嘴唇和牙齿，使孩子逐渐理解成人的意图，并慢慢学会改正自己的不良习惯。

对于较大的孩子，家长可采取诱导的方法，引导幼儿观察、模仿其他小朋友，把自己的嘴闭紧。当孩子有了初步改正时，就要及时地给予肯定或表扬。若幼儿入睡前常咬着嘴唇，家长可轻轻将其嘴唇扒开，让其安静入睡，这样做亦能促使孩子逐渐纠正咬嘴唇的毛病。

当以上方法均不能奏效时，则需要找专业的正畸医生，戴用破除咬唇习惯的矫治器，如唇挡、前庭盾等。如果已形成错𬌗畸形，则应尽快进行矫治。

㉕ 舔牙习惯有哪些危害，如何纠正？

儿童在替牙期常用舌尖舔松动的乳牙、乳牙残根或初萌的恒牙，因而形成舔牙习惯。舔牙习惯可增大舌肌对牙齿的作用力，使局部牙齿倾斜，出现牙间隙，严重时形成反𬌗；如果同时舔上下牙则形成双牙弓前突。一旦发现孩子有舔牙习惯，应随时提醒纠正，耐心地引导教育，使其逐渐理解成人的意图，并慢慢学会改正自己的不良习惯。当以上方法不能奏效时，则需要寻求专业正畸医生的帮助。

26 儿童口呼吸要治疗吗？怎样治疗？

儿童口呼吸对牙齿和颌面发育都有影响，需要及时治疗。

人人都知道鼻子是我们用来呼吸的，我们只有在做剧烈的运动时，才张开嘴进行呼吸。但有的小朋友却不是这样的。即使在平时，尤其是睡觉时也张着嘴巴呼吸，那是什么原因造成的呢？引起口呼吸的原因可能是鼻甲肥大、慢性鼻炎、鼻息肉、鼻中隔偏曲、副鼻窦炎、腺样体肥大、扁桃体肥大或上呼吸道感染等，鼻通气受阻的情况下，患儿便会习惯于张口呼吸，表现为部分或全部用口呼吸。也有一些是不自觉养成的口呼吸习惯。

这种鼻腔呼吸不畅而代偿性用口呼吸，如果是暂时的，则对口腔的影响不大，如长期坚持就可导致很多不良后果。那么，用口呼吸会造成什么后果呢？这要从我们的正常生理情况说起，正常的牙列是指排列在唇、颊、舌及咀嚼肌相协调平衡的位置。其中任何一组肌肉力量不正常不协调都可造成错𬌗畸形。正常用鼻子呼吸时，鼻腔的气压和口腔的气压维持在平衡状态。这种平衡维持着口腔和鼻腔的正常发育，而我们一旦用嘴呼吸，口腔内的气压增大，而鼻腔气压相对减小，会使鼻腔不能向下扩展。口呼吸时，下颌下垂，舌也被牵引向后，上颌失去舌体的支持，牙弓内外肌肉压力不协调，牙弓外侧受颊肌压迫，因而牙弓狭窄，上腭向上高耸，上前牙向前突出。

长期口呼吸，张嘴的姿势会引起上下唇闭合被破坏，唇肌松弛、唇外翻。因为失去了嘴唇对牙齿生长的自然约束，上下前牙会发生"外龇"，引起开唇露齿、上牙前突，影响美观；张口的状态还会使后牙上下颌咬合的限制减弱，牙齿的不断萌长使下颌向后下旋转，形成开𬌗和长脸畸形。所以，一定要尽早治疗鼻咽部疾患，解除口呼吸，给孩子一个正常的颌面部发育环境。

另外，口呼吸时，空气直接刺激前牙区的牙龈使口腔内干燥，唾液变得黏稠，口腔不能得到良好的冲洗，食物残屑特别容易附着在牙龈和牙面上，易使牙龈发炎和龋齿。

此外，咽部腺样体肥大阻塞后鼻孔，使鼻呼吸受阻，如腺体向两侧发展，可以阻塞咽鼓管的咽口，妨碍咽鼓管的功能，长期发展会引起慢性中耳炎。严重的气道疾病还会影响脑部氧供应，影响孩子的脑发育。

所以当孩子经常用口呼吸时，家长应带孩子到医院检查并治疗鼻腔疾病，保持鼻腔通

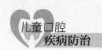
气正常，鼓励并监督孩子养成用鼻呼吸的习惯。

在没有鼻道阻塞的情况下，要采用合适的护理和心理疏导的方法，尽早使孩子改变用口呼吸的习惯。如果不能改变，可以通过医生的检查和判断后，在孩子睡觉时戴纱布口罩，保留鼻腔通畅，迫使其纠正口呼吸；更为简单的办法就是在夜间睡觉时，上下唇闭合后，用胶布粘贴嘴唇，避免入睡后上下唇重新打开，迫使其睡眠后用鼻腔呼吸。进行鼻腔呼吸训练后，绝大多数儿童能够纠正口呼吸的不良习惯。若仍不能改善，或牙齿已经形成错𬌗畸形，则需带孩子到医院口腔正畸科制作前庭盾等呼吸矫正器进行矫治，以免口呼吸和牙颌畸形加重，给孩子的牙颌面部发育带来不良影响。

❷❼ 什么是"异常吞咽习惯"，应当怎样纠正？

异常吞咽习惯又称"婴儿型吞咽"。这是一种孩子出牙前（喂奶和进流食阶段）的吞咽方式，即舌放在上下颌牙龈之间，唇、颊收缩用力吮吸，形成唧筒状以吸奶和吞咽。正常情况下，这种吞咽方式在牙齿萌出后会消失。

牙萌出后正常的吞咽是上下颌牙齿接触、唇闭合、舌背与上腭接触，舌尖接触上腭前部并向后上推送食物进入咽部，进行吞咽。

在临床上，医生经常发现有一些孩子长牙后依然保持吮奶时的吞咽方式，即保留了婴儿型吞咽，舌头伸入上下牙之间。长期这样，舌体的前伸运动容易形成双牙弓前突和开𬌗。

这时，家长应该带孩子到正畸医生处就诊予以纠正，可以用固定舌刺、腭刺、腭网或腭屏破除不良习惯，同时训练正常吞咽，一般都会取得良好的效果。有一些患儿在异常吞咽的同时伴随舌系带过短。系带过短会使舌体位置过低，并且影响舌体正常运动，必要时需行舌系带成形手术。

预防方法：给婴儿以母体哺乳，尽量避免人工哺乳。必须采用人工哺乳者，乳胶奶嘴长度不要过长，用仿真奶嘴而不用非解剖式奶嘴。同时也不要长期使用奶瓶，要适时给婴幼儿用匙勺喂食物。

❷❽ 儿童睡觉姿势与面部发育有什么关系？

孩子出生后在6岁以前，尤其在1～2岁时，颅部的生长特别迅速，到6岁时可完成成人颅部体积的开唇露齿的90%，以后生长缓慢，10～12岁已与成人相差很小。相反，面部的生长速度相对颅部缓慢。当牙齿发育和萌出，尤其是恒牙陆续萌出时，面部的增长才加快。

儿童时期睡眠时间较长，需要10～12小时，婴幼儿会更多些。如果总是一个姿势睡觉，或经常用手、肘或拳头枕在脸的一侧，或平时有托腮思考问题的习惯，都可妨碍牙、颌、面的正常发育及面部对称。

家长应注意观察孩子睡觉的姿势，纠正其不良习惯，如果已发现面部发育有畸形，应到医院认真做检查、分析原因，及时给以治疗，排除造成畸形的原因。

29 偏侧咀嚼有何危害？如何处理？

大多数人嚼东西都是同时或交替使用左右两侧的牙齿。这样做不仅能充分发挥全部牙齿的咀嚼功能，能够利用食物、唾液对牙面的摩擦、冲刷，起到自洁作用预防龋齿，而且对颌骨和肌肉也有生理性刺激，这对处于生长发育时期的儿童来说尤其重要。但有些孩子在吃东西的时候总喜欢用一侧（左边或右边）的牙齿来咀嚼食物，而另一侧的牙齿则完全弃之不用，这种现象叫作偏侧咀嚼（单侧咀嚼）。日常生活中很多人都或多或少地存在这种情况，虽然短期内似乎也没觉得有什么不舒服，但其实它是一种不良习惯，对身体有很大害处。

①错殆畸形、咬合关系紊乱。由于下颌牙列反复向咀嚼侧运动，下前牙的正中线向咀嚼侧错位，有时可相差半个牙之多，以致后边的牙齿形成刃对刃、尖对尖的咬合，甚至后牙反殆。

②面部发育不对称。"用进废退"是自然法则，对于青少年来说，面部和颌骨正处于旺盛的生长发育时期，咀嚼时肌肉反复用力，越来越发达，承受牙齿咀嚼食物压力的上下颌骨也会增宽增厚。总是用固定的一侧咀嚼，促进了这一侧颌骨及肌肉的发育，该侧的肌肉、骨骼发达，因而该侧面部组织丰满；而经常不用或少用的那一侧因缺乏锻炼使面部组织发育较差、萎缩变小，从而造成面部左右发育不对称，一边脸大一边脸小。

③废用侧易发龋齿和牙龈炎。由于废用咀嚼侧的牙齿长期缺乏食物摩擦，使牙冠表面、牙与牙之间堆积大量的牙垢和牙石，很容易发生龋坏并引起牙龈炎、牙周炎。

④咀嚼侧牙齿磨耗严重。咀嚼侧长期过度负重会出现磨损严重现象。牙齿严重磨耗会使得牙本质暴露，当牙齿遇到冷、热、酸、甜食物时出现酸痛等症状，更严重者会引起牙髓炎症引发剧烈疼痛。

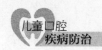
⑤颞颌关节病。咀嚼食物时颞颌关节在不停地运动，长期偏侧咀嚼使该侧关节的运动量过大，负担加重，无法得到较好休息，长此以往可能产生创伤，咀嚼或张口时颞颌关节疼痛并有响声，称为"颞颌关节病"。

⑥胃病。因为咀嚼是为了将食物加工成糊状的团块，使其进入肠胃后容易被消化吸收。但是，偏侧咀嚼的人常常是囫囵吞枣，很难使唾液中的淀粉酶与食物中的淀粉充分混合，增加了胃的负担，容易得胃病。

引发偏侧咀嚼的原因如下：

①一侧有龋坏严重的牙齿时，吃东西可能引起疼痛，为了避开患牙就尽量放在一侧咀嚼，久而久之养成了习惯。这种情况要赶紧去医院治疗，把蛀牙补好。两边都能咬了，自然会恢复双侧咀嚼习惯。

②一侧缺失一个或数个牙齿，又没装假牙，没法咀嚼食物，平时就只好使用没缺失的一侧，长此以往也会养成单侧咀嚼的习惯，应早日装上假牙。

③有些人原来装有假牙，因为使用时间长了产生变形，已不适合；或者假牙做好后戴着不舒服，又未及时找医生修整，单靠另外一边的牙齿咀嚼，逐渐形成偏侧咀嚼。这时修理或重做假牙就非常有必要了。

④牙齿排列不整齐的人，上下牙不能很好地咬物，不自觉地形成单侧咀嚼。这种情况多见于儿童，需要到口腔科去做牙齿矫正。

⑤还有的人并没有上述病因，平时只是习惯了无意识地把食物放在一侧咬，那更要及时纠正。

当偏侧咀嚼造成面部不对称等严重后果时，再想纠正很困难，因此，去除有关病因很重要。比如在平日要保持良好的口腔卫生，每半年去医院检查一下牙齿，发现牙病及时治疗，如缺牙应采取相应措施或镶假牙。如果有或者正在养成单侧咀嚼的习惯，在了解了它的危害性之后，应该尽早找到原因，告别这种不良习惯。

总之，偏侧咀嚼的病因去除之后，应该坚持用两侧的牙齿嚼东西，若面部不对称尚不严重，而且年龄不大，日后畸形会逐渐消失。严重者可以通过正畸治疗或是面部整形手术使之恢复。

㉚ 儿童磨牙症是怎么回事？有什么危害？如何防治？

磨牙症是指人在睡眠或醒着时有无意识地上下牙齿磨动或紧咬的行为。由于牙齿磨动时常伴有"咯吱咯吱"的声音，通常也叫"咬牙"。

磨牙症的分类：

①磨牙型。有些儿童常在夜间入睡以后磨牙，即睡眠时做磨牙或紧咬牙动作，常伴有"咯咯"的磨牙声。患者本人多不知晓，这种"干磨"发出的声音响而且粗，使别人听到后十分难受，儿童自己无法控制。因它多发生在夜间睡眠时，又叫"夜磨牙"。

②紧咬型。常有白天注意力集中时不自觉地将牙咬紧，但没有上下牙磨动的现象。

③混合型。兼有夜磨牙和白天紧咬牙的现象。

夜磨牙经常引起父母的关注，其病因尚没有完全确定，许多因素与夜磨牙相关。一般认为有关的因素如下：

①心理因素。当大脑长时间处于高度兴奋和紧张状态，患者的各种情绪在睡眠状态可下意识地表现出来，夜磨牙就是表现形式之一。

②𬌗因素。包括牙𬌗畸形、缺牙、牙齿缺损或过长、单侧咀嚼等，可引起咬合障碍。所以，在深睡眠时，机体就会潜意识增加下颌运动，通过摩擦牙齿这个自纠性动作，以求达到咬合平衡。换牙期咬合关系错乱，造成咀嚼肌运动紊乱，发生痉挛和收缩，引起夜磨牙。

③其他因素。寄生虫、胃肠功能紊乱、血压波动、缺钙、上气道阻塞、过敏、疲劳、遗传因素等，都有可能引起夜磨牙。

人在6～13岁处于换牙期时，为适应上下牙齿建𬌗常会有夜磨牙现象。过了换牙期的青少年和成人若常有"夜磨牙"现象发生，那就是一种病态。夜磨牙使牙齿强烈地叩击在一起，又没有食物缓冲，造成牙齿表面的保护层牙釉质过分磨损，使牙釉质下面的牙本质暴露出来，前牙变短，影响美观，后牙牙釉质磨耗引起牙本质暴露，对冷、热、酸、甜等刺激食物敏感甚至出现牙髓炎。

此外，长期夜磨牙还可引发一系列的并发症，如导致咀嚼肌得不到休息，造成咀嚼肌的疲劳和腮帮疼痛；长期夜磨牙，不仅对颞颌关节功能有影响，严重时还会使整个关节骨质受损；有些还会引发头痛、颈背部阵痛等；同时，夜磨牙还影响亲人和自己的睡眠质量，使患者精神紧张，甚至导致其心理抑郁等。青少年磨牙不仅会造成牙颌畸形，还会影响他们身心健康，应积极干预。

小儿如有夜磨牙，家长应重视并予以纠正。常用的防治办法有以下几种：

①避免儿童白天玩得过度兴奋，睡前尽量使其放松。适当地泡泡热水澡、听听轻音乐

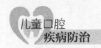

等，让精神松弛，不看刺激性的电视片。

②避免兴奋性食品，改善睡眠环境。少食少饮含有咖啡因的饮料或食物如咖啡、巧克力、可乐等，多吃些含维生素丰富的食物，日常饮食注意补充钙质。

③到医院检查有无肠道寄生虫病，如有应在医生指导下驱虫。

④热敷上下颌，可松弛咬合肌肉，也可减少头痛的机会。

⑤如果有过敏史，则应该改变致敏环境以去除可能导致夜磨牙的污染物。灰尘是常见的过敏原。可以购买抗过敏寝具诸如床垫和枕套等。羽绒容易隐藏尘螨，羽绒枕头和羊毛围巾应该换成棉质的。建议采用湿除尘，卧室内不要放毛毯、充填玩具动物以及宠物。

总体来说，儿童时期的磨牙是一种无害的习惯，有自限性，而且不会发展为成人磨牙症。轻度的磨耗不需干预。近髓的重度磨耗可以使用高黏的玻璃离子水门汀充填至高出𬌗面。乳磨牙可以用不锈钢冠修复，但是持续性的磨牙会使冠的𬌗面穿孔，致冠内食物积存。禁用预贴面冠（不锈钢冠带树脂贴面），因为磨牙会导致贴面折断。对于有露髓风险的重度磨牙症，若用玻璃离子无法固位，氧化锆全冠应该是更好的选择。对顽固性病例应制作全牙列保护𬌗垫，睡觉时戴上，可防止直接磨耗牙齿，减轻或消除对牙齿和关节的损害。

㉛ 儿童什么时候矫正牙齿比较好？

经常有患儿的父母问到同样的问题：到底什么时候矫正牙齿最好？其实要准确回答这个问题，用三言两语是做不到的。因为孩子的生长发育是一个漫长的阶段，错𬌗畸形的种类多种多样，而正畸治疗又是一种关乎孩子面部美容、身心健康的重要治疗，需要针对孩子的具体错𬌗类型、家长及孩子的要求和配合程度，由有经验的专业正畸医生做出正确的判断，所以在这里只能做一些原则性的概述。

矫正的首要原则是充分利用孩子的正常生长，这里面有两层含义：一是牙齿的生长诱导；二是骨骼的矫形治疗。所以要尽早到医院就诊，而不是等到牙齿全部换成恒牙以后再行治疗。

对于牙性、功能性及上颌骨发育不足的骨性反𬌗患者，只要能合作，最早4岁就可以进行治疗了，但是对于明显下颌骨过度发育的反𬌗，就最好等到快速生长发育结束后（16～19岁）再进行。各种不良习惯的破除应该早期进行，最好在乳牙期和替牙期纠正。因为通过纠正不良的行为、习惯，可以使畸形自行调整而免去了人为的矫治。一些由于𬌗干扰和肌功能因素造成的错殆畸形，应尽早去除干扰因素，以使颌面部进入正常的发育轨道。对于传统意义上的龅牙即上颌前突，何时矫正目前仍有争论。事实上如果只是单纯的牙齿前突，目前认为一般可以等到12岁左恒牙期再治疗，但如果同时还伴有牙齿萌出障碍、殆干扰或骨骼生长发育障碍，则要早期矫正。恒牙期间，稳定的咬合关系已形成，牙弓和面部的发育也基本完成，这是进行牙齿矫治的最佳时期，可根据不同的病因、畸形程度，选择不同的矫治方法。

以下按照年龄阶段来讲述错殆畸形处理：

①乳牙期（3～7岁）。如发现有可能妨碍功能及发育的错殆，只要儿童能够合作，就可以进行矫治。乳牙期不宜使用复杂的矫治器，一般以去除病因为主。矫治主要是为了促进儿童颌面部的正常发育，减轻畸形的严重程度，预防更严重的畸形发生。需立即矫治的畸形有前牙反殆，下颌前突，后牙反殆，以及一切妨碍颌面正常发育及功能的口腔不良习惯。

②替牙期（7～12岁）。此时期颌骨发育快、变化大，错殆畸形可能有好转，但也可能加重。轻度错殆且与功能发育无关的，不必忙于矫治。反之，有下列几种错殆畸形应进行矫治：前牙反殆，后牙锁殆，多生牙造成的错殆，个别牙严重错位、拥挤，影响发育及功能者，上下牙弓间关系异常者。此时期使用的矫治器不可太复杂，矫治力要小，矫治器不宜长期使用。

③恒牙期（12～15岁）。一般来说第二恒磨牙萌出时约12岁是错殆矫治的最好时期，效果最好。此时期，颌骨的生长发育速度减慢，且除第三磨牙外，恒牙基本上都已萌出，殆的发育已到最后阶段，牙齿不齐的诊断比较肯定，各种错殆均可进行矫治。

了解到这些情况以后，家长应积极配合医生治疗，不要急于求成。

32 前牙"地包天"是怎么回事，有什么危害？

正常的前牙咬合关系应是上前牙咬合在下前牙的唇侧，即上前牙在外，下前牙在内。前牙反殆是下前牙咬在上前牙的唇侧，俗称"地包天"，学名为反殆，表现为前牙咬合时下前牙位于上前牙的外面，与正常咬合相反。

引起乳前牙反殆的原因很多，包括先天遗传因素（此类患儿常有明显的家族倾向）、先天性疾病（如唇腭裂等）和后天全身因素（在生长发育过程期的某些疾病如佝偻病等）及局部原因。

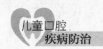

①先天因素。先天因素的去除主要依赖于优生优育，家长需要做好婚前检查、孕前检查及孕期体检和保健等。如母亲孕期患有风疹、梅毒等疾病，病毒会影响胎儿的颜面生长发育，有一些孩子表现为上颌发育不足，即"地包天"。妊娠期间母体受镭或大量放射线深部照射，也可引起胎儿发育障碍如唇腭裂等，大部分唇腭裂的孩子随着生长发育都会出现"地包天"。

②后天全身性因素的影响。需要家长在孩子某些疾病发生后及时治疗。如垂体功能亢进、佝偻病等可能导致下颌前突；呼吸道疾病，如慢性扁桃体炎、腺样体肥大等呼吸道疾病的患儿为保持气道通畅而前伸下颌，扩大咽腔间隙，长时间可导致下颌前突。

③后天局部因素的影响。如宝宝平卧哺乳姿势容易导致下颌前突；奶瓶开口过小易使宝宝用力吮吸而下颌前伸；还可能是由于存在某些不良习惯，如宝宝习惯性咬上唇；多数乳磨牙缺失，下前牙习惯性前伸咀嚼；乳磨牙邻面龋使得牙齿向近中移位，造成乳牙关系不稳定，咬合时促使下颌向前或向侧方运动，前牙或一侧后牙反𬌗；乳尖牙磨耗不足，未避免早接触而下前牙前伸，造成前牙反𬌗或前牙及一侧后牙反𬌗。

它的危害如下：

①婴幼儿时期的"地包天"会影响颌骨的发育，造成上颌骨发育不足和（或）下颌骨发育过度，造成颜面中部1/3凹陷，明显影响容貌，严重影响美观和孩子的自信心。

②影响某些唇齿音的发音，影响孩子的语音发育。

③影响前牙的切咬功能，有一些孩子会因前牙错位拒绝啃咬食物。

所以，"地包天"需要家长的足够重视，要及时就医查找原因，适时干预。

㉝ 前牙"地包天"应该什么时候开始矫治？

为了避免对患儿骨骼和肌功能发育、口腔功能、面容美观和心理造成影响，前牙"地包天"的治疗应在儿童能配合的情况下，尽早开始。前牙反𬌗的早期矫正可促进上颌骨的发育，纠正或减轻面貌改变，取得相对好的治疗效果。乳前牙反𬌗的最佳矫治时间为3～5岁，此时患儿配合度较好，乳牙牙根处于稳定期，适合接受矫形力；而0～3岁的患儿配合度较差，重点在于进行预防性和阻断性的治疗，如纠正患儿的不良习惯等；5岁之后，乳牙牙根开始吸收，矫治受力容易引起乳牙脱落而丧失治疗的意义。

功能性的乳前牙反𬌗治疗效果较好，应在尚未出现严重错𬌗畸形前进行早期治疗。一般在3～6个月时就能奏效，可阻断骨畸形的发展，为骨的发育创造良好的方向，同时可改善面形，增强儿童的自信心；如已形成较严重的骨骼畸形，也可以在孩子有良好的配合的前提下，使用上颌前方牵引器促进上颌骨的向前生长，或使用下颌头帽颏兜抑制或改变下颌生长的方向，以改善患儿的面型。

若是骨性的前牙反𬌗在治疗结束后一段时间随着颌骨进一步发育，前牙反𬌗的情况可能会再次出现，需要二次矫治。正是由于乳牙期的孩子年龄太小不易配合，而恒牙期的孩子又有可能因年龄较大错过最佳矫治时机，所以替牙期成为骨性前牙反𬌗最佳的矫治年龄。特别严重的患者需要在成年后进行颌骨手术以解决其反𬌗问题。

34 孩子没有前牙𬌗但是面部扁平需要矫治吗？

有些上颌骨发育不足或下颌骨发育过度的孩子，面部呈扁平状甚至月牙状，但由于牙齿对骨骼畸形的代偿比较好，所以并不表现为前牙反𬌗或仅表现为个别前牙反𬌗，这种情况很容易被家长忽视，可能造成孩子长大后侧貌欠佳，甚至影响其自信心。这种情况应该找专业的正畸医生诊治，通过拍X线片和测量明确判断是否存在颌骨畸形。若存在，则按照骨性反𬌗的矫治方法进行矫治。

35 下巴偏斜可不可以通过矫正来解决，什么时候开始矫正？

下颌偏斜病因很多，一般可以分为三种：牙性、功能性和下颌骨性。

①牙性偏斜是指下颌位置正确，仅仅是牙齿位置偏向一侧。这种类型不会影响孩子的外貌，可以在恒牙替换完成后通过常规正畸的方法矫正。

②功能性偏斜与肌功能异常有关，多与下颌关闭过程中的咬合干扰有关。颏顶（下巴尖部中点）偏离面部正中线2～4毫米，但在息止颌位（下颌休息位置，上下牙离开2～4毫米）时下颌可回到正中处。儿童生长发育高峰期前可通过调牙合、上颌扩弓等方法去除咬合干扰，偏斜即自行纠正。但如果未能及时纠正，延至生长发育高峰期结束，则可以转化成下颌骨性偏斜。

③下颌骨性偏斜，颏顶偏离面部正中线超过4毫米，且息止颌位时下颌无法回到正中处，是下颌两侧发育不对称的结果。骨性的下颌偏斜无法通过正畸的方法纠正，只能在成人后接受正颌手术。

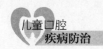

36 矫正牙齿仅仅是为了漂亮吗？

正畸治疗通俗的理解就是通过戴牙套将错位的牙齿排列整齐，很多家长认为这就是为了漂亮而已，其实并非如此。口腔科的两大疾病，龋齿和牙周病都是由于口腔卫生不佳造成的，影响口腔卫生的因素有很多，其中牙齿排列不齐是非常重要的因素。很多家长认为只要好好刷牙就可以保持良好的口腔卫生，其实并不尽然。错位的牙齿会留下清洁死角，牙刷无法到达这些区域，即便是很认真地刷牙，也难以将菌斑清除干净。而正畸后整齐的牙齿更易自洁和刷牙，使龋齿和牙周病的发生率大大降低。有文献报道，正畸后的牙齿比没有正畸过的牙齿在口腔内保留的时间更长。另外，儿童时期是孩子心理和身体发育的重要时期，一副健康漂亮的牙齿和美丽的面部容貌，在健康和自信方面的作用不容小觑。

因此，矫正牙齿不仅仅是为了漂亮，更是为了孩子的身心健康。

37 常用的矫治器有几种类型？

矫治器是矫治错殆畸形的一种装置，按其结构可分为活动矫治器和固定矫治器。

装戴在口腔内的牙齿上，可以自由摘戴的矫治器称为活动矫治器，它由固位装置、作用力部分（即各种弹簧附件）及基托等3部分组成。固定矫治器经粘着或结扎而固定在牙齿上，是正畸矫正器的一种主要类型，它是由带环、矫治弓丝及附件等组成。活动矫治器或固定矫治器各有其优点，应该按儿童错殆畸形的具体情况选择。

38 儿童正畸过程中需要注意些什么？

儿童正畸治疗是一个时间比较长的过程，在治疗过程中要注意以下几点：

①正畸前需要拍X线片，计算骨龄，做好设计，并与医生对整个治疗过程和结果做一个讨论与预期。

②在与医生交流的时候，孩子最好在场，这不仅是给孩子一个心理准备，更是对孩子将要做牙齿矫正过程和结果的诠释，孩子的理解和配合至关重要。

③治疗过程中最好能做到按时复诊，遵医嘱，按要求刷牙。

④儿童牙齿矫正期间，食物结构要有些变化，多吃柔软食物，少吃纤维含量过多的食物，如韭菜、芹菜等，糖分过高的零食也要少吃。不要吃那些会对牙齿矫正器有影响的食物，如过黏、过硬的食物。花生米硬度以上（含花生米）的食物尽量不吃，如骨头、坚果、

油炸食品等。大块的食物要切成小块送到嘴里。不要"啃"食物，所有需要啃的食物最好不要吃，如甘蔗、苹果等，或者切成片吃。

⑤牙齿矫正器的选择要符合不同儿童的适应证。除了传统的牙套，现在还有对美观度有所改善的透明牙套、自锁托槽、无托槽隐形牙套，以及外人根本看不出来的舌侧儿童牙齿矫正。它们的舒适度也有明显提高，力度比较柔和，但这些都有不同的适应证，经济成本也相差好几倍，可以把自己的需求和专业医生的建议结合起来进行选择。

⑥医生一般会在孩子复诊的时候有意安排多个孩子同时复诊，为的是相互有交流，让孩子有信心和毅力坚持，并感到有人同行。所以可以让孩子在复诊的时候多和同龄人交流。

⑦很多大型医院是不让家长陪同孩子就诊的，让孩子能将治疗中的感受告知医生，也是非常重要的。

⑧儿童牙齿矫正后，要坚持度过保持期。都说儿童牙齿矫正"一半靠医生，一半靠自己"，家长的督促和孩子的配合非常重要，而家长和孩子特别容易忽略取下牙套后戴保持器的阶段。孩子可以自主取下保持器，很多孩子不愿戴，但保持器对儿童牙齿矫正效果的维持作用不容忽视，因为肌肉、神经等对儿童牙齿矫正后的状态需要一个适应过程，如果不戴保持器，复发的可能性就比较大。开始的一年需要24小时戴着，之后佩戴时间会越来越短，比如说只需要睡觉戴，具体戴用方式因人而异，须按医生的要求佩戴。戴保持器期间，如无特殊情况一般半年复诊一次就可以了。

㉟ 矫正牙齿大概需要多长时间？

一般而言，儿童矫正需要1年半到2年，比成人矫治时间短一些，拔牙矫治比简单的不拔牙矫治时间要长（有些复杂的非拔牙矫治比拔牙矫治时间更长），复杂的错𬌗畸形比简单的错𬌗畸形矫治时间要长，骨骼畸形比单纯牙性畸形的矫治时间要长。每个人情况都不一样，要具体情况具体分析，治疗时间上也要具体情况具体分析。

牙齿矫正治疗之所以时间长，原因很多，分述如下。

首先，是牙齿矫正的原理所决定的。牙齿矫正就是使外力作用于牙齿或者颌骨上，让牙齿向特定的方向移动。牙齿受压的一侧牙槽骨吸收，而另一侧（张力侧）则发生牙槽骨的增生重建，即新骨产生与沉积。这样就通过外力作用而使牙齿从一个位置移动到了新的位置，直到矫治完成。而骨的吸收与沉积是一个缓慢的过程（骨质密度过大的患者尤其缓慢），无法一蹴而就。虽然有许多学者和临床医生都在研究如何加快牙齿移动、缩短正畸

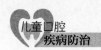
疗程，有些研究虽然有一定突破，但目前尚无能大幅度缩短疗程的方法。

其次，牙齿矫正一般经历以下三个阶段，须按部就班进行，不能随意跳跃。

第一阶段：使牙齿排齐和整平。牙齿排齐是指使错位牙入列，一般需3～4个月才能完成，有些牙齿过于拥挤的患者甚至需要半年到1年才能完成。牙列整平是指将牙齿的高低位置调整为正常的关系，使牙列中的每个牙尖位于正常的咬合平面，上下前牙既没有深覆𬌗，也没有缝隙，整平过程常规需要3～4个月完成。但对于一些咀嚼肌力量过大的患者，这个过程也会延长到半年甚至1年。

第二阶段：内收前牙、关闭拔牙间隙，同时调整后牙关系。一般拔牙间隙为7毫米，牙齿每月以1毫米的速度移向拔牙间隙，然后内收前牙，需要6～9个月完成。有些咬合关系复杂的患者，这个过程也会相应延长。

第三阶段：牙位和咬合关系的微细调整，属于矫正的完成阶段，需要5～9个月。

综上所述，矫正牙齿需要至少2年时间，复杂畸形的矫正甚至有达到3年的。这还不包括矫正完成后戴用保持器的时间，当然保持器戴用要比戴矫治器简单舒适得多，可自行摘戴且能使复诊次数大幅减少，所以一般不将戴保持器的时间包括在正畸疗程之内。

⁴⁰ 正畸会对脸形造成影响吗？

大部分矫正的病例中牙齿移动的范围都是前后方向，所以脸部侧面的外观改变最大。如龅牙的病例，因为前牙往后移动，嘴唇会变得较容易闭合，前牙也就不容易外露，所以无论从侧面或者是从正面来看，脸形都会比较好看。

因为牵涉以后的稳定度，一般矫正牙齿对牙弓宽度的改变都不大。纵然部分青少年可能会采取快速上腭扩弓术把过窄的上颌牙弓矫正，但对脸部宽窄应该不会有太大的影响。

生长发育期的患者由于生长引起的脸形变化是医生无法控制的。成年患者的脸形变化有可能是矫治期间进食不方便、疼痛、心理压力及其他生活习惯的改变使人体变瘦引起的，其根本原因还不清楚，这是正畸界的学术难点之一。

⁴¹ 矫正牙齿有哪些反应？

①对牙龈的影响。正畸治疗中如果不注意口腔卫生，牙龈就会发炎、红肿、易出血，如不及时控制，还会造成牙槽骨吸收。牙龈退缩或肿胀，影响治疗效果。炎症比较严重的患者，只能暂时停止移动牙齿，进行彻底的牙周治疗，待炎症消除后再做矫正。

②对牙根的影响。牙齿矫正时，牙根表面发生吸收、增生等活动。如果在治疗中用比较轻的力量进行矫治，虽然牙根会有轻微吸收，但治疗完成后，牙根会凭着自身修复能力恢复正常；如果治疗中加力过大或方式不当，牙根吸收的危险性会增加。

③牙齿变松动。正常治疗中，由于牙齿周围的牙槽骨和牙周膜进行了改建，牙齿会有一定程度的松动，这是正常现象。当牙齿矫正到正常位置停止移动后，机体能够通过自身的重建使牙齿恢复稳固，而不会永远松动下去。如果治疗中牙齿松动度太大，应在和自己的正畸医生沟通后暂停加力，让其恢复一段时间后再继续。

总之，正畸治疗中应尽可能将牙齿的移动控制在正常生理范围内。虽然这样做可能会使牙齿矫正的疗程变长，但能够保障口腔组织的健康。另外，治疗中患者的配合与口腔卫生也会对疗效产生一定的影响。所以，患者一定要和医生紧密配合，争取获得满意的效果。

42 牙齿矫治后是否会发生松动？将来老了会掉牙吗？

正规的牙齿矫正是一种合理的生物改建过程，通过轻的矫治力诱导牙齿一侧骨吸收、另一侧骨新生重建，最终使牙齿移动至所期望的位置。整个过程是柔和、渐进的，虽然为了移动必然会有大于生理动度的现象存在，但牙齿是相对稳定的。矫治后，随着骨改建的完成，移动到新位置的牙齿周围骨结构与原有结构完全一致，也就是说与正常牙齿没什么区别，所以保持结束后，不会有牙齿松动的情况存在。但也不排除一些非正规的暴力正畸行为也可能导致牙根吸收、牙齿松动甚至脱落的现象。

至于"老了早掉牙"，这其实是一种错误的观点。牙并不会因为年龄的增长而脱落，却会因为牙周疾病导致的牙槽骨吸收而脱落，这就像大树并不会因为树龄大而倒掉，却会因为包埋树根的土壤流失而倒掉一样。牙周疾病的产生源于不良的口腔卫生及不健康的牙齿咬合关系，而正畸后整齐的牙齿更易自洁和刷牙，正畸后的患者同时还具备了好于常人的口腔卫生意识和正确的刷牙习惯，这使得龋齿和牙周病的发生率大大降低。有文献报道，正畸后的牙齿比没有正畸过的牙齿更晚脱落。由此看来，担忧牙齿矫正后会造成老来牙齿松动甚至早脱，这个观点是不科学的。当然，前提是一定要接受正规的正畸治疗。

43 做过根管治疗的牙齿和外伤后的牙齿可以做矫正吗？

做过根管治疗的牙齿和外伤后的牙齿能否做矫正？这个要具体问题具体分析。一般是

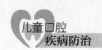
因为牙髓炎、牙周炎、根尖周炎或是牙折断、畸形等做根管治疗，如果做完根管治疗后牙根与牙槽骨间的牙周膜没有被破坏，即牙槽骨改建的生理基础没有被破坏，那么牙齿就可以在牙槽骨内自由移动，就还是可以进行矫正的。反之，可能就不能移动。

牙齿的外伤有很多种，如牙震荡、冠折、冠根折、根颈部折、根中折、根尖折、牙脱位等。如果外伤治愈后牙齿能够保留下来，并且拍X线片及口内检查后发现牙周膜还比较健康，牙齿可以在牙槽骨内自由移动，那么这颗牙齿就存在矫正的可能。反之，可能就不能移动。

44 怎样保证矫治效果？

孩子的错𬌗畸形，无论本人还是家长，都迫切希望医生迅速予以矫治，但对矫治的目的和矫治过程中的注意事项却了解得不清楚，因此在一定程度上影响了矫治效果。为了取得满意的矫治效果，应该注意以下几点。

①请有正畸经验的医生做认真全面的检查，选用适当的矫治方法。矫形治疗需花费的时间较长，一般要3个月左右，也可以是1～2年，甚至时间更长，家长和孩子要有足够的思想准备，不可半途而废。

②戴上矫治器后，应按时复诊。矫治期间，孩子的生活应有规律，加强营养，注意口腔卫生。

③错𬌗畸形矫治后，虽然畸形被纠正，牙颌形态恢复到正常，但肌肉与牙周膜的改造还落后于牙齿咬合与颌骨形态的改造。因此，在错𬌗畸形矫治完成后，还须遵照医生的嘱咐再戴一段时间保持器，巩固疗效，防止畸形复发。

错𬌗畸形矫治的每个环节都是紧密联系的，认真接受治疗，不忽视每个环节，才能顺利地完成治疗，达到满意的效果。

45 为什么有的孩子矫正后会复发，正畸后需要保持多久？

矫正后会复发是指牙齿矫正后又退回原来位置的倾向，导致复发的因素有很多。

①矫治后牙齿周围骨骼的改建需要一定的时间，一般需要1年左右才能完成。牙周软组织的改建也需要一定的时间，一般需要2年左右甚至更长的时间才能完成。

②上下牙齿咬合平衡尚未建立，而咬合关系影响牙在新位置上稳定的重要因素。新的

咬合状态需经过不断的牙齿磨耗或人工调磨，才能达到牙齿尖、窝、斜面之间良好的接触关系，而在其自行调整过程中，牙齿畸形有复发的倾向。

③口腔不良习惯未完全破除也是造成复发的原因。

④生长因素对矫治效果的影响不容忽视。

⑤智齿的萌出若有向前推压之力，可导致畸形复发。

正畸结束以后须戴保持器，一般情况下，矫治结束后常规要保持2年，这是为了让牙齿适应新环境并最终稳定下来。这个时期，牙齿的位置只是相对固定的，所以要坚持戴保持器。当遇到复杂情况，保持的时间会更久一些。有的孩子在拆掉矫治器后，一开始还认真地按照医生的交代坚持戴保持器，一段时间后，开始不耐烦或是产生了惰性，粗心大意起来，这时的牙齿还没有最终稳定下来，就会有复发的倾向。

46 正畸治疗期间如何保持口腔卫生？

在固定矫治期间，首先，因为牙齿上黏结了矫治器，矫治器的周围很容易积存食物软垢，成为细菌寄生的温床。而细菌分解食物会产生酸，酸在这种黏性的环境中越积越多，得不到唾液的缓冲和稀释，会引起牙齿局部脱矿，形成白垩色的斑块。若釉质层的脱矿得不到终止和治疗，会进一步发展成为龋洞。其次，细菌代谢会产生各种毒素，这些毒素会引起牙龈充血、水肿（较为严重的牙龈可肿成球形）。水肿引起牙龈中的胶原纤维断裂，牙龈变得松脆，触碰和刷牙时引起出血。如果牙龈的炎症没有得到重视，龈上菌斑会向龈下进展，造成牙槽骨的吸收和破坏，从而引起较为严重的牙周病。龋病和牙周病都会影响正畸治疗的进程和效果。

所以，正畸治疗期间要特别注意口腔卫生，那么怎么做才能获得好的口腔卫生呢？

①刷牙时一定要注意使用正确的方法，养成良好的刷牙习惯。尤其晚上刷牙需要非常认真，因为人进入睡眠状态后，咀嚼等活动停止，口水分泌减少，牙齿自洁作用减弱，更容易发生龋齿。

②少饮用碳酸饮料等酸性饮料。其对牙齿的危害已经非常明显尤其是正畸治疗中的孩子，喝饮料时最好用吸管，防止酸性物质在口腔内大面积弥散。

③医生要不断地对患者进行卫生宣教。

正畸期间刷牙的技术要点如下：

①辨认菌斑的附着部位，这是取得刷牙效果非常重要的环节。菌斑显示剂法是辨认菌

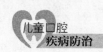

斑的可靠方法，但家庭很少使用。通常菌斑容易滞留的部位有托槽周围和龈缘处，这两个部位是格外需要刷干净的部位。

②刷牙时应仔细刷净每个牙面。口腔的解剖结构复杂，凹凸不平的区域较多，尤其是牙齿的邻接面和最后磨牙的远中面，是最容易堆积菌斑的部位。先粗略地刷掉口腔内滞留的较大块的食物，再精细刷牙面；刷牙颈部时，牙刷稍倾斜，让刷毛少许进入龈沟做微颤；刷牙面时，分区域竖刷或旋转，也可做幅度不超过两颗牙的震颤式横刷，力度要适当；必要时可以借用牙间隙刷伸到托槽间弓丝下方进行局部清洁，或使用专门的正畸牙线清洁邻面。对磨牙远中邻面刷洗时，从一个方向或从不同的方向、角度，尽量把刷毛伸进并紧贴牙面，才可能对它做清刷。托槽周围可以将刷毛稍微倾斜致其包围托槽并嵌于弓丝下方，做轻微颤动。龈缘部位则要将刷毛倾斜，使刷毛头部进入龈沟，轻轻颤动。

③牙刷头的动作多样化。口腔结构较复杂，仅用一种刷牙方法，一个刷牙动作，是难以去净口内菌斑的。人们刷牙时，牙刷头的基本动作有纵向、横向、旋转和颤动四种，以完成刷牙过程。

④几种方法联合应用。上述各种刷牙方法在熟练的基础上也可以综合起来，如先做水平刷，去净大块滞留于弓丝周围的食物；再分部位竖刷，刷净大部分牙面；然后再做水平微颤法，精细刷托槽周围和龈缘，几种方法联合使用，择其优点，保持口腔卫生。

⑤可选用震颤式电动牙刷。也可配合正畸专用牙线清洁牙面和牙间隙，但不推荐使用旋转式电动牙刷。

⑥清理死角。刷牙后对镜自查自检，对于顽固的卫生死角要重点刷干净。

⑦每天三餐过后都要刷牙。尤其是早上，城市的生活节奏较快，很多孩子在学校进餐后不刷牙即进入一天忙碌的学习生活，直到晚上睡觉之前才草草刷一次牙，这样日积月累，很容易诱发龋病和牙周疾病。

每次刷牙时间都要在3分钟以上。家长可放一首4分钟左右的孩子喜爱的歌曲，孩子就可以边听音乐边刷牙，既不枯燥，又可以保证时间。

⑧最好选用正畸专用牙刷或小头的保健牙刷，以便牙刷在口腔内活动自如。刷毛要软硬度适中，既能刷干净牙齿，又要避免刺激牙龈。

⑨牙刷、牙膏、小镜子要随身携带，以便外出吃完东西后能够及时刷牙。

47 什么是隐形矫正，与传统矫治有什么不同？

随着医学和材料学的发展，现在已经有隐形牙套了。目前常用的矫正牙齿的方法有很多种，按矫治器能否自行摘戴分为固定矫治技术和活动矫治技术两大类。其中固定矫治器是用颜色接近牙色的唇侧陶瓷或单晶托槽做成，可以起到较好的隐形效果，舌侧固定矫治技术由于从外观看不到也被称为隐形矫治。但目前大众公认的隐形矫治是舌侧固定矫治技术及无托槽矫治技术。

什么样的人可以选择无托槽矫治技术呢？首先，一些治疗难度较大的患者首选有托槽矫治。对于一般难度的患者，如牙间隙、牙齿不齐等均可采用无托槽矫治技术治疗。而对于一些特殊患者，如前牙或是多数牙已经做了烤瓷牙不适宜粘托槽的，对金属过敏的，有颈椎病等不适宜躺在牙椅上治疗的，无法每月复诊的患者，无托槽矫治技术则是最好的选择。

相比于传统矫治器，无托槽隐形矫治具有自己的优点。

①美观性。无托槽隐形矫治器具有透明、舒适且可摘戴的优点，不易被人察觉，患者可以在一些重要的私人或公开场所戴用。

②卫生、舒适。无托槽隐形矫治器在进食和刷牙时可摘下，因此比固定矫治器更容易保持口腔卫生。无托槽隐形矫治器紧贴牙齿，并和牙齿保持一致形态，没有钢丝和托槽，不刺激口腔软硬组织，患者口感舒适。

③节省椅旁时间。每次复诊可以免去固定矫治器所需的拆、扎和调整弓丝，为医生和患者节省了大量的时间。

④可以减少复诊次数。因为它是一个透明胶托，如果配合很好，只需要每过一个周期换一副矫治器，从而免去了频繁到医院就诊的麻烦。

⑤提前可视矫治过程。无托槽隐形矫治的设计首次可让医生和患者看到矫治从始至终的全程演示。

⑥不易发生牙根吸收。对于戴用无托槽隐形矫治器的患者，尚未有牙根吸收发生的报道。其原因应该是该矫治器能精确掌控临床医生所定义的牙齿移动，每一步矫治器的牙齿移动量都是根据临床医生的要求而设置的，减少了牙齿不必要的曲线或往返移动。

⑦较少的不适感和疼痛感。临床医师可以通过逐步降低每一步矫治器的牙齿移动量来减轻疼痛。

⑧无碍发音。无托槽隐形矫治器不覆盖腭部，因此不妨碍发音。

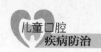
⑨很少发生意外。无托槽隐形矫治器发生意外的情况要少于固定矫治，它不会出现托槽损坏或弓丝刺激软组织的情况，虽然偶尔会有患者丢失矫治器或发生矫治器损坏，但都不需要紧急处理。如遇上述情况，可以安排患者随后领取重新制作的矫治器。

⑩可在二期治疗中取代固定矫治。无托槽隐形矫治适用于两侧第二磨牙间所有牙齿全部萌出的患者。当一个患者在混合牙列期进行了一期矫治，如纠正了不良习惯、颌骨不调或严重的牙列不齐等，通常会对固定矫治Ⅱ期治疗产生厌烦。此时，一旦患者恒牙列完全萌出，就可以采用无托槽隐形矫治进行Ⅱ期治疗了。对于患者来说，隐形矫治能给患者带来良好的变化，且能保持美观。

⑪可以对正畸期间的夜磨牙实现控制。无托槽隐形矫治器能覆盖住牙齿的面𬌗面，从而起到一个保护的屏障作用，这样一来，就可以减轻因夜磨牙习惯引起的牙齿磨损。

⑫可进行其他辅助治疗，如牙齿漂白。

48 什么叫外科正畸？

正畸治疗主要是利用各种矫治器对牙颌异常进行矫治，以移动牙齿作为矫治过程中的主要内容，它对骨骼形态的影响是十分有限的。对于伴有严重骨骼畸形的错𬌗畸形，如严重的下颌前突、上颌前突、开𬌗等，是难以用单纯的正畸治疗方法来矫治的，必须结合外科手术的方法来完成治疗，即外科正畸。换言之，外科正畸是通过正畸与外科相结合的方法来使严重的牙颌畸形得以矫治。它不是简单地改变颌骨外形，还要恢复面颌系统的正常功能，即在经过外科正畸后，既矫正了骨骼畸形又恢复了良好的𬌗功能，两者缺一不可，因而外科正畸是在正畸医师与颌面外科医师共同配合下完成的。外科正畸一般在患者的颅面生长发育基本完成即成人之后进行。在外科术前要通过正畸排齐牙齿，将牙齿矫正到移动颌骨时不发生牙齿干扰的位置，为正颌手术后建立良好的咬合关系做准备，即在手术后面型正常的同时使牙齿也有良好的咬合关系。

49 什么叫序列拔牙？

序列拔牙是在孩子换牙时期，由正畸医生诊断出其换牙空间不足，为避免日后的换牙障碍及恒牙排列不齐而采用的一种方法，具体是从混合牙列开始，有计划地将乳牙和4个恒牙（通常是4个第一双尖牙）有序地拔除，为恒牙的顺利萌出提供有利条件，是一种常用的、针对牙和牙弓大小不协调所造成牙列拥挤的早期矫治方法，这是替牙期正畸矫治中一种预防性、阻断性方法。

50 何时拔除第一恒磨牙可以使第二恒磨牙自然移位代替第一恒磨牙?

牙冠毁坏严重，修复困难，既不能维持咀嚼功能，又会造成对颌牙伸长或邻牙移位的第一恒磨牙可进行拔除。但由于第一恒磨牙拔除之后，面临着遗留间隙的处理问题。所以第一恒磨牙的拔除应考虑时机问题。拔除的时机合宜，则可通过第二恒磨牙的近中向移位以取代拔除的第一恒磨牙。

为了能使第二恒磨牙自然移位代替第一恒磨牙，第一恒磨牙早期拔除的时机一般选择在8～10岁为宜。因为，此时X线片显示第二恒磨牙的牙冠刚形成，牙胚位置低于第一恒磨牙牙颈线水平以下，如果第一恒磨牙被拔除，第二恒磨牙牙胚即可近中移位，替代第一恒磨牙的位置萌出。如果拔除过晚，第二恒磨牙牙胚根分叉已形成，往往不能取代第一恒磨牙的位置，而为近中向倾斜，造成咬合关系错乱。如果10岁以后，难以修复、治愈的第一恒磨牙尚未拔除，则应对其做适当处理，以尽可能保留至第二恒磨牙萌出并建立咬合关系后再拔除，方有利义齿修复。

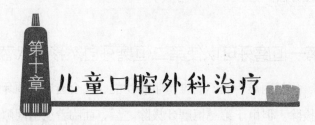

什么情况下乳牙应该拔除？

有很多小朋友下面的一排乳前牙还未脱落，靠前的门牙里面又长了两颗新牙，乳牙有些松动，一不小心碰到就觉得痛，有时候还会稍微出点儿血。这在上学的儿童中很常见，我们临床上称其为乳牙滞留，俗称"双层牙"。多数儿童的乳牙在换牙时能随恒牙的萌出而自行脱落，无须请医生拔除。但有少数儿童的乳牙出现下列情况需要拔除。

（1）不能保留的患牙

①牙冠被严重破坏，无法再修复的乳牙，包括严重龋坏的残根、残冠。

②乳牙牙根发炎（临床上称之为根尖周炎）。在就诊时牙医会要求拍X线片，如果发现牙床内骨质破坏范围广，炎症可能危及后继恒牙的牙胚，或乳牙牙根吸收范围广，乳牙松动明显，后继恒牙胚的牙根已大部分形成的则需要拔除。乳牙牙根因感染使得根尖周组织骨质破坏范围广，导致乳牙牙根外露，并引起局部黏膜发生创伤性溃疡，该类乳牙临床上称为"根尖外露的乳牙"。乳牙牙根发炎最多见于上颌乳中切牙及下颌第一乳磨牙，许多家长还以为是孩子长新牙，出现这种情况应尽早拔除发炎的乳牙牙根。

③乳牙接近生理性替牙期（即马上就要换牙的），因蛀牙或外伤导致乳牙的牙髓外露或者患有根尖周病时，可不必治疗，拔除即可。

④各类乳牙外伤，考虑到有可能危及后继恒牙牙胚者，或在骨折线上不能治愈的乳牙。

⑤引起颌面部感染或全身疾病的病灶牙，如肾病、风湿病等，无法治愈时，应予拔除。

⑥因特殊治疗需要拔除的乳牙，如放疗区域的乳牙。

（2）因替牙需要或为矫正做准备需拔除的乳牙

①替牙期明显松动的乳牙；恒牙已萌出，乳牙仍滞留或已影响到恒牙萌出的。

②影响后继恒牙正常萌出的乳牙。如果不拔除该乳牙，后继恒牙萌出过晚或萌出方向会异常。

③影响正常恒牙列形成的乳牙，如确认牙槽骨的大小与牙的大小不协调时，临床医生准备用顺序拔牙法来治疗时而需要拔除某些乳牙等。

（3）其他

①引起恒牙迟萌（萌出过晚）或萌出受阻，出现牙间隙、牙齿移位、邻牙扭转的多生牙（超出正常牙齿数目者）。

②新生儿口腔内已萌出的乳牙，因极度松动无法保留。

② 哪些病牙可暂时保留？

有的家长觉得乳牙早晚要被替换掉，患病之后拔除并不可惜，这种想法是不科学的、错误的。应知道乳牙尤其是乳磨牙承担着儿童非常重要的咀嚼功能，而且对颌面的发育、咀嚼肌的锻炼以及恒牙的正常排列都有重要作用。如第二乳磨牙，若乳尖牙过早拔除，不仅妨碍咀嚼功能，还会影响恒牙正常排列，造成异位萌出。因此，即使乳磨牙、乳尖牙严重损坏，患了牙髓病、根尖周病甚至成为残根都应尽最大努力予以治疗，暂时保留，保持牙位间隙，使继承恒牙可正常萌出。乳牙下方无继承恒牙，即使是病牙、滞留牙也应暂时保留。平常可使用多年乳尖牙、乳磨牙以外其他乳牙，即使发生病变，在离换牙期尚远时也应积极治疗，暂以保留。

乳牙因外伤发生根折时，牙根不感染、不松动且较深时，为保护恒牙胚可暂不拔除断根，待恒牙萌出时，该残根可吸收或露出再拔除就较为容易、安全。

③ 什么情况下儿童不宜拔牙？

儿童患某些全身或局部疾病时不适宜拔牙，具体包括以下几种情况。

①严重心脏病、心功能不全者。

②血液病，如白血病、血友病、血小板减少性紫癜、贫血等疾病。

③患急性全身性疾病。如患呼吸道感染、严重腹泻等全身性疾病不能拔牙，需待全身

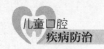

疾病控制后方可拔牙。

④长期慢性疾病、体弱、抵抗力差者。

⑤口腔疾病的急性炎症期，如患急性齿槽脓肿、急性牙周炎、急性冠周炎、病毒性龈口炎等病时，拔牙应慎重考虑。患牙处于急性炎症期，自发疼痛明显，周围牙龈或相应面颊部脓肿时要先做应急处理，待炎症转为慢性后再拔牙。患坏死性龈口炎（全口牙龈溃烂、出血、疼痛、腐臭）和鹅口疮时也不能拔牙，否则容易引起感染扩散，加重病情。

④ 什么时机拔牙最好?

对于儿童来说，拔牙的最好时机是：

①恒牙将萌出，乳牙已松动，即可拔除乳牙。

②恒牙已萌出，乳牙滞留，即可拔除乳牙。

③拔除时，患牙无急性化脓性感染。

④患儿全身情况良好，无感冒、发热等全身性疾病。

⑤拔除不能保留的第一恒磨牙的时机一般是8～10岁。这时第二恒磨牙处于牙胚阶段，拔除第一恒磨牙后它向前移位，替代第一恒磨牙的位置萌出。拔晚了，可造成咬殆错乱。

⑤ 急性炎症期为什么不能拔牙?

急性炎症多指儿童患急性根尖周炎或牙槽脓肿、急性冠周炎、病毒性口炎等急性炎症性疾病。对急性炎症期患儿能否拔牙的问题，一直存有争论。一种观点认为如果急性炎症是因患牙引起的，拔除了患牙即去除了病源，又使炎症得以引流，有助于消除炎症，缓解疼痛，主张急性炎症期拔牙。但众多的反对者认为急性炎症期拔牙不但不能使炎症消退，还可能因激惹使感染扩散，甚至造成菌血症等严重并发症。急性炎症期拔牙，组织水肿充血使组织损伤大、出血多、操作困难，且麻醉效果差，这些都不利于安全。目前主张急性炎症期先切开引流、开髓引流，肌注或口服抗菌消炎药处理，感染控制住后，再拔除患牙。

我们认为，一般情况下急性感染期最好不拔牙。但具备了一定条件，也可以在急性炎症期拔牙。例如：

①患儿无全身急慢性病，健康状况良好。

②患牙的感染局限，不伴有明显肿胀、发热。

③患牙很松动，容易拔除。

④医生操作熟练、准确、轻巧，将手术创伤减至最小。

⑤拔牙前后，应用抗菌消炎药控制感染。

⑥ 乳牙根一定要拔掉吗?

由于家长的忽视，很多孩子的乳牙龋齿得不到及时治疗，长时间后严重龋坏成为残冠甚至残根。乳牙根是否一定要拔除，应酌情而定。如果乳牙牙根不松动，无反复发炎、肿胀史，而且离继承恒牙替换期尚远（半年以上），尤其是乳尖牙和第二乳磨牙的残根，一般应尽量保留。目的是保持间隙，不致造成邻近先萌出的恒牙移位占据间隙，待继承恒牙萌出时间隙不足而错位萌出，形成错𬌗畸形。

什么样的乳牙根要拔掉呢?当乳牙根松动、牙根尖反复化脓肿胀而无法治愈，或牙根暴露在口腔中刺激局部唇、颊、舌的黏膜，造成创伤性溃疡，给孩子带来痛苦时，或继承恒牙已萌出、乳牙根尚滞留，或继承恒牙将萌出，乳牙根松动或不松动时均可考虑拔除乳牙根。

⑦ 儿童为什么不能过早拔牙?

"医生，我孩子的牙长得怎么这么乱七八糟，能否把边上的那颗乳牙给拔了，以便让这颗恒牙长齐?"

"医生，我孩子的牙蛀掉了，能否给拔了?"

"医生，我们没有时间一次次地带孩子来就诊，你能不能把这颗乳牙给拔了?"

诸如此类的要求在儿童口腔科的门诊经常会听到，但医生仍然坚持不能过早地拔除乳牙，这是因为儿童的乳牙除了有与恒牙相同的咀嚼功能外，还对颌骨的生长发育及保持恒牙萌出间隙有重要作用。家长对乳牙的拔除应持慎重态度，一定要认识到过早拔牙对儿童是有害处的。过早拔牙可能造成以下坏处。

①可能造成继承恒牙的牙位不足，进而导致咬𬌗关系错乱。例如第二乳磨牙过早拔除，会导致第一恒磨牙向前移位，还可使第二前磨牙因位置不足而萌出受阻或异位萌出，使恒牙列不齐;乳尖牙过早拔除，会使第一前磨牙移位，造成恒尖牙异位唇侧萌出，形成我们说的"虎牙"。

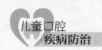

②过早拔牙造成牙列不全，儿童咀嚼困难，消化功能下降，进而妨碍儿童的身体发育。严重的牙殆畸形可致儿童营养不良。

③咬殆关系错乱，势必影响美观，影响牙齿的正常咀嚼功能，进而又影响儿童的面部发育。

从乳牙的重要作用以及乳牙过早丧失可能会带来的不良后果看，乳牙确实不能过早拔除。什么时候拔除乳牙，应综合儿童的年龄、每颗乳牙的牙龄等因素，再决定何时能拔、何时不能拔。

拔牙时痛不痛?

许多人不敢拔牙，一谈到拔牙就害怕，无非是怕痛。那么拔牙到底痛不痛呢? 拔牙是一种外科手术，任何手术都应在无痛的条件下进行。要做到拔牙时无痛，麻醉是重要手段。选择好麻醉的方法，正确实施麻醉技术，拔牙是无痛的。流传的各种对拔牙的不正确描述，使儿童一听到拔牙就十分紧张害怕，很难配合拔牙。家长应该告诉儿童，麻醉下拔牙是不会痛的，要说服他们克服恐惧心理。事实上相当多的情况下，儿童的乳牙已经接近换牙期，牙根已大部分吸收或已完全吸收，非常容易拔除，只需指压一下，用稳、准、轻、快的动作即可拔除病牙，儿童几乎感受不到疼痛。

儿童拔牙用什么麻醉好?

儿童害怕拔牙与怕打麻醉针是有关联的，儿童特别害怕打针且难于接受打麻药的这一现实。因此在为儿童拔乳牙时，对于比较松动的牙齿，可以不用注射法进行局部麻醉，而提倡用指压快拔法或表面麻醉法等拔除患牙。在必须用麻药时，可根据情况选用局部浸润和传导麻醉等方法。

拔除滞留的乳牙或已很松动的乳牙时，在根尖部用指压一下，快速拔除即可。这种牙的牙根已大部分吸收或完全吸收，因此不打针也不会感到痛。有的牙齿虽然松动但与牙龈尚有连接，为防止儿童疼痛可采用表面麻醉法。此法是将渗透性很强的局麻药物作用于黏膜表面，麻醉末梢神经，达到表面麻醉作用。方法是用表面麻醉剂局部喷射手术区域或以棉球涂布于患牙的牙龈区，药物吸收后，几分钟即可生效。这种方法既可止痛又免于打针，儿童容易接受。

如拔除较牢固的牙，尤其是要拔除因矫正需要拔的减数牙，牙根完整且不松，则需采用局部浸润麻醉和传导麻醉法。浸润麻醉是将局麻药注射于手术区骨膜下，麻醉末梢神经，使该区组织无痛。拔除上颌前牙、前磨牙、下颌切牙及乳牙时用此法。传导麻醉是将麻醉剂注射于神经干的周围，使神经传导受阻，造成该神经分布区内的组织失去痛觉，从而达到麻醉止痛作用。此法用于后磨牙、尖牙拔除及局部有炎症不宜用浸润麻醉时，最好不加肾上腺素或只加极少量，否则儿童极易出现心率加快、心慌等不适症状，增加其恐惧感。

怎样保护拔牙后的伤口？

正常情况下牙齿拔除后5～15分钟拔牙窝停止出血，形成血凝块，逐渐机化形成肉芽组织。5～6天后，肉芽组织表面有上皮细胞覆盖，伤口逐渐愈合。

如果伤口感染，牙槽窝内空洞会呈灰白色，无血凝块，患儿会感到疼痛剧烈，伤口周围牙龈发生红肿。有的患儿还会有开口受限，咀嚼、吞咽困难，甚至有发热、头痛、颌下淋巴结肿大等全身症状。遇到这种情况应及时找医生治疗处理。

怎样才能保护拔牙伤口防止感染呢？

①医生拔牙时动作应准、轻，尽量减少损伤。

②拔牙后患儿咬紧纱卷半小时，可帮助止血和保护血凝块。但咬纱卷时间切勿过长。拔牙后两小时可以吃软、凉食物。

③拔牙当天患儿不宜做剧烈体力活动，不宜用力漱口，不宜用力向外吐口水，不用手触摸伤口或用舌头舔伤口，防止血凝块脱落。

儿童颏部受伤有什么风险？

儿童运动量大，自我保护能力差，往往容易摔跤，如果是往前摔的，很容易造成颏部（嘴巴下方稍突出的部位）受伤。如果碰到较锐利的东西，颏部皮肤被划破，应到医院就诊，医生会做清创缝合及抗炎抗破伤风治疗。如果X线片发现颏部有骨折，理应会做骨折的处理。如果没有发现骨折，也就没有做骨折方面的处理，经过一段时间儿童颏部皮肤的创口是逐渐好了，但伴随而来的是张口越来越困难，同时伴有张口时耳前局部的疼痛，那是怎么回事呢？

原来，下颌骨是面部最大，占面积最广，位置最突出的骨骼。面部的外伤常会引起下

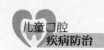

颌骨的骨折。下颌骨是一个马蹄形的结构，下巴与髁状突（关节突）相连，而髁状突是下颌骨生长发育的中心，即它对下巴生长的位置和长度有重要影响。孩子在跑跳时容易发生下巴外伤，下巴受到外力的撞击时，外力能传导至髁突，很可能导致髁突受伤甚至骨折。下颌骨发育中心受损，使下颌的发育不足，而上颌的发育速度和长度都正常，患者成年后表现为下颌骨后缩，严重者则形成"鸟嘴畸形"。单侧髁突受损，会导致单侧发育受限，面部表现为不对称畸形。

临床上有一种叫作颞下颌关节强直的病，分为关节内强直和关节外强直。关节内强直多发生于15岁以下的儿童。常见原因是炎症和关节损伤。多数在儿童期有下颌骨外伤史，尤其是颏部外伤史。一旦引起关节强直，其后果是相当严重的，会引起如下后果。

①患儿张口困难。

②面下部发育障碍畸形。由于咀嚼功能减弱和下颌的主要生长中心髁状突被破坏，下颌畸形随着年龄的增长日益明显。

③咬合关系错乱。下颌骨发育障碍造成面下部垂直距离变短，牙弓变小而狭窄，因此，牙的排列和垂直方向的生长受阻碍，造成咬合关系明显错乱。

④影响生长发育。因张口困难，影响进食和消化，继而影响患儿的生长发育。

因此，儿童颏部受伤不可忽视。

❷ 摔跤后颌面部软组织创伤怎么办？

大量的牙齿外伤并发有唇、牙龈、口腔黏膜等软组织损伤，1/3以上的这种软组织损伤在口腔科急诊处理。由于有软组织的缓冲作用，软组织损伤可在一定程度上减轻相应的牙损伤程度。如果对软组织损伤的初次处置不当，可造成影响美观的瘢痕，使患儿终身遗憾。软组织损伤包括擦伤、挫伤、撕裂，甚至组织缺失。软组织损伤的一般处理原则如下。

①挫伤一般不用特殊处理，但应警惕下方骨组织损伤，甚至骨折。如颏部皮肤挫伤，应检查髁突是否存在骨折。

②擦伤和撕裂伤应注意彻底清创，清除异物，如伤口污染严重，应注射破伤风疫苗，配合全身使用抗生素。

③大片的软组织缺损应建议患者到专业的整形外科就诊。

④牙龈撕裂的处理：在局部注射麻醉药后，清创、复位、缝合。术后使用漱口水含

漱，保持口腔卫生，术后一周拆线。

13 摔跤后上唇系带断了怎么办?

婴儿出生时唇系带附着于牙槽顶，其纤维伸入腭侧切牙乳突。随着牙齿的萌出和牙槽骨的生长，唇系带的附着部位逐渐向上退缩。面部外伤时上唇系带很容易断裂，有些家长十分忧虑，担心会对孩子产生不良影响而要求医生缝合。其实，如果只是单纯的唇系带撕裂，没有牙龈和前庭沟黏膜的撕裂，没有活动性出血，这种情况是不需要缝合的，只要保持口腔卫生，防止感染即可。但是如果伴随上唇系带周围牙龈的撕裂，或者裂口到前庭沟，往往需要清创缝合。

14 为什么儿童易患颌下淋巴结炎?

面颈部淋巴循环极其丰富，有成群的淋巴结，它能将口腔、颌面部的淋巴液回流，汇集到所属的区域淋巴结内，最后经过颈深淋巴结及颈淋巴干进入颈内静脉。

淋巴结就如同"兵站"一样"驻扎"在全身各处，它起到保卫身体的作用。

淋巴结的功能不仅包括过滤与吞噬进入淋巴液中的微生物、颗粒物质（尘埃、异物等）及细胞（肿瘤细胞），而且还能破坏毒素，是身体防御的重要屏障之一。因此，它是防御炎症侵袭和阻止肿瘤细胞扩散的重要屏障。口腔颌面部的许多疾病，特别是炎症和肿瘤，常出现相应引流淋巴结的肿大。

面颈部淋巴结炎与口腔及牙源性感染的关系密切，主要表现为下颌下、颏下及颈深上群淋巴结炎，有时也可来源于颜面部皮肤的损伤、疖、痈等，可见到面部、耳前、耳下淋巴结炎。

颌下淋巴结炎常继发于上呼吸道感染及口腔颌面部急性炎症，以6岁以下的幼儿多见。儿童淋巴结的屏障作用功能差，免疫力相对低，只要在淋巴结所管辖的区域有炎症便会肿大、发炎。如儿童患有扁桃体炎、咽炎、牙龈炎、牙根尖炎、口腔溃疡及面部皮肤小伤口、小脓肿等均会引起其颌下淋巴结或多或少的肿大发炎。因此，如能及时治疗引起淋巴结的原发病灶，如扁桃体炎、牙病等，淋巴结炎也会随之治愈。反之，如若原发灶得不到及时治疗，淋巴结则会进一步肿大，疼痛加剧，并可能导致整个颌下区淋巴结的肿大，引起全身不适，个别的病情恶化可出现全身中毒症状，如寒战、烦躁不安、食欲减退、便秘等。

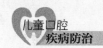
化脓性淋巴结炎临床上一般分为急性和慢性两类。急性淋巴结炎多见于幼儿。急性化脓性淋巴结炎的经过主要表现为由浆液性逐渐向化脓性转化。浆液性炎症的特征是局部淋巴结肿大变硬，自觉疼痛或压痛；病变主要在淋巴结内，出现充血、水肿。淋巴结尚可移动，边界清楚，与周围组织无粘连。全身反应甚微或有低热，体温一般在38℃以下。此期常被患者忽视而未及时治疗。感染发展成脓肿后，局部疼痛加重，淋巴结包膜化脓溶解破溃后，侵及周围软组织则出现炎性浸润块；浅表皮肤充血、肿、硬，此时淋巴结与周围组织粘连，不能移动。脓肿形成时，皮肤有局部明显压痛点及凹陷性水肿；浅在的脓肿可查出明显波动感。此时全身反应加重，高热、寒战、头痛、全身无力、食欲减退，小儿可烦躁不安；白细胞总数急剧上升，如不及时治疗，可并发脓毒症、菌血症，甚至出现中毒性休克。临床上儿童的病情比成人更严重，必须提高警惕。

急性淋巴结炎症初期，患者需要安静休息，全身给抗菌药物，局部用物理疗法（湿热敷、超短波等），或用中药外敷治疗。已化脓者应及时切开引流，同时进行原发病灶（如病灶牙等）的处理。对慢性淋巴结炎一般不需治疗，但有反复急性发作的应寻找病灶，予以清除。如淋巴结肿大明显或需行鉴别诊断时，也可采用手术摘除。急性淋巴结炎在得到控制之后，要查清原发病灶，只有彻底地清除治疗了原发病灶，才有可能使急性淋巴结炎得到根治。

慢性淋巴结炎多发生在患者抵抗力强而细菌毒力较弱的情况下。临床常见于慢性牙源性及咽部感染，或急性淋巴结炎控制不彻底，转变成慢性。病变常表现为慢性增殖性过程。临床特征是淋巴结内结缔组织增生形成微痛的硬结，淋巴结活动、有压痛，但全身无明显症状；如此可持续较长时间，但机体抵抗力下降，可反复急性发作。增生长大的淋巴结，即使原发感染病灶清除，也不可能完全消退。

15 什么是流行性腮腺炎？

中医称流行性腮腺炎为"痄腮""衬耳风"。它是一种由病毒引起的呼吸道传染病，为避免传染，建议流行性腮腺炎患者一定要隔离休息。

流行性腮腺炎在冬春季节多发。该病多发生在5～15岁，发病者有与患儿的接触史，流行性腮腺炎的潜伏期为2～3周，病程一般在8～10天。通常情况下，患者前3天症状最明显，主要表现为发热、头痛、食欲减退等全身症状；开始可有发热，吃东西时感觉耳下疼痛，1～2天后，出现腮腺区局部肿痛，以耳垂为中心向前、后、下发展，状如梨形，边缘不清；检查时可见腮腺表面皮肤紧张发亮但颜色正常，触之坚韧有弹性，有轻触痛，口内第二磨牙相对的颊黏膜上的腮腺导管口（位于两颊后部黏膜）无红肿或者稍红，但无脓，分泌正常，唾液清亮无脓液；言语、咀嚼（尤其进酸性饮食）时刺激唾液分泌，导致疼痛加剧。血常规检查白细胞总数正常，急性期血清淀粉酶明显升高。双侧腮腺常常同时或先后发病，先后发病者在一侧腮腺肿胀1～4天后累及对侧，双侧肿胀者约占75%。部分患者可累及颌下腺。

流行性腮腺炎预后良好，患者一般一生只得一次，可获得终身免疫。另外，有多种病毒亦可引发急性腮腺炎，症状与流行性腮腺炎相似，但无长期免疫。

流行性腮腺炎及时治疗，局部肿大可以消退，局部不留痕迹，通常连服3天板蓝根糖浆；或板蓝根、大青叶各30克加水煎服，每日一剂，3～4天后即可痊愈；也可用双黄连口服液治疗。患病期间应注意休息，保持口腔清洁，不吃酸性及油腻食物，多饮开水。患儿应与健康孩子隔离3周，应注意居室内通风换气。待病儿痊愈后再送托儿所或小学。

流行性腮腺炎有时可并发睾丸炎、卵巢炎或脑膜炎。如果发现孩子有发热、头痛、精神不佳、嗜睡、呕吐、脖子硬等症状要警惕，应及时送医院治疗，合并睾丸炎时应局部冷敷，并用吊带将睾丸托起。

16 受风与面瘫有关系吗?

面瘫患者会出现口眼歪斜，俗称"鬼吹风"，医学术语称为面瘫。这种病多是在不知不觉中发生，如睡觉时着凉或乘车坐在窗旁，面部受风之后发病，因而人们常把它与"鬼吹风"联系在一起。

面神经是12对脑神经中的第七对，左右各1根，它从耳根部的面神经孔出颅到达面部。它的主要功能是支配面部肌肉的运动，比如闭眼、皱眉，使额部皮肤形成皱纹，上下嘴唇运动等。由于面神经来自脑组织，所以不同部位受损就会有不同的功能障碍表现。脑内疾病如脑出血、脑血管栓塞、脑肿瘤压迫等，会出现面神经核的核上受损的面瘫症状。在此我们所要介绍的不是核上面神经瘫，而是面神经出颅后受损所形成的瘫痪。这种面瘫属于核下面神经瘫，也叫周围性面瘫，或贝尔氏面瘫。这类病损的病因较多，如感染，即病毒潜伏在组织内，当局部出现抵抗力低下，代谢紊乱或损伤时，病毒在神经中释放，引起炎症。病因还可能是血管功能紊乱，即供应神经营养的血管在风雨侵袭、睡觉着凉之后，导致这些血管痉挛、阻塞，引起面神经缺血、水肿，最后出现面神经发炎。

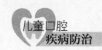

对面瘫的治疗首先应明确面神经受损部位，核上面瘫可按脑中风治疗，核下面瘫则采用可促进神经组织代谢、扩张血管和消炎等的药物治疗。经治疗，一般80%的周围性面瘫在1～2月内可以恢复。通常发病就进行治疗，且1～2周开始恢复者，最终可以完全恢复正常，而且恢复所需时间不超过1个月。如果从第二周起开始治疗，且病情无改善，其预后往往较差，即使恢复也不完全。面瘫恢复的顺序是自上而下，即从额部有皱纹起，其后为眼睑闭合。如果3个月内无任何恢复迹象，在面神经变性之前应迅速去医院做面神经减压术。

早期治疗可以通过注射麻药解除血管痉挛；应用激素减轻水肿或应用扩血管药物使栓塞血管开放。服用维生素B_1、维生素B_2、维生素C等配合治疗有效。针灸及局部理疗、按摩、电疗、超声波透热治疗可促进血液循环，消除炎症，帮助组织恢复。因中耳炎引起的面瘫经乳突手术及抗生素治疗后大多能取得一定疗效。

宝宝的舌头伸不出来有何影响？

正常人的舌系带位于口腔底部，一头连于口底黏膜，另一头连在舌头上。它起到牵拉舌头的作用，正常情况下舌系带不影响舌的活动及发育，但如果发育不良就会形成系带过短，俗称"绊舌"。新生儿的舌系带是延伸到舌尖或接近舌尖的，在舌的发育过程中，系带会逐渐向舌根部退缩，所以婴幼儿并非一出生舌头就能伸转自如，而是从短小到刚刚够吮吸开始，由于喝奶、语言需求所迫开始发音，经过长达数年的练习，孩子的舌尖才逐渐远离系带，只是在少数发育不正常的情况下，舌系带没有退缩，才会出现舌系带过短。这是一种较常见的先天性发育异常。

宝宝的舌头伸不出来可能是舌系带过短，舌系带过短是指舌底正中的舌系带一头附着于舌尖稍后，一头附着于口腔底的前侧，使舌尖部活动受限。医生在检查这类患儿时，可让孩子做以下动作：

①伸舌。正常的孩子，伸出舌时，舌尖呈"n"形，舌系带过短者，伸出舌时，舌尖呈"W"形，正中有切迹，好像有两个舌尖。

②把舌伸出嘴巴。正常的孩子均能把舌伸出嘴巴，并能伸得长长的。舌系带过短的患儿可见舌尖被舌系带紧紧牵拉，过短的舌系带牵制住舌的活动，要把舌伸出口腔较为困难，即使能伸出，也只能伸出少许，严重者舌前伸不能越过下唇。

③张开嘴巴卷舌舔上腭。正常的孩子能顺利完成张开嘴巴用舌尖舔上腭（俗称天花

板）前腭部的动作，舌系带过短的患儿无法完成医生的指令。

④发音。舌系带短的患儿发某些音不清楚，特别是zh、ch、sh、r等卷舌音。医生可令孩子用普通话从"1"数到"10"，我们知道，发"4"时不卷舌，发"10"时要卷舌，医生会发现，舌系带过短者，患儿发"4"和"10"时，无明显区别，而且很含糊。

舌系带可对患儿造成以下影响：

①婴儿哺乳期舌系带短可以发生舌系带区黏膜被下前牙磨破，导致小溃疡，而且不易愈合。

②舌系带短的患儿发某些音不清楚，特别是zh、ch、sh、r等卷舌音，导致语音不清晰和学语困难。

③有些舌系带过短还可能造成异常语音和吞咽习惯，进而导致错殆畸形的发生。

舌系带短怎么治疗？

如果家长在宝宝新生儿期发现孩子吮吸困难，要尽早诊断，尽早治疗，解除其吮吸困难。如果家长发现婴儿舌系带短或发音障碍，应请专业医生明确诊断。确诊为舌系带过短，可由医生选择适当时机做舌系带修整手术。但有的孩子发音不准并不是舌系带过短导致的，而是与平时的训练有关。舌系带短一般只影响某些发音，对整个发音不起决定作用，一般不为人们所注意，只是在发卷舌音有困难时，才引起家长注意，并要求手术治疗。手术前临床检查很重要，发音不清要鉴别是否有大脑发育不全或孩子从小发音不准确，受方言的影响，牙颌畸形影响发音，咽腔过大漏气发音不准等问题。排除这些问题才可考虑舌系带手术。

舌系带过短，可以通过舌系带修整术得以矫正。先天性舌系带过短的手术时间最好在幼儿学说话之前（1～2岁）进行，婴儿期由于发育尚不完全等因素，不必急于行舌系带修整术。舌系带修整术即在舌系带中央横行切开，切开后纵向缝合几针即可。对于哭闹的幼儿也可以少缝或不缝，或手术后不拆线任其自行脱落。目前有些口腔医生用激光束或电刀将舌系带横向切断，其伤口不出血，故不用缝合，局部涂些紫药水即可。

舌系带修整术后还需要注意：家长要纠正小孩可能已形成的不正确发音。学说话是个复杂的过程。小孩都是通过和周围人接触，和周围人交谈，模仿成人说话，才逐渐学会讲话的。只有通过手术且辅以术后的语音纠正和训练，宝宝的发音才能得到矫正。

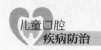
⑲ 孩子发音不清楚是因为舌系带短吗？

有些孩子说话不清楚，家长就以为是舌系带过短，其实发音不清需要从多方检查。首先应该到耳鼻咽喉科就诊，需要排除一下是否有听力和喉部的问题。喉是发声器官，如果有异常情况必然影响发音。学习说话首先要听清其他人的语音，患儿本身听力不好，自然在学习说话时发音就不准确。排除听力和喉的问题后，再来口腔科就诊。

口腔科可能涉及说话不清的原因有以下几个方面：

①先天发育畸形。主要是唇、腭和舌部的异常。

②先天唇腭裂。特别是一种"腭隐裂"的情况，腭部表面看不出明显的畸形，其实中线附近没有肌肉，仅仅靠两层黏膜相连。肌肉不能带动软腭升降，说话时不能阻断气流通向鼻腔，造成鼻音过重而出现"腭裂音质"。

③舌发育异常。最常见的是由舌系带过短或附着异常，舌运动受限而影响舌腭音、卷舌音等。

④上唇系带过短或附着过低，使上唇运动受限或两个门牙间隙较宽，唇齿音发音不清。

⑤肿瘤及类肿瘤疾患。影响发音的这类疾患多发生在口底及舌部。主要有皮样、表皮样囊肿，舌下腺囊肿和舌淋巴管瘤。

⑥各种原因所致的牙齿缺失，造成齿音不良或丧失。

⑦临床上还经常遇到孩子查不到任何异常情况，但确实说话不清楚的情况，称为功能性发音障碍。多与语言中枢发育欠佳有关，需要通过语言训练加以改善。

⑳ 嘴唇上或舌头上突然长出小疙瘩怎么办？

有些儿童下唇或者舌头上长小疱，软软的，不疼不痒，有时咬到了会有黄色黏液流出来，水疱变小，但过几天又长大了，虽然不疼，但是说话吃饭都觉得有异物感，这种水疱叫口腔黏液腺囊肿。

口腔黏液腺囊肿又叫唾液腺囊肿，是由于黏液腺导管系统破裂或排出管阻塞，腺体内的分泌物外漏于组织间隙中或潴留于腺体内而形成的囊肿。黏液腺囊肿多见于下唇和颊部内侧以及舌腹的黏膜，囊肿位于黏膜下，表面有一薄层黏膜，呈半透明、浅蓝色的圆形小泡，质地柔软有弹性。肿物易被咬破，咬破后囊腔内的液体流出，肿物变小，待破口处愈合后，内部还会因黏液潴留而膨大，反复破损后不再有囊肿的临床特征，而表现为较厚的白色瘢痕状突起，质地变硬。

黏液腺囊肿多见于学龄期儿童，患儿常有外伤史，如咬伤、碰伤等。如因儿童咬唇所致，家长需要教育孩子克服咬唇的不良习惯。另外，黏液腺囊肿也可因牙齿排列不齐，无意识咬到嘴唇所致。如果是这种原因，家长就要带孩子到医院调磨牙齿。长了口腔黏液腺囊肿后不能自行咬破或者用针挑破"放水"，这样容易引起感染。

小唾液腺黏液囊肿可在抽尽囊液后，向囊腔内注入2%碘酊0.2～0.5毫升，停留2～3分钟，再将碘酊抽出。目的是破坏上皮细胞，使其失去分泌功能而不再形成囊肿。也可注射20%氯化钠。但最常用的治疗方法仍为手术切除。手术方法为：局部浸润麻醉下，纵向切开黏膜。在黏膜下，囊壁外面钝、锐性分离囊壁，取出囊肿。周围腺体组织应尽量减少损伤，和囊肿相连的腺体应与囊肿一并切除，以防复发。反复损伤的黏液囊肿可形成疤痕并与囊壁粘连，不易分离。此类病例可在囊肿两侧做梭形切口，将瘢痕、囊肿及其邻近组织一并切除，直接缝合创口。

㉑ 孩子脸上长了血管瘤怎么治疗？

血管瘤多数为先天性良性肿瘤或血管畸形。常见于婴儿出生时或出生后不久。它起源于胚胎成血管细胞。口腔颌面部血管瘤发生率约占全身血管瘤的60%，即多数长在颜面部的皮肤、皮下组织和口腔黏膜等处。血管瘤按其来源或组织结构分为多种，发生在动脉干上的叫作动脉瘤；在静脉上的叫作静脉瘤；发生在小血管及毛细血管上的叫作血管瘤，其中以毛细血管瘤及海绵状血管瘤为主。

毛细血管瘤多发生于颜面部皮肤，它是由大量错杂交织扩张的毛细血管构成的。此种血管瘤有鲜红或紫红色，与皮肤表面平齐，周界清楚，外形不规则，大小不一，压迫瘤体表面可褪色等特征。这种血管面积大者也叫葡萄酒斑状血管瘤。另一类突出皮肤，高低不平似杨梅状的称为杨梅状血管瘤。

海绵状血管瘤是由无数血窦组成，形似海绵，界限不清，长的部位稍深，可向外略隆起，有一定的弹性，这种血管瘤是一种先天性的血管发育畸形。瘤体生长缓慢，一般无自觉症状。区别血管瘤与血管畸形对于治疗及愈后非常重要。因为前者可以部分自愈，即使手术也比较容易控制出血，术中多无险情。而血管畸形，如海绵状血管瘤则不会自行消退，治疗也比较困难。

孩子生了血管瘤后，父母害怕血管瘤破裂引起出血，加上有的血管瘤生长迅速且长在

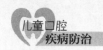

颜面部，为此家长就带着孩子多方求医，钱没少花，美容效果往往不佳，约有一半的患儿还会出现并发症（常见的有残留局部的疤痕）。皮肤因放射治疗局部色素沉着，其外观不比原来的暗红色好，放射区有的还出现肌肉萎缩。那么当孩子生了血管瘤后应当怎么治疗效果最好呢？

从血管瘤的发生、发展过程来看，专家们的意见是婴儿血管瘤应暂时不治，观察一段时间，期待它自行消退。这是一种血管内皮细胞自发的退化。不需外来的侵袭干扰的影响，其自然消退效果远远优于各种积极治疗。即治疗目的不仅是为了消除病变，而且必须保持健康的正常组织和外观。那么需要观察多长时间呢？有专家认为，血管瘤生长分为三个趋势：生长、静止、消退。毛细血管瘤多数在出生10～15天皮肤出现红色小点，随之进入生长期，在出生后2～6个月生长迅速，红点增多，范围扩展，形成高出皮肤表面的肿物，即草莓状血管瘤。以后进入1～2个月的静止期，这个阶段肿瘤生长缓慢或静止。大多数毛细血管瘤在出生后8～9个月进入消退期，其局部张力减弱和褪色，以后苍白，逐渐减小，最后消退，消退后局部留下一个软的纤维脂肪残迹。一般在一年至一年半可自行消退，但也有延长至3～8年完全消退的。上面讲的血管瘤自然消退不包括血管畸形所致的血管瘤。这类血管瘤包括由动脉静脉窦形成的血管瘤，或由淋巴管组合而成的血管瘤，以及蔓状血管瘤。这些血管瘤的特点是出生即有，但不是迅速生长变大，而是随年龄的增长而按比例缓慢增长。多数孩子稍大时生长较快，容易有瘤体的出血及感染。对这种血管瘤如果瘤体累积在口咽、颈等重要组织如大动脉，或伴有血小板减少者不包括在观察治疗范围内，目前主张及早治疗。

血管瘤的治疗方法有如下几种：

①硬化剂注射治疗。即将硬化剂注射到瘤体及周围组织之内，使瘤体纤维硬化，导致瘤组织萎缩。先用粗针粗线在瘤体周围缝扎，之后再注射硬化剂效果更好。

②放射治疗。早期血管瘤组织对放射敏感，可以使瘤体退化，但成年人的血管瘤对放射不敏感还能致癌。

③激素治疗。目前对婴幼儿生长迅速的血管瘤，国内外专家都认为使用口服强的松或瘤体内注射强的松，可使部分患儿的血管瘤明显缩小并停止生长。但是这种方法口服量大，时间较长，可能有副作用，必须在医生指导下用药，并定期复查。

④冷冻疗法。仅适用于表浅、小范围的毛细血管瘤。其缺点是治疗不彻底、易复发。

⑤手术治疗。可以部分或大部分切除瘤体。相对来说，血管瘤如长在舌体，口内黏膜

者手术效果较好；如长在颜面部皮肤区，可能引起相应的术后畸形。对于较大的血管瘤目前主要是采用综合方法治疗。

22 口腔颌面发育畸形什么时间易发生？

口腔颌面发育畸形以唇腭裂最为常见，偶尔可见到面横裂、正中裂及面斜裂等。人的面部是在胚胎第三周开始发育的。大约第五周形成下唇，第七周时形成鼻部、前颌及上唇部，第八周胎儿面部初步形成。如果在第五周孕妇受某种不良刺激或营养缺乏，左右下颌不能融合，则产生下唇正中裂。同理，在第七周时一侧上颌与上颌正中不能连在一起便形成单侧唇裂，若两侧上颌均不能与上颌正中连在一起，则为双侧唇裂。第七周也是腭部发育融合时期，不融合就会形成腭裂。由此可见，由于致病因素作用时间的差异，临床上就会出现不同类型的面部畸形。

因此，妇女在怀孕早期要特别注意保健，避免一切不良刺激。

23 唇腭裂是怎么发生的？

唇腭裂俗称"兔唇"，即孩子出生时唇和腭没有连接好。中国新生儿发病率约为0.1%，据统计在性别上男多于女，约为1.5：1。

唇腭裂的发病机理如下：

①组织联合不全。颜面区域是由胚胎时上颌突、下颌突、侧鼻突、腭突等各隆突，左右相对应的隆突联合而成。任何原因造成的隆突联合障碍都会使唇腭裂畸形发生。但这一学说不能解释较大组织的缺损。

②中胚叶发育不全。可以补充组织联合不全学说。唇腭裂畸形的发生，特别是较大组织缺损的唇腭裂畸形，与中胚叶的发育不全有关。

唇腭裂有许多原因但都不很明确，一般认为与下列几个原因有关：

①遗传因素。唇裂的患者可发现在其直系亲属或旁系亲属中也有类似的畸形发生，因而认为唇腭裂畸形与遗传有一定的关系。遗传学研究还认为唇腭裂属于多基因遗传性疾病。

②环境因素。主要是母亲妊娠早期某种状况可能会到导致唇腭裂发生，如上呼吸道感染、风疹病毒感染等。

③药物作用。长期服用抗癫痫药物、抗过敏药物、类固醇药物等，或抗风湿类、抗癌

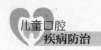

类及激素类药物等。

④精神或损伤性因素，如遭到强烈精神刺激、身体遭到损伤等。

⑤营养障碍。早孕期的呕吐、厌食、偏食等导致维生素D、叶酸、铁、钙等的缺乏。

⑥其他因素。照射X线、双亲高龄、吸烟、酗酒、缺氧等。

24 如何接诊唇腭裂患儿？

小儿出生后五官端正、身体健康，不仅是父母的愿望，也是全家人的喜事。若出了唇腭裂患儿，整个家都会感到忧虑。在此情况下，家长带着患儿来医院就诊，我们应该向家长说明疾病的治疗过程和护理知识，以便他们更好地配合治疗。

患儿从单纯唇腭裂到复杂的唇腭裂，形态各异，引起的口腔机能障碍也有很大差别，如哺乳障碍、吞咽困难、呼吸障碍等，以及由此而引起的发育迟缓和发育障碍。另外，若家长对患儿的口腔缺乏正确的护理知识和方法，口腔卫生差，加上牙齿的形态或排列异常，上颌骨发育畸形等，会造成口腔自洁作用低下和进行正常口腔卫生护理困难。因此，唇腭裂患儿龋齿发病率高，如不注意就会造成急性多发性龋病，使多数牙齿被破坏呈残根状态，严重影响咀嚼功能和颜面骨骼的正常发育，同时也造成矫正或修复治疗的种种困难。

以上说明对唇腭裂患儿早期恢复口腔功能的重要性。从审美的角度，要尽可能地使其恢复到正常状态，就应该从孩子出生开始到颌面部发育结束，不断采取多种适当的治疗和长期的牙科管理。所以，这种疾病单纯从口腔外科或口腔正畸科去治疗是不够的，必须与口腔科共同综合管理。

从安全角度考虑，唇腭裂手术治疗应采用全身麻醉。患儿出生3个月后，体重在6千克以上，行唇裂手术比较安全。小儿的语言功能在2岁以后健全，所以腭裂可以在此之前，即1岁半左右完成腭裂缝合手术。就诊时应对家长说明唇、腭裂手术修复及语音训练和牙列正畸的适当时间，并对家长进行患儿口腔护理的指导。

口腔护理要尽可能早地进行。可能的话从乳牙刚萌出就开始，并采取防龋措施。要使家长明白，如果发生多发性龋齿会影响唇腭裂的手术修复时间和牙列正畸的治疗，且清理口腔的次数应该由吃饭的次数和时间来决定，每次饭后即进行口腔卫生处理。对于语音训练治疗，最好在2～4岁进行。关于牙列的矫正问题，乳牙列反𬌗时，应采用𬌗垫和导板治疗。在混合牙列时期，对上颌骨发育不良者，应使用牙弓扩大装置。到恒牙列时，采用上颌前方牵引装置，一直到牙弓发育完成。

以上更进一步地说明，唇腭裂患者的治疗不是由单纯的一个科室来完成的。它是一个口腔管理体系，应该是长期进行多科室的综合性治疗。

25 唇裂手术的最佳时间是什么时候？

唇裂影响生理功能，唇腭裂者因口鼻腔相通，会出现吸吮困难，且每次吸吮总会混有不少空气一同咽下，这不仅影响乳汁的食入，而且还会引起腹胀和腹痛。口鼻腔相通，冷空气直接到达气管及肺部，易致感冒。另外，小儿学说话时气流从鼻腔分流出一部分，故发音不清，鼻音很重，别人听不懂，这会妨碍儿童学语，并给儿童心理发育造成不良的影响。小儿颜面畸形对父母也是一种负担。要解决这些问题并不难，要适时择期手术，但是由一些父母认为手术要"挖肉补疮"，迟迟不带孩子去做手术。实际上，这种手术只是在裂隙两侧画两道线，按线剖开，并把两侧新鲜创面缝合即可，根本不需要挖孩子身上的肉。那么多大孩子做手术最适宜呢？

一般3～6个月的小儿做单侧唇裂修复手术最适合。

早期唇裂修复可及早恢复上唇的正常功能及外形，还可使手术后瘢痕组织减少到最低程度。如果患儿同时有完全性腭裂，唇裂修补后，由于唇部肌肉的运动，还可产生压迫作用，促使牙槽部的裂隙逐渐靠拢，为以后腭裂手术创造条件。双侧唇裂手术比单侧手术复杂，除了考虑年龄外，还应注意孩子的全身情况，如婴儿的血红蛋白是否过低，或有无胸腺肥大，一般双侧唇裂要在1岁左右做手术为佳。腭裂手术患儿3～6岁时做最好，此时，患儿不但可以耐受手术，而且是在学龄前做手术，不耽误患儿上学纠正发音。季节对唇腭裂手术也很重要，冬季太冷易患上感冒，手术有风险且术后反复咳嗽，创口张力大，不利于愈合，重者还可能裂开。炎热的夏天婴幼儿易脱水，不利于术后恢复。一般在春末夏初及秋季手术较好。

26 唇腭裂患儿如何喂养和护理？

唇腭裂患儿不但有面部畸形，而且他们在说话、呼吸、进食等方面均有问题，特别是腭裂的患儿。哺乳时会因口鼻腔相通，吸吮无力，患儿吸入腹内的乳汁常混有大量空气，且可能使乳汁容易从鼻腔喷出。因此，掌握正确的喂养方法很重要。

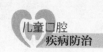

不能吸奶的患儿可用小勺一点点地喂，为避免或减少空气进入腹内及防止哺乳后腹胀或呕吐，喂奶后要拍拍患儿背部，以排出空气，拍背时小儿最好直立，直到打嗝为止。喂奶时小儿最好采取半坐位或坐式，不要平卧位，喂奶后再喂些水，清洁口腔。腭裂患儿得中耳炎的机会要明显大于正常儿，这与咽部感染有关。因此，注意口腔卫生还可以减少中耳炎的发生。

唇腭裂患儿手术后，若没有完全清醒，其头应偏向一侧，不垫枕头，以使呕吐物及口腔分泌物顺势流出。醒后孩子会哭闹，一是因术后疼痛；二是因肚子饿（因为手术前禁食），但此时不可急于喂奶，待3小时后先喂一点水，观察一会儿，看看是否有呕吐，再间断地喂奶或水。最好用滴管或小汤匙喂饲。腭裂手术后，较大的患儿术后吃2～3周流食；3周后半流食，1个多月后改为普食。唇裂术后5～7天拆线；腭裂手术后10～12天拆线。拆线前应尽量减少儿童哭闹，哭闹可引起伤口张力增大而导致伤口感染或裂开。唇裂拆线以后的短时间内要防止孩子摔跤，以免创口裂开。总之，唇腭裂手术成功与否，除了医生的精湛技术之外，术后护理极为重要，应给予特别关注。

27 唇腭裂患儿的语音训练

唇腭裂畸形伴随的最大问题是患儿语音发育。患儿发音称腭裂语音，主要问题是发音异常和构音障碍。发音异常是母音有共鸣障碍，产生强的鼻腔共鸣称开鼻音。构音障碍主要有两方面的问题，即由于鼻咽闭锁不全和口腔内压不能亢进呈弱音化，造成不正确的构音。腭裂患者语音训练需要3个条件：构音器官的形态和机能；患儿的身心发育；语言环境。3个条件一样重要，不能忽视任何一方。从小儿语音发育的角度考虑，腭裂成形术以在1.5～2岁为宜。手术目的在于获得正常的鼻咽闭合机能。如果鼻咽腔闭合功能不全，会引起开鼻音和构音障碍后遗症。应采用咽部合并成形术，必要时可进行腭裂的二次手术。对错误的构音动作引起的构音障碍，应进行构音训练。构音训练一般应在4～5岁开始，上小学前即获得正确的语音。

一些大城市的医院中也设有专门的语音训练室，对术后的腭裂患儿进行语音训练，或在某些城市成立聋哑儿康复中心，对聋哑儿进行语言训练。

语音治疗医师制度主要针对发音障碍如口吃、腭裂语音等发音器官障碍，以及失语症、语言发育迟缓等中枢神经系统障碍，或由两者形成的中枢性麻痹语言障碍。语音治疗医师是针对上述语言障碍患者，在语言交流方面的诊治专家。语言障碍是由多种因素相互影响所致，因此多方面的专家组成的研究协会是必要的。作为语言治疗医师，需要能独立完成语言障碍的检查、诊断和基本治疗等重要工作。

对腭裂患儿的语言训练应尽早地、全面地进行，治疗大致分为3个阶段：正、误音听觉识别的培养；构音练习法；熟练掌握构音。

不同的患儿语言训练的时间、方法也略有不同，家长对语言训练应理解与配合。

29 家长怎样帮助腭裂术后患儿发音？

多数家长在孩子做完手术后就以为万事大吉了，因腭裂形成的鼻音等问题会自然消失，根本没有考虑术后训练的问题，且对孩子术后仍有较重的鼻音大为不解。为什么腭裂缝隙已经补好，还有鼻音？其真正原因是手术虽可以将裂隙关闭，但由于这种患儿软腭较正常人发育差，加上手术疤痕作用，以及原有的发音习惯在大脑中印象深刻，所以发音时特别是在发鼻腭音时总会有些漏气。要克服这些问题就要在手术后对孩子进行训练。最好在术后1～2个月开始。它可分为两个阶段。

①腭咽闭合训练。目的是使悬雍垂（小舌头）向后抬高，恰好与咽后壁顶住，使口腔与鼻腔完全隔开，说话时气流不会到鼻腔里去，这就叫腭咽闭合。可以让孩子用玻璃管吹水泡、吹气泡或吹笛子、吹口琴等。同时训练发阿、衣、呃等音。不断训练可以使悬雍垂向后抬高。平时还要注意孩子口形的训练，纠正其不正常的习惯，因为手术前患儿为代偿发音，往往有不正常的唇舌运动。训练唇舌的目的是使唇舌肌肉变得灵活、协调。

②语音训练。通过语音训练使软腭、咽部以及唇舌部肌肉得到训练。

术后腭咽闭合基本恢复正常之后，便可开始训练正确的发音。但这需要长期不懈的努力才能达到目的，平时训练单音及拼音，并随时纠正不正确的发音。在这方面学校和家长应积极配合，反复耐心教患儿练习，直到他能正确发音，不含糊。在缓慢而正确地读出短句后，进一步训练较长语句，其速度也可以加快些。有些腭裂患者，特别是女孩常有自卑心理，惧怕在他人面前说话，对她们要有耐心，并给予充分的同情和鼓励，对于腭裂术后患者，做到正确的发音需要一定时间的练习，要循序渐进，不能急于求成。

29 唇腭裂患儿怎样进行修复治疗？

唇腭裂患儿的组织缺损，一般采用外科成形手术治疗。但是由于年龄的限制，对于各

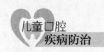

种原因而没有能早期进行腭裂成形手术的较大年龄的患者，或者腭裂手术失败的患者，常常是在颌骨发育结束时，采用修复治疗的方法，如制作阻塞器或腭缺损矫正器等来修复腭部缺损。由于唇腭裂患者的牙齿位置常有异常，或牙齿先天缺失、上下颌牙弓不协调或错殆等，都会给修复治疗带来一定困难。临床上应注意以下几点：牙列不正、咬合异常；上唇后缩紧张；腭盖形态不平整；从口腔到鼻腔有残留裂隙。

要从修复体的支持考虑，尽可能地保存残留的组织，采用局部托式可摘义齿或软腭矫正等，以解决牙列缺损及软腭和悬雍垂缺损。

修复体修复腭部缺损一般是在颌骨生长发育结束时，即20岁左右时开始。患者所受的痛苦不仅仅是形态机能上的，同时还有心理上的。如果最终的修复处理比较理想，患者将开始一个新的生活。

近年来，为了帮助唇腭裂患儿吸吮乳汁，常在婴儿出生后2～3天取印模，制作婴儿腭部托板。正常婴儿在吸吮母乳或奶瓶时，口腔内形成半真空状态，产生负压而使乳汁流入口腔。腭裂患儿口腔鼻腔相通，不能产生负压以致无法吸吮乳汁。腭部托板可以分隔口腔和鼻腔，恢复口腔的密闭条件，从而帮助婴儿吸吮乳汁。腭托板应随着婴儿颌骨的生长发育不断更换。一般2个月左右需要更换新的腭托板。腭托板的使用不仅能帮助患儿吸吮乳汁，而且对于缩小裂隙有一定作用，为以后的腭裂修补手术创造了有利条件。

由于唇腭裂患儿口腔卫生护理困难，加上家长对患儿口腔卫生的疏忽，经常有患儿口腔卫生的管理不善，发生多发性龋齿。严重者龋病使牙体大面积缺损，造成幼儿期学习语言的困难和构音障碍，对此可应用小儿义齿修复牙齿缺损部位或语言的辅助装置，如腭闭锁托板，阻塞器等。

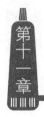

全身性疾病在口腔中的表现

口腔常常是反映全身性疾病的一面镜子，儿童的某些全身性疾病，如急性传染病、血液病、内分泌疾病等往往都有口腔病症，而且常常是因口腔表征先来口腔科就诊。通过对口腔黏膜、舌体及牙龈的检查，有可能早期发现某些全身性疾病的迹象，使患儿尽早得到诊断和治疗。

结核病

结核病是由结核杆菌所致的传染病。口腔原发感染症多发于儿童。它由结核杆菌初次侵入患者的皮肤或黏膜而发病。最初感染的部位可出现硬结、暗红色丘疹等。逐渐形成溃疡，易出血、无疼痛。不久患侧淋巴结肿大、发硬。如果孩子抵抗力低下，结核杆菌入血播散，可波及全身器官组织，如肺、肾等。口腔黏膜以唇部、颊黏膜及舌部为好发部位，呈小而孤立、灰白色丘疹病变，似粟粒状。治疗以全身应用抗生素为主，要坚持用足抗结核药，同时时间不短。

麻疹

麻疹是由麻疹病毒引起的极易传染的急性呼吸道发疹性疾病，发病中和发病前后的几天，血液中、鼻咽渗出物、皮损区等均可找到病原体。未患过麻疹或未接种过疫苗的人与麻疹患儿接触，很易感染。其主要由飞沫通过呼吸道及眼结膜而传染，当皮疹出现后5～7天，黏膜症状消退时才失去其传染力。

本病好发于儿童，97%发生在15岁以下，50%发生在5岁以下，1岁以下较少发病，一般多发于冬春季。

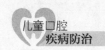

本病有9～11天的潜伏期，渐渐体温升高，并出现眼结膜充血、流泪和打喷嚏、流涕、咳嗽等呼吸道感染症状。当皮疹出现时，症状缓解消失，患儿恢复健康。

口腔黏膜的典型病变为Koplik斑（麻疹黏膜斑或科普利克斑）的出现，即于皮疹出现前，发病的2～3天，在两颊充血的黏膜上自口角至磨牙的咬合线附近出现散在或密集分布的，直径为0.5～1.0毫米的灰白色或紫色小丘疹。随后在耳后发际、前额、面颊、颈、躯干和四肢的皮肤出现皮疹，最后达手掌和足底，布满全身，皮疹为暗红色。压之可以褪色。皮疹出现1～2天后，黏膜斑即完全消失。

皮疹出现前的口腔黏膜Koplik斑是独特的先兆征，可作为麻疹早期特征，具有早期诊断价值，但接种过疫苗的患儿，此特征不明显或缺如。

本病治疗在于护理，预后良好，并发肺炎者也多可治愈。

预防的重点是增强人群免疫力，采用减毒的麻疹活疫苗进行接种，接种后血清抗体的阳性率为95%～98%。此外，对干年幼、体弱的易感儿，接触麻疹病人后2天内，可采用被动免疫以预防发病。

③ 猩红热

猩红热是由乙型溶血性链球菌引起的急性呼吸道传染病，传染源主要是猩红热患儿和带菌者，传播途径主要是空气飞沫传播，5～15岁为好发年龄。在冬季流行于儿童中，潜伏期2～5天，发病急骤，首先是咽喉感染，其临床特征为发热、咽喉痛、全身皮肤出现弥漫性鲜红色皮疹，皮疹消退后有明显的脱屑。少数患儿在病后可出现变态反应性心、肾并发症。

本病在口腔表现的特征为病变初起舌背有厚的白苔，以后迅速脱落，显示出火红色舌面，并在水肿、发红的舌面上出现红肿而突起的菌状乳头，形似草莓，称草莓舌或杨梅舌。此外，在口腔黏膜的病损主要出现在后部黏膜，组织充血、水肿，并可在悬雍垂和软腭部出现紫红色小点或出血疹，即为猩红热的黏膜内疹。而硬腭部和其他黏膜部位则无此红疹出现。咽部组织亦充血、水肿，扁桃体肿大，其上覆盖有黄白色渗出物。

皮疹常开始于耳后、颈部与上胸部，1天内可迅速蔓延至全身。典型的皮疹是在全身皮肤弥漫性充血发红的基底上，广泛散布着密集而均匀的针尖大小的猩红色的点状充血性皮疹，或与毛囊一致隆起的"鸡皮疹"。少数患儿，特别是病前皮肤卫生状况不好者，可出现与毛囊一致的带有浑浊液体的"粟粒疹"。严重者可有出血性皮疹。患儿的面部充血显潮红，口鼻周围常无明显充血而显苍白，称为"口周苍白圈"。皮疹出现后48小时内达到高峰，然后按出疹先后顺序消退。

由于口咽部的病损先于皮疹出现，故临床上发现后应考虑本病的可能。

本病的诊断依据是发热、咽峡炎、草莓舌、典型皮疹及脱屑等临床表现和乙型溶血性链球菌的培养结果阳性。

首选治疗药物是青霉素，对重症患者应加大用药剂量或联合用药。患儿应隔离，卧床休息，全身支持疗法，予以易消化、营养丰富的食物。近年来虽轻型患儿多，但仍能发生各种晚期变态反应性并发症，故休息仍很重要。

🔍 4 白血病

白血病是原因不明的造血组织的恶性疾病，也叫血癌。因白细胞及其前身细胞在骨髓内或其他造血组织内呈异常而无控制的增生，并广泛浸润全身组织和器官，而且异常增生的细胞多是未成熟的在形态上与肿瘤细胞很相似的细胞，故本病属恶性肿瘤。临床主要表现为贫血、出血和感染。

白血病可发生于任何年龄，儿童也不少见。其病因和发病机理非常复杂，目前还不完全清楚，可能与生物因素、物理因素、化学因素、遗传因素、其他血液病等有关，如放射、化学毒物或药物、遗传等可能是致病的辅因子；染色体内基因结构的改变直接引起细胞发生恶变；免疫功能低下有利于发病。

白血病可有多种不同的分类方式，如按异常增生的白细胞类型，有粒细胞、淋巴细胞及单核细胞白血病；按病情急缓和白细胞成熟程度，有急性和慢性白血病；按周围的白细胞计数不同又可分为白细胞增多性和白细胞不增多性白血病等。儿童以急性淋巴细胞性白血病为多。男性患儿多于女性，但在婴幼儿中两性的发病数无明显差别。

本病的全身临床表现特点是：贫血、出血和感染。出血部位可遍及全身，早期为皮肤黏膜出血，中期多为内脏出血，晚期多为脑内出血；不规则发热；浸润至各器官的相应体征；骨髓象见未成熟白细胞大量增生。

各型白血病都可以出现口腔表现，最容易受侵犯的是牙龈，具体表现如下。

①牙龈苍白，牙龈增生，严重者增生的牙龈覆盖牙冠。增生的牙龈和牙乳头肥大成球状，质较硬。牙龈增生大多波及全口多数牙齿，龈乳头可发生坏死，形成溃疡，盖有白色假膜。

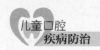

②口腔黏膜出血，口腔内有恶臭。

③异常白细胞浸润至牙周膜和牙槽骨，引起牙槽骨吸收，牙齿松动；浸润至牙髓则产生牙髓炎引起疼痛。另外白血病可使无龋牙的牙髓液化出现牙痛。

④易继发感染。

⑤口腔所属淋巴结肿大。

本病诊断一般并不困难，血片检查通常即可明确诊断。如白细胞总数明显增高，且出现幼稚白细胞，则应尽早治疗。如发生在病变早期尚未做出白血病诊断时，易误诊为其他原因引起的牙龈炎、牙周炎、扁桃体炎、咽喉炎等。

白血病患者口腔症状必须十分谨慎，以对症治疗为主。黏膜损伤、穿刺、拔牙或其他小手术，均易发生严重的出血，不宜进行任何损害组织的治疗。白血病患者的口腔治疗有以下要点：

①急性期应待病情稳定后再行牙病诊疗。

②注意止血和防止加重出血。

③保持口腔清洁，防止继发感染。

④患有增生性龈炎时，应改用软毛牙刷刷牙，待症状改善后，再恢复使用普通牙刷刷牙。龈上洁治一般可全口同时进行，但龈下洁治，应分区进行，洁治后注意止血，服用抗生素防感染。

⑤白血病首先在儿童口腔科临床发现的报告已有不少，因此凡有原因不明的牙龈出血，应建议儿科会诊，以免漏诊白血病。

⑤ 血小板减少性紫癜

血小板减少性紫癜是儿童时期常见的出血性疾病，是血循环中血小板数减少引起的出血性疾病。血小板减少性紫癜的特点是自发性出血，血小板减少，出血时间延长，血块收缩不良，骨髓中未成熟巨核细胞增多。临床表现为皮肤和黏膜的瘀点和青紫色瘀斑，黏膜及内脏出血。除血小板明显减少外，还有出血时间延长，血块收缩不良等。

本病可分为原发性和继发性两大类，原发性的多为原因不明，继发性的多与感染、药物、化学物质、放射等的作用有关，有血小板生成减少，破坏或丧失过多，分布异常等。本病较多见于儿童、青少年及壮年，儿童多为急性，慢性少见，女性多于男性。病因不清，但多认为是自身免疫性疾病（65%的患儿血液中存在自身血小板抗体），因此本病也叫免疫性血小板减少性紫癜。

血小板减少性紫癜全身临床表现特点如下：

①突然发病。84%的儿童病前曾有上呼吸道病毒或细菌的感染性疾病。

②出血。多见于皮肤、黏膜。四肢皮肤出血多为瘀点、瘀斑或皮下血肿。黏膜表现为鼻衄、牙龈出血，偶有血尿及胃肠道出血。

③血小板计数减少。一般在$60×10^9$/升以下。出血时间（正常为1～3秒）延长达1小时以上。血块收缩不良。

④骨髓象见未成熟的巨核细胞数量增多。

血小板减少性紫癜的血疱口腔临床表现是口腔黏膜尤其是牙龈易出血，为黏膜下紫红色瘀点或瘀斑，一般分布在易受摩擦或刺激的部位，如舌尖、舌缘、唇、颊、软腭等处。此外，在口底、颊、舌腭弓、软腭等处也可出现血肿或血疱，这是因这些部位的黏膜下组织疏松，出血后血液可积聚而形成红色到紫红色的大血疱，若被摩擦而破裂，则有较多血液流出，而且局部出现边缘清楚的红色糜烂面，圆形或椭圆形，直径较大，有的可达2～3厘米。牙龈水肿，呈紫红色，刷牙或轻轻探触即可出血，有的患儿口腔出现血腥味。严重的出血较少见。

根据临床出血症状，以及血小板计数明显减少和骨髓象的特点，诊断不难成立，其中骨髓巨核细胞数量多、形态小、幼稚型比例增高，无血小板形成等骨髓象结果可与再生障碍性贫血、急性白血病等鉴别。

血小板减少性紫癜的牙病治疗须待病情稳定后再行牙病诊疗，手术治疗前应输新鲜血或血小板，术前应用类固醇制剂和抗生素，术中注意避免损伤口腔软组织，急性期不要刷牙，加强漱口，以防加重出血。

血小板减少和出血症状严重者，应卧床休息，同时防止外伤，避免应用对血小板有不利影响的药物。

⑥ 血友病

血友病是一种由血浆凝血因子缺乏所引起的凝血障碍性疾病，其特征为凝血时间延长，有轻微创伤即有持久出血的倾向。本病包括Ⅷ因子缺乏症（血友病A）、Ⅸ因子缺乏症（血友病B）及Ⅺ因子缺乏症（血友病C），其中以血友病A较为多见，占80%～85%，血友病C最少见（约1%），且临床出血症状较轻。

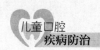

本病具有特殊的家族遗传性，Ⅷ因子和Ⅸ因子缺乏症均通过性染色体隐性遗传，男性发病，女性传递，而女性本身并不发病，一般无出血表现。据报道，其子的半数可患本病，其女的半数可为传递者。因子Ⅺ缺乏症，则男女均可发病，双亲均可传递。

血友病A、B的临床表现相同，通常自幼儿期即有出血倾向，轻症病例至青年或成年才发病。出血症状出现越早，病情越重。患儿的任何组织器官未受到创伤时不发生自发性出血，但当受到轻微外伤即可引起持久而严重的出血，出血可迁延数小时，严重者甚至数周。出血部位以四肢易受伤处最多见，出血情况随着部位不同而异。皮肤撞伤后，可在皮下形成巨大血肿，鼻子撞伤可出现长时鼻衄，关节腔出血可引起关节痛症候群，胸、腹出血可引起急性胸痛和腹痛等。

患儿的最早表现可能是牙齿萌出时出现血肿。牙龈可在损伤后出血或自发性出血，出血也可见于易受到咬伤或损伤的口腔黏膜，如舌尖、舌缘、唇颊内侧或软硬腭交界处等。若黏膜破裂，持续出血不止，黏膜未破者，可迅速形成黏膜下血肿，血肿破裂后，又可持续出血。若出血发生在颞颌关节，则关节积血，初次出血可被吸收，反复出血则吸收不良，并可发生慢性炎症使关节肿大、活动受限，久之，可发生关节强直、挛缩，以致丧失功能。若患儿出现深部组织血肿，血肿大的可伴有局部疼痛和继发感染，并可压迫神经产生麻痹和瘫痪。颈部或喉部组织出血可致呼吸道阻塞而发生危险。

根据不易止住的出血现象，以及全血凝血时间显著延长或全血不凝固的实验室检查结果不难对本病做出诊断。

治疗的主要措施为凝血因子的补充疗法。有严重出血者，宜用抗血友病球蛋白浓缩剂及高浓度的浓缩物，严重情况下，输入新鲜全血或新鲜血浆。

怀疑有血友病的患儿，应做有关凝血象检查，避免外伤、手术和拔牙。必须施行口腔手术时，术前须补充缺乏的凝血因子，纠正凝血时间后才可以进行，且术后还要继续补充，直到创口愈合为止。

近年，为了防止先天性出血性疾病的婴儿出生，可采用产前检查，例如，在传递者的妊娠早期行羊水穿刺做细胞染色体核型分析；采用胎儿镜直接采取胎血测定Ⅷ因子或Ⅸ因子活性的方法诊断胎儿是否患血友病，以决定是否终止妊娠。

🔍 维生素缺乏在口腔及全身的表现

人体对各种维生素的需要量各不相同，对于同一种维生素每个人的需要量也不相同，如孕妇、乳母及儿童对某些维生素的需要量就比较大。患有不同疾病的人所需要的维生素量也不同，高热者及手术后的患儿需要各种维生素，尤其需要补充维生素C，以促进伤口愈合。以下介绍几种维生素缺乏时的病症和治疗。

（1）维生素C缺乏症

维生素C缺乏症又名坏血病。坏血病一般起病较缓慢，轻者有倦怠乏力、虚弱、厌食、周身不适，重者还可能出现皮肤出血点、瘀斑及鼻出血等。维生素C缺乏可以延迟伤口的愈合，易使伤口感染。维生素C缺乏在口腔主要表现为牙龈炎、牙龈出血。牙龈似瘤样肿大，发红或发紫，表面糜烂、溃疡，触之易出血，常伴有疼痛和血腥样臭味。若存在局部刺激或口腔卫生不良，可使症状加剧。婴幼儿患坏血病可以引起坏死性龈口炎及口腔黏膜瘀斑。

除了人、猴和豚鼠外，各种动植物均可自己合成维生素C。动植物合成的维生素C储存于肝脏内以供使用。而人类则主要从水果蔬菜中，尤其是从含量较多的番茄、橙、橘子、鲜枣、辣椒中摄取。新鲜的松针叶含大量的维生素C。牛奶中的维生素C含量随饲料和季节的不同而有所不同。以牛奶为主的婴儿应补充其他食物如橘汁、果汁等以供应维生素C，否则易引起维生素C缺乏。有的婴儿出现巨红细胞贫血症，这是一种叶酸缺乏症，它与慢性维生素C缺乏有关。

（2）叶酸缺乏症

叶酸在体内参与广泛的生物化学过程，是生长繁殖迅速的组织（如骨髓、胃肠黏膜、上皮细胞等）的重要营养因素。叶酸缺乏可以出现胃肠障碍、巨细胞贫血、舌炎和皮肤过度色素沉着。口腔表现舌丝状乳头和菌状乳头萎缩，使舌背呈鲜红色、光秃。牙龈呈鲜红色，偶尔发现坏死性龈炎。这样的患者的粪便极臭，白细胞减少。服用叶酸可以减少上述症状，对妊娠或婴幼儿的巨幼红细胞性贫血、舌炎、胃炎等特别有效。叶酸与维生素B_{12}合用可以治疗恶性贫血。

（3）维生素B_1缺乏症

中国早有关于脚气病的记载，其特征是消瘦和下肢麻木。其致病原因主要是只吃精白米。在国外这种病的发现及防治是近百年的事。日本海军医务总监苦于日本海军中脚气病的蔓延，尤其是远航时的高发频率，他经常在米饭中加入麦麸，副食中增加牛奶和肉类，患者大为减少。之后国外有人提出米糠中含有一种物质即维生素B_1，当它缺乏时可引起营养性多发性神经炎。它的前驱症状为疲劳，体重减轻，食欲减退，头痛及不适等，并出现肠道病变、下肢麻木及浮肿等现象。口腔表现有口腔疼痛及舌体轻度肥大、舌边缘有齿痕，黏膜水肿。

预防维生素B_1缺乏并不难，只要不偏食即可。酵母中含有大量的维生素B_1，植物的种子、叶、根茎和果实都有。豆类、坚果、奶及蛋黄等食物都是维生素B_1的丰富来源。

（4）维生素B_2缺乏症

维生素B_2又称为核黄素。维生素B_2缺乏是一种较常见的营养缺乏病。维生素B_2的缺乏常伴有其他维生素特别是烟酸的缺乏。维生素B_2缺乏常导致唇炎、口角炎和舌炎，另外还有眼睛、皮肤及生殖器官的病理性改变。口腔黏膜改变有：①口角炎，即双侧对称性口角区皮肤湿白浸渍、糜烂、局部干燥、脱屑、充血及糜烂、皲裂、结痂。②唇炎，多以下唇常见，唇部从鲜红色到暗紫色，唇微肿胀、干燥脱屑、皲裂，有刺痛感。③舌炎，舌体干燥鲜红，菌状乳头红肿，病程长者表现为萎缩性舌炎，舌面光滑，呈亮红色。④皮肤出现干痒性皮炎和脂溢性皮炎，主要发生在面部中央、鼻、鼻唇沟、眉间、耳后褶皱等处，阴囊及妇女的会阴也是好发部位。⑤鼻黏膜干燥、有灼热感；眼睛出现结膜炎、角膜充血和血管增生、畏光流泪，视物不清等。

维生素B_2最好的来源是动物的心、肝、肾、瘦肉及蛋、乳、绿叶蔬菜、酵母和谷类等。在脏器中，肝、肾含量较其他部位高。植物幼嫩部分的维生素B_2含量较其他部位丰富。

（5）烟酸缺乏症

烟酸又称为抗糙皮病因子，即维生素PP。烟酸存在于肉类、奶、肝、豆类和蔬菜等动、植物食品中。

烟酸在体内缺乏有一较长时期的前驱症状，如食欲减退、轻度的肠胃症状、易受刺激、精神抑郁、皮肤瘙痒及烧灼感。临床上烟酸单独缺乏的较少见，往往伴有维生素B_2（核黄素）的缺乏，称烟酸-核黄素联合缺乏症。这两种维生素缺乏症的特征为严重皮肤黏膜损害、胃肠功能障碍、中枢神经受累，早期口腔表现为舌尖、舌缘充血，菌状乳头红肿，继而全舌、口腔黏膜、咽部红肿，有灼痛，可发生糜烂或溃疡。发病较长的，舌丝状乳头和菌状乳头萎缩，舌面发红、光亮，对刺激敏感，容易发生溃疡。同时伴有唇炎、口角炎。

服用多种维生素，特别是服用维生素B族制剂后，这些临床症状迅速消失。因此，利用这一特征可以联合应用多种维生素如烟酸及维生素B_2并加维生素C来治疗糙皮病、口角炎及精神分裂症。

　　上述的几种维生素是人体代谢不可缺少的物质，但是它们不是补品，不能盲目使用。因为维生素广泛存在于各种食物之中，只要不偏食，机体是不会缺乏的。如果无病，长期、过量的服用维生素，也会引起中毒，如大量食用维生素B_2可引起头晕、眼花、焦灼等症状；过量服用烟酸可产生血管扩张、皮肤潮红、瘙痒，有的人还能引起荨麻疹。因此，使用维生素要对症下药，不能盲目地加大剂量及延长用药时间，以免引起中毒。

艾滋病

　　这里主要介绍儿童艾滋病。儿童艾滋病是指该病发生于13岁以下的儿童，而13岁以上的青少年则具有成年人相似的疾病特征。

　　儿童艾滋病的传染方式或途径主要是母婴垂直传播和血源性感染途径。

　　①受感染母亲妊娠期间或儿童出生时将病毒传染给儿童。小儿艾滋病患者中约有75%是母婴的垂直感染。

　　②通过血制品而感染。

　　③静脉用药感染。

　　儿童艾滋病的口腔表征如下：

　　①真菌感染。口腔白色念珠菌病常见于出生于母亲静脉内滥用药物的儿童。据报道，口腔白色念珠菌病占HIV感染儿童的75%，其中20%合并念珠菌性食道炎。其口腔病损有假膜型、红斑型和口角炎型。

　　假膜型的口腔黏膜损害特征是口腔黏膜任何部位出现乳白色斑块，黏膜呈鲜红色，白色斑块可以揭去，揭去后呈现出血面，腭、颊、唇、舌背黏膜是最常感染的部位。

　　红斑型或萎缩型呈红色黏膜损害，为淡红色或深红色斑块，常发生于腭黏膜或舌背黏膜，舌背出现无乳头区。

　　口角炎型或与其他型的念珠菌病共存，或单独发生。

　　②病毒感染。单纯疱疹性龈口炎初发时为水疱，破裂后形成疼痛的、不规则的溃疡，溃疡呈弹坑状，边缘清楚，白色高起，敷以灰白色假膜，可发生于牙龈、口腔黏膜和唇红缘上。患儿发热，颈部淋巴结肿大。

　　毛状白斑（口腔多毛的黏膜白斑病）是发生于舌两侧边缘呈毛状的白色或灰白色病变，病变可延伸至其他部位而不能被擦除。虽然成人的白色毛状损害是艾滋病的一个早期

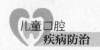
信号，但儿童的口腔毛状白斑并不是HIV感染的早期表现，儿童毛状白斑较成人少见。

水痘-带状疱疹是由水痘-带状疱疹病毒引起的带状疱疹，如果病毒侵犯到三叉神经第二、三支则可出现口腔表征——水疱，破溃后形成溃疡，多为单侧，伴有剧痛。

③细菌感染。牙龈炎：牙龈、牙乳头或周围黏膜出现线状、弥散点状红斑，严重者可出现急性坏死性牙龈炎或坏疽性龈口炎，黏膜组织红肿，龈缘和龈乳头呈现坏死、灰色溃疡。

④来源不明的感染。涎腺肿大：腮腺肿大较成人更常见，14%～30%的HIV感染儿童中出现单侧或双侧腮腺肿大，初期表现与急性腮腺炎相似，腮腺区呈弥漫性肿胀，伴有疼痛、发热、淋巴结肿大，而后腮腺反复或持续性肿胀，全身症状更加明显。

⑤口腔新生物。至今尚未见有儿童口腔卡波西肉瘤或淋巴肉瘤的报道，但有出现无痛性肿块，或发生口腔肉芽肿的病例。

目前在全世界范围内仍缺乏根治HIV感染的有效药物。本病的治疗强调综合治疗，包括一般治疗、抗病毒治疗、恢复或改善免疫功能的治疗及机会性感染和恶性肿瘤的治疗。

艾滋病病毒很脆弱，它必须在人体细胞中才能生存，离开人体后很快死亡，加热和一般消毒剂均可使艾滋病病毒灭活。因此，艾滋病虽然难治却不难防，只要了解艾滋病的发病原因，切断传播途径，就可以有效防止艾滋病病毒的感染。

预防艾滋病的关键为：

①正确认识艾滋病；

②洁身自爱，固定性伴侣，在性生活中正确使用避孕套；

③积极治疗性病；

④不使用未经检测的血液和血制品；

⑤不在无保护下接触他人的血液或伤口，不和他人共用注射器，应使用经严格消毒的医疗检查治疗器械；

⑥不用未消毒的器具穿耳、文身、美容等，不与他人共用剃须刀、牙刷等。

同桌用餐、共用劳动办公用品，共用厕所、淋浴、游泳场馆游泳、握手、拥抱、礼节性亲吻、蚊虫叮咬、打喷嚏等均不会传播艾滋病。

目前，全世界一半以上的艾滋病病毒感染者都在25岁以下，因此，在艾滋病的问题上，迫切需要给予青年人特殊的关注。

🔍 糖尿病

糖尿病是胰岛 β 细胞分泌的胰岛素相对或绝对缺乏而引起的碳水化合物代谢紊乱的疾病。病因多与遗传因素有关。一般分为胰岛素依赖性糖尿病（Ⅰ型或儿童型）和非胰岛素依赖性糖尿病（Ⅱ型或成人型）。

胰岛素依赖性糖尿病因为胰岛素缺乏，任何年龄都可发病，但以儿童为多见。主要表现为"三多一少"，即多饮、多尿、多食、体重减轻；血糖增高，尿糖阳性；重者可引起营养障碍、水电解质代谢和酸碱平衡紊乱、脱水、酸中毒甚至昏迷，易并发视网膜病变、白内障、肾动脉硬化、肾功能不全、神经功能障碍、皮肤感染、坏疽等疾病。治疗时必须补充胰岛素。

非胰岛素依赖性糖尿病胰岛素相对不足，多见于成年人。临床表现比儿童型轻，多数通过饮食疗法可控制，不一定补充胰岛素。

糖尿病患者的口腔临床表现特点是易患龋病和牙周病；易继发感染，一旦患上感染性疾病不易痊愈。

对糖尿病患者的牙病强调积极地预防和治疗龋病、牙周病、感染性疾病。进行拔牙、牙周手术时，应在手术日前后各2天，共5天使用抗生素，预防感染。在治疗中如有胰岛素性休克，可让患儿服用糖水溶液。

🔍 低碱性磷酸酯酶症

低碱性磷酸酯酶症是常染色体隐性遗传的先天性代谢异常性疾病。主要特征是骨化不全，乳牙早期脱落，血清中的碱性磷酸酯酶减少，发病率1/10万，男女比例为1∶1。

低碱性磷酸酯酶症的全身临床表现为佝偻病样骨骼病变；发育迟缓，肌张力低下，痉挛；血清碱性磷酸酯酶减少，血钙升高，尿中磷酸乙醇胺增加。

低碱性磷酸酯酶症的口腔临床特点为牙根牙骨质形成不全或发育不良。其表现为牙齿迟萌；乳牙早期脱落是特点，乳前牙比乳磨牙更易脱落。其原因与其说是牙周组织破坏，不如说是牙本质发育不全更为重要；牙齿脱落后，牙槽骨萎缩；髓室和根管扩大。

低碱性磷酸酯酶症患儿进行牙病诊疗可以拔除不能保存的松动牙，用活动式间隙保持器修复；全身骨病变不明显时，乳牙早期脱落是唯一早期体征，应注意检查血清碱性磷酸酯酶，以便早期确诊。

无汗型外胚层发育不全

无汗型外胚层发育不全是性染色体隐性遗传的先天性疾病，主要病变是皮肤、毛发、牙齿等外胚层组织和器官的发育异常。男性多于女性。

无汗型外胚层发育不全患者的临床表现特点是汗腺缺失或发育不全、毛发稀少或缺失、牙齿缺失或缺少。由于汗腺缺失或发育不全，患者皮肤干燥、无汗，体温调节障碍，夏天常睡在地板上；常见头发稀少，眉毛缺失；指甲发育不全或缺失。

无汗型外胚层发育不全的患者面部症状为前额部和眶上部隆凸，鼻梁下陷呈马鞍状，口唇突出、唇外翻。口腔临床表现特点是乳牙和恒牙全部缺失或大部分缺失，颌骨发育不全；牙齿形态多为过小牙或锥形牙；唾液腺发育异常，唾液分泌减少，口腔黏膜干燥。

无汗型外胚层发育不全患者进行牙病诊疗时应考虑患儿体温调节障碍的特点，注意室温对患儿体温的影响；全口缺牙或部分缺牙的患儿，在3岁左右行可摘义齿修复，并定期复查，随颌骨的发育，不断更换义齿，直至成人；过小牙、锥形牙可用复合树脂修复。

唐氏综合征

唐氏综合征即21三体综合征，又称先天愚型或Down综合征，是由染色体异常而导致的疾病。60%患儿在胎内早期即流产，存活者有明显的智能落后、面容特殊、生长发育障碍和多发畸形。

口腔临床表现特点如下：

①龋病。发病率较其他智力发育不全者低，与牙齿萌出时间晚有关。

②牙周炎。唐氏综合征患儿多发牙周炎，大部分患者发生早发、严重的牙周病。

③牙齿发育异常。唐氏综合征患儿常伴有先天性缺牙（尤以前磨牙和上颌侧切牙多见）、锥形牙、过小牙、迟萌等。

④牙列、咬合异常。唐氏综合征患儿有上颌小、腭部高、牙列小、牙间隙多而大、开𬌗、反𬌗、后牙锁𬌗，咬合力低下等症状。

⑤其他。有嘴唇肥厚外翻、舌向外突、腭裂等症状。

唐氏综合征患儿牙病诊疗特点如下：

①牙周炎。早防早治，防牙齿早失。

②摄食功能训练。

③加强并发症的监护。死于心脏病和肺部感染的儿童多在4岁以下，5岁以后一般比较健康。但对有心脏畸形而未予矫正、代偿功能不良的患儿，必须根据发绀程度和杂音性质判断其危险性。对有先天性心脏病的患儿，估计牙病处置可能导致一过性菌血症，应预防性使用抗生素药物。并发白血病时其危险性要高得多，应让患儿及时进行治疗。

唐氏综合征目前尚无有效治疗方法。最好的手段是在孕妇生产前终止妊娠。孕妇产前预防内容如下：

①遗传咨询。孕妇年龄愈大，风险率愈高，这是因为年龄越大，卵子越容易出现染色体异常，尤其是35岁以后，染色体更容易出现异常。

②产前诊断。产前诊断是防止唐氏综合征患儿出生的有效措施。已有该病生育史的夫妇再次生育时应做产前诊断，即染色体核型分析，取样包括孕中期羊膜腔穿刺做羊水细胞、孕中期胚胎绒毛细胞和孕中期脐带血淋巴细胞等分析。

🔍13 掌跖角化牙周综合征

本病特点是手掌和足跖部的皮肤过度角化，乳牙和恒牙牙周组织快速严重破坏，其名由此而得。有的病例还伴有硬脑膜的钙化。患者全身一般健康，智力正常。本病罕见，患病率为百万分之一至百万分之四。

掌跖角化牙周综合征患儿的皮损及牙周病变常在4岁前共同出现，有人报告可早在出生后11个月出现。皮损包括手掌、足底、膝部及肘部局限的过度角化及鳞屑、皲裂。有多汗和臭汗，约有1/4患者易身体上有他处感染。

牙周病损在乳牙萌出不久即可发生，深牙周袋炎症严重，溢脓、口臭，骨质迅速吸收，在5～6岁时乳牙即相继脱落，创口愈合正常。待恒牙萌出后又发生牙周破坏，常在10来岁时自行脱落或拔除。

掌跖角化牙周综合征的患者采用常规的牙周治疗效果不佳，患牙的病情继续加重，直至全口拔牙。近年来有人报告对幼儿可将其全部乳牙拔除，当恒切牙和第一恒磨牙萌出时，再口服10～14天抗生素，可防止恒牙发生牙周破坏。若患儿就诊时已有恒牙萌出或受累，则将严重患牙拔除，重复多疗程口服抗生素，同时进行彻底的局部牙周治疗，每2周复查和洁治一次，保持良好的口腔卫生。在此情况下，有些患儿新萌出的恒牙可免于罹病。患者的牙周炎控制或拔牙后，皮损仍不能痊愈，但可略减轻。

参考文献

傅民魁.口腔正畸学[M].北京:人民卫生出版社,2012.

葛立宏.儿童口腔医学[M]. 4版.北京:人民卫生出版社,2012.

葛立宏.儿童口腔医学[M]. 2版.北京:北京大学医学出版社,2013.

胡德渝.口腔预防医学[M].北京:人民卫生出版社,2012.

马军,郑树国.儿童口腔疾病防治学校健康教育指导手册[M].北京:人民卫生出版社,2012.

孟焕新.牙周病学[M].北京:人民卫生出版社,2012.

木村光孝.儿童口腔保健与治疗[M].石广香,葛立宏,译.北京:北京医科大学、中国协和医大学联合出版社,1997.

秦满.儿童口腔科临床操作教程:一步一步教你做临床[M].北京:人民卫生出版社,2017.

学玲,苗江霞.儿童牙齿保健与正畸[M].北京:金盾出版社,2015.

文玲英,杨富生.临床儿童口腔科学[M].西安:世界图书出版公司,2001.

张国良,万阔.实用口腔镇静技术[M].北京:人民军医出版社,2010.

张晔缨.儿童牙病防治160问[M].北京:金盾出版社,1994.

Abbott P. Are dental radiographs safe?[J]. Australian Dental Journal,2010, 45(3):208-213.

Georgakopoulou EA. Dental care throughout pregnancy: what a dentist must know [J]. Oral Health & Dental Management, 2012, 11(4):169.

Allen KD,Kotil D,Larzelere RE,et al. Comparison of a computerized anesthesia device with a traditional syringe in preschool children[J]. Pediatric Dentistry, 2002, 24(4):315-320.

Amini H, Casimassimo PS. Prenatal dental care: a review[J]. General Dentistry, 2010, 58(3):176.

Moursi AM, Marcio A, et al. 儿童牙病临床病例解析[M].葛立宏，秦满，赵玉鸣,译. 沈阳:辽宁科学技术出版社,2013.

Fuks AB, Peretz B.儿童牙体牙髓病学:乳牙与年轻恒牙牙髓治疗的新进展[M] . 郭青玉,译.西安:世界图书出版西安有限公司,2017.

Baker S, Yagiela JA. Obesity:a complicating factor for sedation in children[J]. Pediatr Dent,2006,28(6):487-493.

Barron R, Carmichael R, Marcon M, et al. Dental erosion in gastroesophageal reflux disease[J].

Journal of the Canadian Dental Association. 2003,69(2):84-89.

Chueh LH, Huang GT. Immature teeth with periradicular periodontitis or abscess undergoing apexogenesis:A paradigm shift[J].J Endod .2006,32:1205-1213.

Croll TP,Nicholson JW. Glass ionomer cements in pediatric dentistry:review of the literature. Peadiatr Dent.2002,24(5):423-429.

Cunha RF,Boe FAC,Torriani DD,et al. Natal and neonatal teeth:review of the literature[J]. Pediatric Dentistry .2001,23:158-162

Soxman JA.儿童口腔科临床技术手册[M].葛立宏,赵玉鸣,译.沈阳：辽宁科学技术出版社，2017.

Andreasen J, Andreasen FM, Andersson L.牙外伤教科书及彩色图谱[M].第4版.葛立宏，龚怡，主译.北京：人民卫生出版社，2012.

Clark MS , Brunick AL.笑气和氧气镇静手册[M].张伟,译.北京：人民卫生出版社，2014.

Rogers N.口腔镇静护理指南.万阔景泉,译. 北京:人民卫生出版社,2012.

Tootla R,Toumba KJ,Duggal MS. An evaluation of the acidogenic potential of asthma inhalers[J].Arch Oral Biol. 2004,49:275-283.

Welbury RR,Shaw AJ,Murray JJ, et al:Clinical evaluation of paired compomer and glass ionomer restorations in primary molars:final results after 42 months[J].Br Dent J .2000,189(2):93-97.

Wright G,Bell A,McGlashan G,et al. Dentoalveolar trauma in Glasgow:an audit of mechanism and injury[J].Dent Traumatol Aug2007,23(4):226-231.